E. CAUSIER

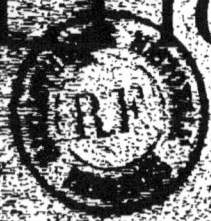

L'Homme

et

les Animaux

DEUXIÈME ÉDITION

PARIS

LIBRAIRIE NONY, & Cie

63, BOULEVARD SAINT-GERMAIN, 63

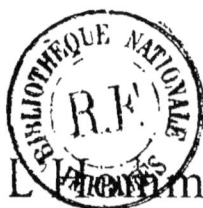

L'Homme et les Animaux

Le présent Ouvrage se vend :

Broché . . . . 2 fr. 25
Relié toile, fers spéciaux . . . . 3 fr. »

DU MÊME AUTEUR :

Les Pierres et les Plantes. — Un vol. in-12, illustré, de 420 pages :

Broché . . . . 2 fr. 50
Relié toile, fers spéciaux . . . . 3 fr. 25

E. CAUSTIER

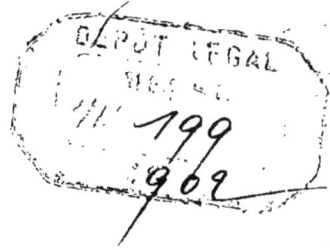

L'Homme

et

les Animaux

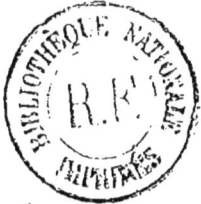

DEUXIÈME ÉDITION

PARIS

LIBRAIRIE NONY & Cie

63, BOULEVARD SAINT-GERMAIN, 63

—

COURS ÉLÉMENTAIRE DE SCIENCES NATURELLES

I

ZOOLOGIE

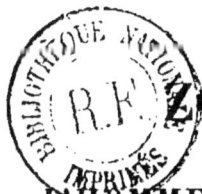

L'HOMME ET LES ANIMAUX

NOTIONS PRÉLIMINAIRES

Les sciences naturelles : zoologie, botanique, géologie. —
Tous les corps qui existent dans la nature peuvent être rangés
en deux groupes : les *êtres vivants* (animaux et végétaux) et
les *corps bruts* (pierres et minéraux).

Les sciences naturelles, qui ont pour objet l'étude de la nature, se divisent en trois branches : la *zoologie* ou science des
animaux, la *botanique* ou science des plantes, la *géologie* ou
science de la terre.

Les êtres vivants : animaux et végétaux. — Les animaux
et les végétaux sont des êtres vivants. On les distingue des
corps bruts par ce qu'ils naissent, grandissent et meurent, tandis
que les corps bruts conservent toujours leurs formes.

Tous les êtres vivants, animaux ou végétaux, sont essentiellement formés d'une substance particulière appelée *protoplasma*.
Ils ont un caractère commun : ils se *nourrissent,* c'est-à-dire
qu'ils absorbent des aliments pour les transformer ensuite en
matière vivante.

Il existe cependant une différence essentielle entre les animaux et les végétaux : les animaux doivent aller eux-mêmes à la recherche de leur nourriture, c'est pourquoi ils sont doués de *mouvement* et de *sensibilité;* les végétaux, au contraire, trouvent leur nourriture sur place, dans le sol par leurs racines et dans l'air par leurs feuilles : aussi ils sont *immobiles* et *insensibles*.

Cette différence n'est pas absolue, car certaines plantes peuvent se mouvoir et paraissent sensibles. Exemples : la Sensitive, dont les feuilles se reploient au moindre choc, au moindre souffle (*fig.* 1), comme si elles étaient sensibles; les plantes comme le *Drosera*, qui peuvent saisir et digérer des Insectes et qu'on appelle pour cette raison plantes carnivores.

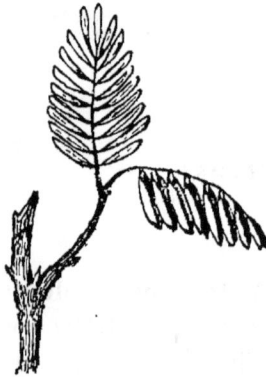

Fig 1. — Rameau de Sensitive.

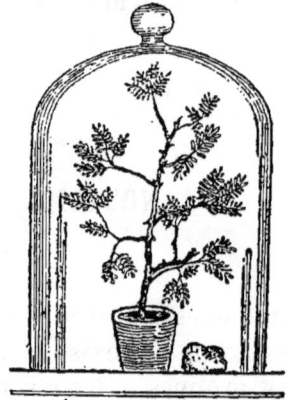

Fig. 2. — Sensitive endormie ou anesthésiée par le chloroforme.

On peut même endormir une de ces plantes comme on endort un homme ou un animal, en plaçant dans leur voisinage une éponge imbibée de chloroforme (*fig.* 2). La plante, comme le malade que le chirurgien va opérer, est privée de tout mouvement, de toute sensibilité : elle est *endormie* ou *anesthésiée*.

Organes et fonctions. — Le corps d'un animal est composé de différentes parties appelées *organes* : tels sont l'estomac, le cœur, le foie, etc.

Plusieurs organes travaillant dans un même but peuvent se grouper pour donner un *appareil*. Exemple : l'estomac, l'intestin, le foie, etc., forment dans leur ensemble l'appareil digestif, dont le rôle est de transformer, de digérer les aliments. Le but de cet appareil, le résultat de son travail est appelé *fonction*.

Nous aurons donc à étudier dans la suite de cet ouvrage :

1° la forme et la structure des organes qui forment le corps d'un animal : c'est l'*anatomie* ;

2° les fonctions ou rôles de ces organes : c'est la *physiologie*.

Les fonctions accomplies par les divers organes d'un animal peuvent être rangées en deux catégories : les fonctions de *nutrition* et les fonctions de *relation*.

1° Les fonctions de *nutrition* ont pour but de nourrir le corps et de lui conserver sa forme et sa structure ; elles comprennent la *digestion*, la *circulation*, la *respiration* et l'*excrétion*.

2° Les fonctions de *relation* sont destinées à mettre l'animal en rapport, en relation, avec tout ce qui l'entoure : ce sont le *mouvement* et la *sensibilité*.

Ces fonctions peuvent se prêter un mutuel secours : un Renard, par exemple, pour capturer sa proie, pour prendre un Lièvre, utilisera sa vue, sa sensibilité et son agilité ; il mettra donc ses fonctions de relation au service de ses fonctions de nutrition.

L'Homme et les animaux. — Par son intelligence l'Homme s'élève au-dessus des bêtes les mieux douées, mais par son organisation il n'en est pas moins un véritable animal. Comme il est, de tous les animaux, celui que nous pouvons observer le plus facilement, et celui qui possède l'organisation la plus parfaite, il est juste que son étude serve d'introduction à celle des animaux.

Le cours de zoologie sera donc divisé en deux parties : 1° l'étude sommaire de l'organisation de l'homme ; 2° l'étude des animaux, qui sera développée davantage.

RÉSUMÉ

La *zoologie* est la partie des sciences naturelles qui a pour objet l'*étude des animaux*.

Les *êtres vivants* (animaux et végétaux) se distinguent des corps bruts en ce qu'ils naissent, grandissent et meurent, et en ce qu'ils se nourrissent.

Il existe une différence essentielle entre les animaux et les végétaux : les *animaux* sont doués de mouvement et de sensibilité, les *végétaux* en sont privés.

Le corps d'un animal se compose de parties appelées *organes*, dont les *fonctions* peuvent se ranger en deux catégories :

1º Fonctions de NUTRITION. . . . . $\left\{\begin{array}{l}\textit{Digestion.} \\ \textit{Circulation.} \\ \textit{Respiration.} \\ \textit{Excrétion.}\end{array}\right.$

Fonctions de RELATION. . . . . $\left\{\begin{array}{l}\textit{Mouvement.} \\ \textit{Sensibilité.}\end{array}\right.$

PREMIÈRE PARTIE

L'HOMME

ÉTUDE SOMMAIRE DE SON ORGANISATION

Les régions du corps de l'Homme. — Le corps de l'Homme présente trois régions bien distinctes : la *tête*, le *tronc* et les *membres*.

1° La *tête* comprend le *crâne*, qui contient le cerveau, et la *face*, qui porte les principaux organes des sens (yeux, nez, oreilles).

2° Le *tronc* est creusé d'une cavité qui est partagée en deux parties par une cloison musculaire horizontale appelée *diaphragme*. Au-dessus du diaphragme se trouve la poitrine ou *thorax*, qui contient le cœur et les poumons ; au-dessous du diaphragme, c'est le ventre ou *abdomen*, qui renferme l'estomac, l'intestin, le foie, le pancréas, la rate, les reins, etc.

3° Les *membres* sont au nombre de deux paires : les membres *supérieurs* ou *thoraciques*, qui se rattachent au tronc par l'épaule; les membres *inférieurs* ou *abdominaux*, qui se relient à l'abdomen par le bassin.

CHAPITRE PREMIER

LA DIGESTION

La digestion est la transformation des aliments en substances liquides qui pourront ensuite passer dans le sang et servir à la nourriture des organes.

Nous allons étudier successivement l'*appareil digestif* et la *digestion des aliments.*

I. — Appareil digestif.

L'*appareil digestif* est formé par un ensemble d'organes destinés à digérer les aliments et à rejeter au dehors les matières qui ont résisté à la digestion. Il comprend deux parties :

1° Le *tube digestif* (*fig.* 3), sorte de canal commençant par la *bouche,* se continuant par le *pharynx,* l'*œsophage,* l'*estomac,* l'*intestin,* et se terminant par l'*anus* ;

2° Les *glandes digestives,* produisant des liquides nécessaires à la digestion ; ce sont les *glandes salivaires,* le *pancréas* et le *foie.*

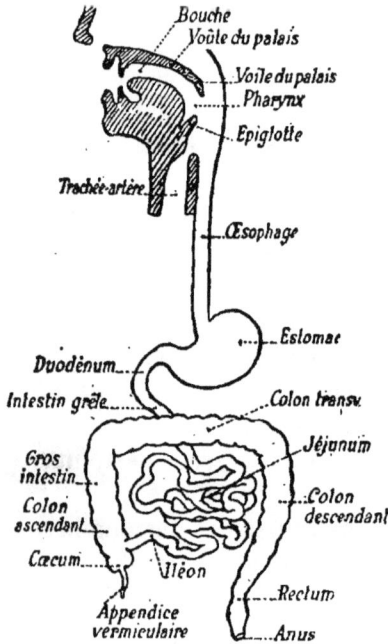

Fig. 3. — Tube digestif.

§ 1. — Le tube digestif.

La bouche. — La bouche (*fig.* 3) est une cavité limitée en avant par les lèvres et les dents, sur les côtés par les joues, en haut par la voûte du palais, en bas par la langue, en arrière par le voile du palais, qui est un repli descendant verticalement du palais vers la base de la langue et se prolongeant par la luette.

A l'intérieur de la bouche se trouvent les deux *mâchoires,* qui portent les *dents.* Les deux mâchoires sont des os en forme de fer à cheval et recouverts par les *gencives.* La mâchoire supérieure est soudée aux autres os de la tête, elle est donc *immobile* ; la mâchoire inférieure, au contraire, est articulée avec le crâne, elle est par conséquent *mobile* et peut s'élever ou s'abaisser à l'aide de *muscles masticateurs* (*fig.* 4). Ces muscles sont ainsi appelés parce que leur contraction a pour résultat la *mas-*

tication, c'est-à-dire la division des aliments solides en petits morceaux qui se laisseront plus facilement imprégner par la salive et les autres sucs digestifs.

Les dents. — Les dents sont des organes durs implantés, sur le bord des mâchoires, dans des cavités appelées *alvéoles.* Une dent (*fig.* 5) se compose d'une partie libre, visible à l'extérieur, la *couronne,* et d'une partie enfoncée dans la mâchoire, la *racine* ; entre les deux se trouve une partie rétrécie, le *collet.*

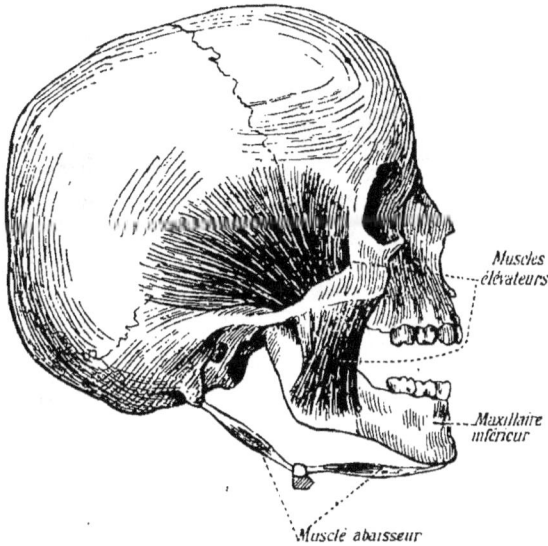

Fig. 4. — Muscles masticateurs pouvant élever ou abaisser la mâchoire inférieure.

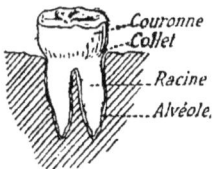

Fig. 5. — Une dent molaire.

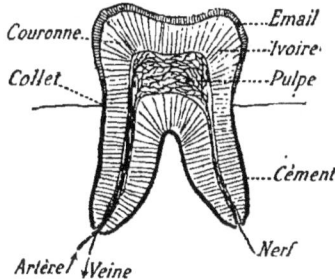

Fig. 6. — Coupe longitudinale d'une dent.

Une dent coupée en long (*fig.* 6) montre qu'elle est formée de quatre parties essentielles : l'*ivoire,* la *pulpe dentaire,* l'*émail* et le *cément.*

1° L'*ivoire* est la partie fondamentale de la dent ; il a la structure de l'os.

2° La *pulpe dentaire* est une substance molle remplissant la cavité creusée dans l'ivoire et où viennent se ramifier des artères, des veines et des nerfs qui donnent la sensibilité aux dents et qui ont pénétré par l'extrémité des racines.

3° L'*émail* est une substance dure, cassante, et d'un blanc brillant ; il recouvre complètement la couronne et est protégé contre les acides des aliments et les microbes de la bouche par une mince membrane ou *cuticule* ; mais dès que cette cuticule disparaît, l'émail et l'ivoire peuvent être rongés : il se produit ce qu'on appelle la *carie dentaire* ; cette carie peut mettre à découvert les nerfs de la pulpe dentaire et être ainsi la cause de douleurs très vives (maux de dents). Une grande propreté de la bouche s'impose donc si l'on veut éviter ces accidents.

4° Le *cément* a une couleur jaunâtre ; il enveloppe la racine et a la même composition que l'os.

L'Homme adulte a 32 dents, 16 à chaque mâchoire. Ces dents n'ont pas toutes la même forme (*fig.* 7); il y en a de trois sortes :

1° les *incisives*, à couronne plate et tranchante ; il y en a 4 à chaque mâchoire ;

2° les *canines*, coniques et pointues, sont au nombre de 2 à chaque mâchoire ;

3° les *molaires*, situées en arrière, ont la couronne hérissée de petits tubercules ; il y en a 10 à chaque mâchoire.

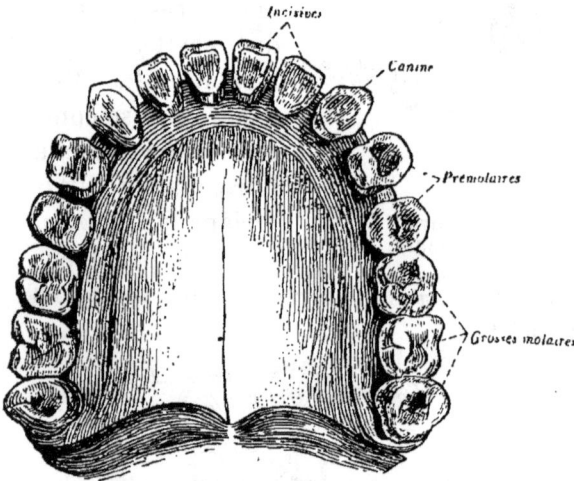

Fig. 7. — Mâchoire supérieure vue en dessous.

En somme, les incisives servent à *couper*, les canines à *déchirer*, et les molaires à *écraser* les aliments.

Chez l'enfant, il n'y a que 20 dents, 10 pour chaque mâchoire : 4 incisives, 2 canines et 4 molaires. Les premières dents ou *dents de lait* commencent à apparaître dès la première année. Puis vers l'âge de sept ans, les dents de lait tombent et sont remplacées par les dents définitives. Les dernières grosses molaires ou *dents de sagesse* peuvent n'apparaître que fort tard, vers 30 ans par exemple ; elles peuvent même manquer complètement.

Arrière-bouche ou pharynx. — L'arrière-bouche ou *pharynx* fait suite à la bouche et communique, en haut, avec la bouche

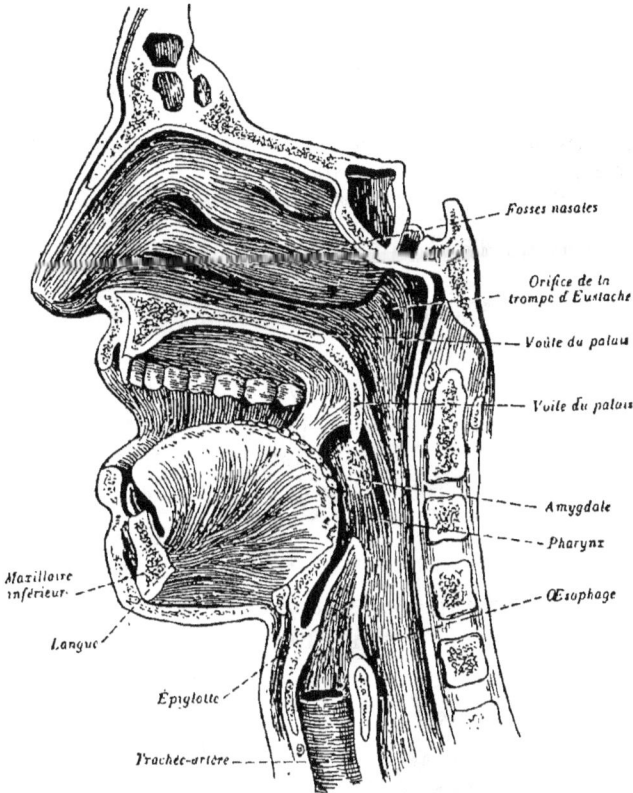

Fig. 8. — Coupe verticale et médiane de la face et du cou.

et les fosses nasales ; en bas, avec l'œsophage et la trachée-artère, qui est surmontée d'une petite lamelle appelée *épiglotte* (*fig.* 8).

Lorsque les aliments ont été bien mâchés et qu'ils se sont imprégnés de salive, ils passent dans le pharynx, puis dans l'œsophage : c'est ce qu'on appelle la *déglutition*. Elle se fait en deux temps : 1° la pointe de la langue s'appuie contre la voûte du palais (*fig.* 9) et pousse les aliments en arrière contre le voile du palais, qui se relève et vient fermer l'orifice des fosses

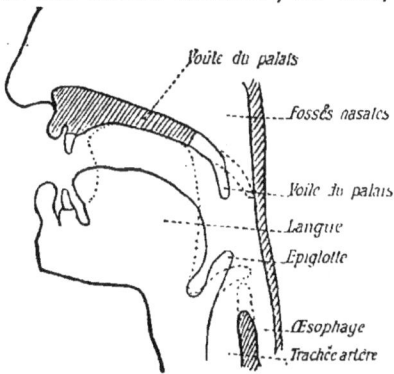

Fig. 9. — La bouche.
Le pointillé indique la place des organes au moment de la déglutition.

nasales ; 2° la trachée-artère se soulève et se place contre l'épiglotte, qui en ferme l'entrée. Dès lors les aliments ne peuvent pénétrer que dans l'œsophage.

Cependant, la déglutition est parfois troublée : les aliments peuvent pénétrer dans la trachée-artère ; c'est ce qu'on appelle *avaler de travers*. Ou bien ils peuvent être rejetés par les fosses nasales lorsqu'on rit ou tousse au moment de la déglutition.

L'œsophage. — L'œsophage (*fig.* 3), qui fait suite au pharynx, est un tube long de 25 centimètres, qui descend verticalement dans la poitrine, le long de la colonne vertébrale, et en arrière de la trachée-artère (*fig.* 8). Il traverse le diaphragme, pénètre dans l'abdomen et vient déboucher dans l'estomac.

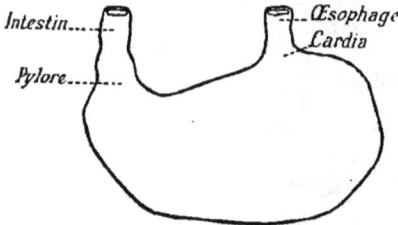

Fig. 10. — Estomac.

L'estomac. — L'estomac est une poche ayant la forme d'une cornemuse (*fig.* 10), située dans l'abdomen, au-dessous du diaphragme et un peu à gauche. L'entrée de l'œsophage dans l'estomac s'appelle *cardia;* l'orifice de l'intestin à la sortie de l'estomac est le *pylore* (*fig.* 10).

Les parois de l'estomac contiennent de nombreuses glandes qui fournissent un liquide, le *suc gastrique*. Ces parois sont très musculeuses (*fig.* 11)

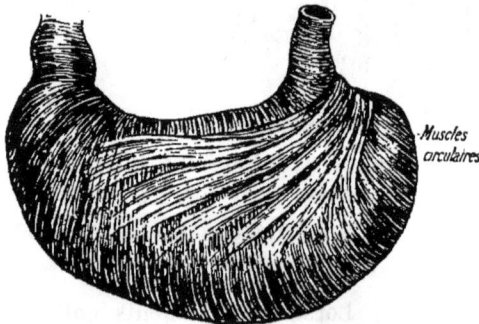

Fig. 11. — Muscles de l'estomac.

et peuvent se contracter facilement pour bien mélanger les aliments avec le suc gastrique, dont nous verrons l'importance plus loin.

L'intestin. — L'intestin (*fig.* 3), qui vient à la suite de l'estomac, est un tube long de 10 mètres et qui, pour se loger dans l'abdomen, se contourne un grand nombre de fois sur lui-même. On le divise en deux parties :

1° L'*intestin grêle*, dont le diamètre est faible, mais dont la longueur est de 8 mètres; il contient dans l'épaisseur de ses parois des glandes qui produisent un liquide, le *suc intestinal;* à sa surface interne, il présente de nombreuses petites saillies appelées *villosités intestinales*, dont le rôle est d'absorber les substances provenant de la digestion;

2° Le *gros intestin*, qui a un diamètre plus large et qui comprend trois régions : le *cœcum*, le *colon* et le *rectum*. A l'endroit où l'intestin grêle débouche dans le gros intestin se trouve un repli ou *valvule* qui laisse passer les aliments de l'intestin grêle dans le gros intestin, mais non en sens inverse, d'où le nom de *barrière des apothicaires* qu'on lui donne parfois. Le cœcum est pourvu d'un prolongement appelé *appendice vermiculaire (fig.* 12) dont l'inflammation est cause de la maladie appelée *appendicite*.

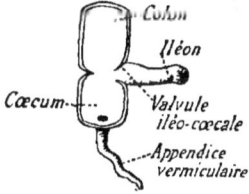

Fig. 12. — Valvule iléo-cœcale.

Tous les organes ou *viscères* contenus dans l'abdomen sont reliés les uns aux autres et maintenus en place par une membrane appelée *péritoine* (*fig.* 13). Cette membrane a deux feuillets qui s'accolent pour donner

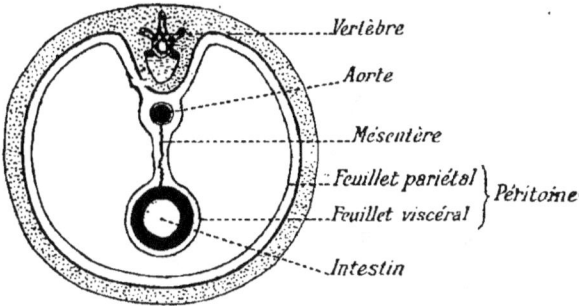

Fig. 13. — Coupe transversale de l'abdomen montrant la disposition du péritoine.

le *mésentère*, lequel rattache l'intestin à la colonne vertébral

§ 2. — Les glandes digestives.

Ces glandes, annexées au tube digestif, comprennent les *glandes salivaires*, le *foie* et le *pancréas*.

Les glandes salivaires. — Les glandes salivaires, dont le produit, la *salive*, vient s'écouler dans la bouche, sont au nom-

bre de trois paires : les *glandes parotides, sous-maxillaires* et
sublinguales.

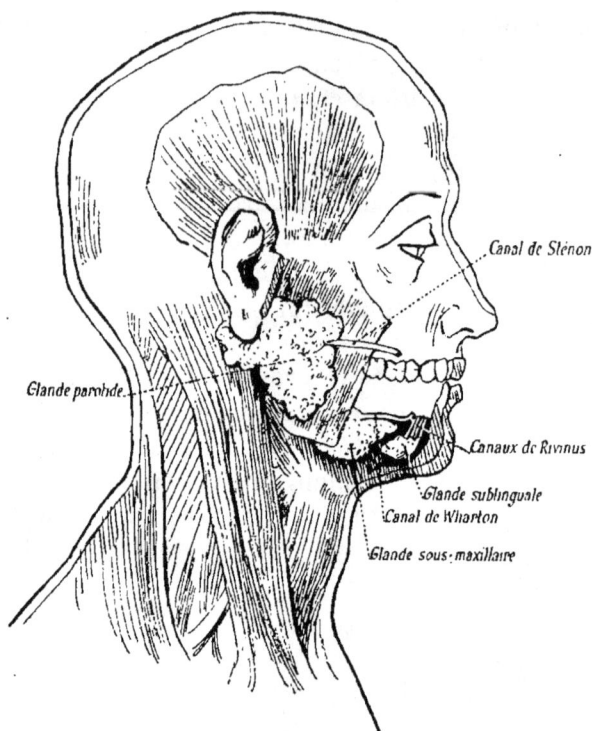

Fig. 14. — Les glandes salivaires.

1º Les *glandes parotides* (*fig.* 14) sont les plus grosses et sont situées
au-dessous de l'oreille ; la salive qu'elles produisent s'écoule par un canal qui vient déboucher au niveau de la deuxième molaire supérieure.

2º Les *glandes sous-maxillaires* sont situées sous la mâchoire inférieure.

3º Les *glandes sublinguales* sont situées sous la langue.

Ces glandes ont la forme d'une grappe de raisin (*fig.* 15)
dont les grains seraient serrés les uns contre
les autres. C'est dans ces grains que la salive
se forme pour s'écouler ensuite par de fins
canaux qui l'amènent dans la bouche.

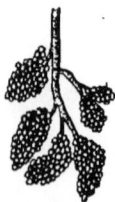

Fig. 15. — Une por-
tion de glandes
salivaires.

Le foie. — Le foie est la glande la plus volumineuse de l'organisme; il pèse environ 2 kilogrammes. Il est situé sous le diaphragme, dans
la partie droite de l'abdomen et un peu au-

dessus de l'estomac. Le foie fournit un liquide de couleur jaune verdâtre appelé *bile* ou *fiel*. La bile en sortant du foie vient se rassembler dans une petite poche appelée *vésicule du fiel* (*fig.* 16). Au moment de la digestion, la bile s'écoule par le *canal cholé-doque*, qui vient déboucher dans l'intestin grêle au voisinage de l'estomac.

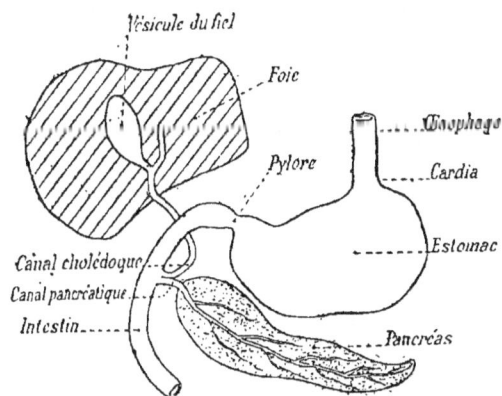

Fig. 16. — Estomac, foie et pancréas.

Le pancréas. — Le pancréas est situé derrière l'estomac et a la forme d'une languette. Il produit un liquide appelé *suc pancréatique*, qui s'écoule par un canal venant déboucher dans l'intestin

à côté du canal cholédoque qui amène la bile venant du foie.

II. — Digestion des aliments.

Les aliments. — Les aliments sont des matériaux destinés à réparer les pertes subies par l'organisme. La nécessité de prendre des aliments se·manifeste par des besoins tels que la *faim* et la *soif*. Il est impossible de résister longtemps à la privation complète d'aliments; cependant les animaux à sang froid, les Crapauds par exemple, peuvent vivre pendant plusieurs années enfermés dans un bloc de plâtre et privés par conséquent de tout aliment.

On peut grouper les aliments, suivant leur composition, en cinq catégories :

1º Les aliments *minéraux*, tels que l'eau, le sel de cuisine ;

2º Les *féculents*, comme l'amidon du Blé, la fécule de la Pomme de terre ;

3º Les *sucres*, tels que ceux de Betterave, de Canne, de fruits, etc. ;

4º Les *graisses*, telles que la graisse proprement dite, le beurre, l'huile, etc. ;

5º Les aliments *albuminoïdes*, ainsi appelés parce qu'ils ont la même composition que le blanc d'œuf ou *albumine* : tels sont la viande, la

caséine du lait, qui forme la base du fromage, le gluten du pain, la lé-
gumine des Haricots et des Pois, etc.

La plupart de nos aliments sont *mixtes*, c'est-à-dire qu'ils sont composés d'aliments appartenant à ces diverses catégories. C'est ainsi que
le pain, outre de l'eau et du sel, contient du gluten (albuminoïde) et de
l'amidon (féculent) ; l'œuf est composé du blanc (albuminoïde) et du
jaune (graisse) ; le lait est un aliment complet, car il renferme toutes les
catégories d'aliments : eau et sels (minéraux), sucre, crème (graisse) et
caséine (albuminoïde).

Les sucs digestifs. — Les sucs digestifs transforment, digèrent les aliments. Ce sont : la *salive*, le *suc gastrique*, le *suc
pancréatique*, le *suc intestinal* et la *bile*.

La *salive* digère les *féculents* en les transformant en sucre, qui
peut être absorbé par l'intestin pour passer dans le sang. On
peut se convaincre de cette transformation en conservant pendant quelques minutes dans la bouche de la mie de pain : on
sent alors une saveur sucrée.

Le *suc gastrique* digère les *albuminoïdes* (viandes), grâce à une
substance particulière appelée *pepsine*. Les produits de cette
digestion ou *peptones* sont absorbés ensuite par l'intestin. Pour
subir cette action, les aliments séjournent deux à trois heures
dans l'estomac.

Le *suc pancréatique* continue l'action de la salive et du suc
gastrique, c'est-à-dire qu'il digère les aliments féculents et
albuminoïdes ; de plus il agit sur les *graisses* en les émulsion-
nant, c'est-à-dire en les réduisant en fines gouttelettes qui
pourront être absorbées par l'intestin.

Le *suc intestinal* digère les *sucres*, qui peuvent alors être
absorbés par l'intestin.

La *bile* digère les graisses, ce qui explique pourquoi les
ménagères se servent du fiel de bœuf pour enlever certaines
taches de graisse. La bile a aussi pour rôle d'empêcher la putréfaction trop rapide du résidu de la digestion.

Les aliments, après avoir subi l'action de ces différents sucs,
sont transformés en une bouillie claire appelée *chyle*. Les
parties qui ont résisté à la digestion vont dans le gros intestin
et sont rejetées au dehors ; tandis que le chyle sera absorbé
par les villosités intestinales, passera à travers les parois de
l'intestin et arrivera dans le sang pour être transporté ensuite

dans toutes les parties de l'organisme, grâce à la *circulation*, que nous allons étudier dans le chapitre suivant.

RÉSUMÉ

La *digestion* est la transformation des aliments en substances liquides et absorbables.

Appareil·digestif. — L'appareil digestif comprend deux parties :
1º *tube digestif* : bouche, pharynx, œsophage, estomac, intestin, anus.
2º *glandes digestives* : glandes salivaires, pancréas, foie.

Le tube digestif. — La *bouche* contient deux *mâchoires*, qui portent les *dents* :

Mâchoires
{
supérieure : soudée au crâne, immobile ;
inférieure : articulée et se meut par les muscles masticateurs ;
}

Dents
{
Trois régions : *couronne, racine* et *collet ;*
Structure : *ivoire, pulpe dentaire, émail* et *cément.*
Trois formes : *incisives, canines* et *molaires.*
Homme adulte : 32 dents, 16 à chaque mâchoire, comprenant 4I + 2C + 10M.
Enfant : 20 dents, 10 à chaque mâchoire, comprenant 4I + 2C + 4M.
}

Le *pharynx* ou *arrière-bouche* communique, en haut, avec la bouche et les fosses nasales, et en bas, avec l'œsophage et la trachée-artère. Au moment de la *déglutition*, les orifices des fosses nasales et de la trachée-artère sont fermés, et les aliments entrent dans l'œsophage.
L'*œsophage* descend verticalement dans l'estomac.
L'*estomac*, situé au-dessous du diaphragme, fournit le *suc gastrique*.
L'*intestin* comprend deux parties : l'*intestin grêle* et le *gros intestin*.

Les glandes digestives. — Glandes salivaires, foie et pancréas.

1. *Glandes salivaires*
{
Glandes parotides.
Glandes sous-maxillaires.
Glandes sublinguales.
}

2. *Foie* : situé sous le diaphragme, fournit la *bile*, qui s'écoule par le *canal cholédoque* dans l'intestin grêle.
3. *Pancréas* : situé derrière l'estomac, fournit le *suc pancréatique*, qui vient s'écouler dans l'intestin grêle.

Les aliments. — L'alimentation est nécessaire. Les principaux aliments sont : *minéraux, féculents, sucrés, gras* et *albuminoïdes.*
L'alimentation est généralement *mixte*, c'est-à-dire formée du mélange de ces divers aliments.

Les sucs digestifs. — Ce sont la salive, le suc gastrique, le suc pancréatique, le suc intestinal et la bile.

On peut résumer leur action dans le tableau suivant :

SUCS DIGESTIFS	ALIMENTS	PRODUITS DE LA DIGESTION	
Salive	Féculents . . .	Sucre.	
Suc gastrique . .	Albuminoïdes . .	Peptones.	
Suc pancréatique .	1. Féculents . . .	Sucre.	Chyle
	2. Albuminoïdes . .	Peptones.	
	3. Graisses. . . .	Emulsion.	
Suc intestinal . .	Sucres ordinaires .	Sucre absorbable . .	
Bile.	Graisses. . . .	Emulsion.	

Le produit de la digestion ou *chyle* est absorbé par les villosités intestinales et passe dans le sang.

CHAPITRE II

LA CIRCULATION

La circulation est le mouvement, à l'intérieur de l'organisme, d'un liquide nourricier appelé *sang*. Nous aurons donc à étudier : 1° *l'appareil circulatoire*, 2° *le sang et sa circulation*.

I. — Appareil circulatoire.

L'appareil circulatoire est composé par des organes destinés à contenir le sang et à le distribuer dans toutes les régions du corps. Il comprend quatre parties : le *cœur*, les *artères*, les *veines* et les *capillaires*.

Le cœur. — Le cœur est un organe charnu, musculeux, qui lance le sang dans l'organisme ; il est situé dans la poitrine entre les deux poumons ; il a la forme d'un cône dont la pointe est située en bas et un peu à gauche ; il a la grosseur du poing et pèse environ 300 grammes ; il est enveloppé par une membrane à double paroi appelée *péricarde* (*fig.* 17) et à l'intérieur de laquelle se trouve un liquide destiné à faciliter les mouvements du cœur.

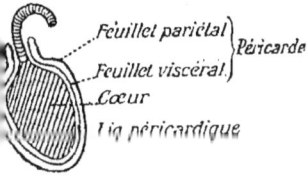

Fig. 17. — Le péricarde enveloppant le cœur.

L'intérieur du cœur présente quatre cavités : deux *oreillettes* en haut, et deux *ventricules* en bas. De chaque côté des oreillettes on aperçoit (*fig.* 18) deux masses déchiquetées qui sont des prolongements des oreillettes : ce sont les *auricules*. Les

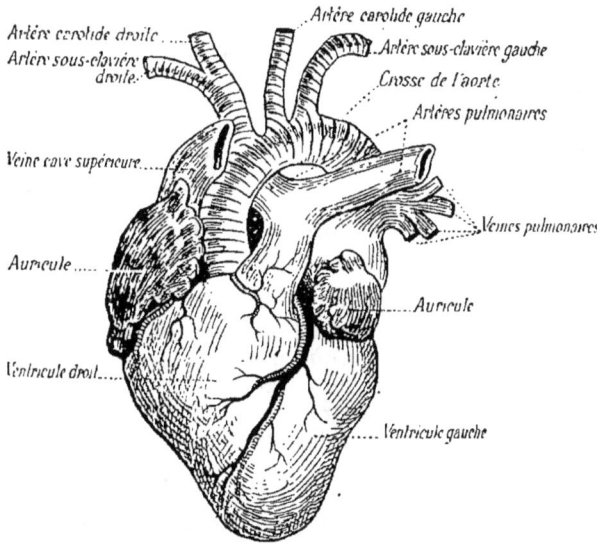

Fig. 18. — Le cœur vu par sa face antérieure.

oreillettes ne communiquent pas entre elles (*fig.* 19) ; les ventricules non plus ; mais chaque oreillette communique avec le ventricule du dessous par un orifice garni d'un repli appelé *valvule auriculo-ventriculaire*. Ces valvules sont des membranes élastiques rattachées par de petites cordes aux parois des ventricules. Leur disposition permet au sang de passer des oreillettes dans les ventricules, mais elle empêche le sang de revenir

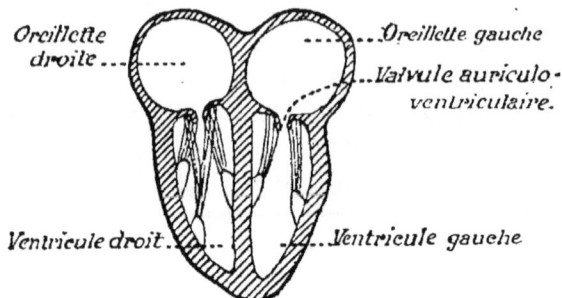

Fig. 19. — Intérieur du cœur et valvules.

des ventricules vers les oreillettes.

Les artères. — Les artères sont des tubes ou *vaisseaux qui partent du cœur* pour aller distribuer le sang dans toutes les régions du corps. Deux artères partent du cœur : l'*aorte* et l'*artère pulmonaire*.

1° L'*aorte* part du ventricule gauche, se recourbe en arrière (*fig.* 18) pour former ce qu'on appelle la *crosse de l'aorte* et donner des ramifications qui portent le sang à tous les organes. Un organe qui ne recevrait pas de sang ne pourrait pas vivre.

2° L'*artère pulmonaire* (*fig.* 18) sort du ventricule droit et se divise en deux branches qui vont porter le sang aux deux poumons.

Les artères sont élastiques; aussi leur coupure (*fig.* 20) laisse un orifice circulaire et béant par lequel le sang peut s'écouler abondamment; d'où le danger de cette coupure. Les

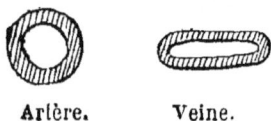

Artère.   Veine.
Fig. 20. — Section
d'une artère et d'une veine.

veines, au contraire, sont peu élastiques ; par suite leur section ne reste pas béante, car leurs parois s'affaissent : la coupure d'une veine est donc moins dangereuse que celle d'une artère. Heureusement les grosses artères sont situées profondément dans l'épaisseur des chairs et sont par conséquent protégées, tandis que les veines sont situées superficiellement sous la peau et par suite plus exposées aux blessures.

Les veines. — Les veines sont des *vaisseaux qui reviennent au cœur* et ramènent le sang qui a circulé dans les organes ; elles aboutissent aux oreillettes. Dans l'oreillette gauche arrivent quatre *veines pulmonaires* ramenant le sang des poumons ; dans l'oreillette droite débouchent les deux *veines caves* ramenant le sang des différentes régions de l'organisme.

Les veines présentent à leur intérieur (*fig.* 21) de nombreux replis appelés *valvules*, qui ont pour rôle d'empêcher le sang de revenir en arrière (*fig.* 22).

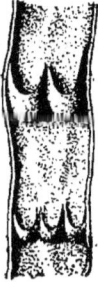

Fig. 21. — Veine ouverte montrant les valvules.

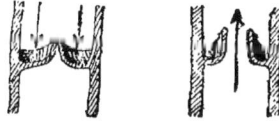

A. — Le sang est empêché de revenir en arrière.

B. — Le sang passe.

Fig. 22. — Rôle des valvules.

Les veines sont plus nombreuses que les artères et forment à la surface du corps un réseau bleuâtre qu'on aperçoit à travers la peau.

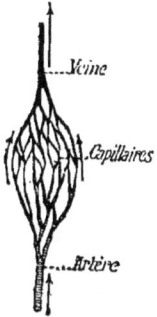

Fig. 23. — Les capillaires unissent les artères aux veines.

Les capillaires. — Les capillaires (*fig.* 23) sont des vaisseaux très fins qui font communiquer les artères avec les veines. De sorte que le sang passant des artères dans les capillaires, puis des capillaires dans les veines, est toujours renfermé dans des vaisseaux. C'est à travers les parois très minces des capillaires que le sang fournit les matières nutritives aux organes.

II. — Le sang et sa circulation.

Le sang. — Chez l'Homme, la quantité de sang est d'environ 5 litres. C'est un liquide dont la couleur varie du rouge vermeil (*sang artériel*) au rouge foncé presque noir (*sang veineux*); il a une saveur légèrement salée.

Le sang est formé de deux parties essentielles : 1° de petits corps appelés *globules*; 2° d'un liquide appelé *plasma*.

1° Les globules. — Les globules sont de deux sortes : les *globules rouges* et les *globules blancs*.

a) Les globules rouges (fig. 24) sont discoïdes de face (c'est-à-dire qu'ils ont la forme d'un disque,) aplatis et un peu concaves de profil. Ils sont très petits et leur diamètre est d'environ 7 millièmes de millimètre; aussi ne sont-ils visibles qu'au microscope. En revanche, ils sont très nombreux : environ 5 millions par millimètre cube, et par suite 5 billions par centimètre cube et 5 trillions par litre; comme il y a 5 litres de sang, le total des globules rouges est d'environ 25 trillions.

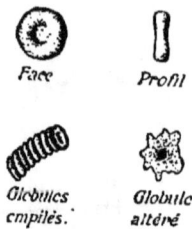

Face   Profil

Globules   Globule
empilés.   altéré

Fig. 24. — Globules rouges du sang de l'Homme à divers états.

Les globules rouges doivent leur couleur à une matière colorante spéciale appelée *hémoglobine*, qui a la propriété d'absorber l'oxygène de l'air dans les poumons pour le conduire aux organes.

b) Les globules blancs sont un peu plus gros que les globules rouges, mais ils sont moins nombreux. Ils ont la propriété de changer de forme à chaque instant (*fig.* 25) et de se mouvoir en poussant des prolongements, appelés *pseudopodes* parce qu'ils leur servent en quelque sorte de pieds pour changer de place.

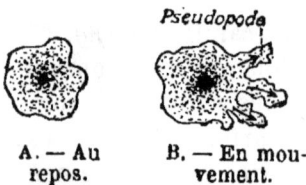

Pseudopode

A. — Au repos.   B. — En mouvement.

Fig. 25. — Le globule blanc.

2° **Le plasma.** — Le *plasma* est la partie liquide du sang dans laquelle nagent les globules. Il se compose de deux parties : 1° un liquide incolore appelé *sérum*; 2° une matière albuminoïde appelée *fibrine*, qui a la propriété de se coaguler, c'est-à-dire de se solidifier, dès que le sang est sorti de l'organisme. Souvent la fibrine en se coagulant emprisonne les globules et prend alors l'aspect de la gelée de groseille;

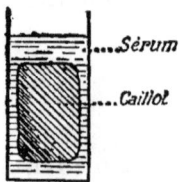

....Sérum

...Caillot

Fig. 26. — Coagulation du sang.

c'est ce qu'on appelle le *caillot*.

Dans les hémorragies, le caillot forme une sorte de bouchon qui empêche le sang de s'écouler par le vaisseau ouvert.

Circulation du sang. — Le sang est lancé dans les artères par des contractions régulières du cœur : ces mouvements régu-

liers sont appelés *battements*. Chez l'homme adulte, le cœur bat
70 à 80 fois par minute, mais chez le jeune enfant et le vieillard
il peut battre jusqu'à 120 à 140 fois par minute.

A chaque contraction le cœur lance une certaine quantité de sang
dans les artères ; ce jet de sang fait gonfler les artères et soulève leurs
parois, de sorte qu'en plaçant le doigt sur une artère on sentira un sou-
lèvement, un léger choc : c'est le *pouls*. Le nombre de battements du
pouls indique donc le nombre de battements du cœur.

Le sang part du ventricule gauche (*fig.* 27) par l'artère aorte,
qui va se ramifier pour distribuer le sang à tous les organes ;

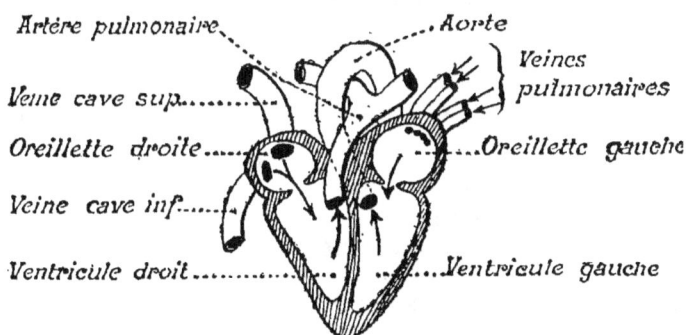

Fig. 27. — Circulation du sang dans le cœur et les vaisseaux.

dans ces organes le sang artériel cède son oxygène et se charge
d'impuretés, en particulier de gaz carbonique : le *sang artériel*
se transforme ainsi en *sang veineux* qui va être ramené au
cœur par les deux *veines caves*, lesquelles viennent déboucher
dans l'oreillette droite. Ce mouvement du sang allant du ventricule gauche aux organes et revenant des organes au ventricule
droit est appelé *grande circulation*.

De l'oreillette droite le sang veineux passe dans le ventricule
droit, d'où il est lancé dans l'*artère pulmonaire*, qui se bifurque
pour le conduire aux deux poumons. Dans les poumons le sang
veineux abandonne son gaz carbonique et prend de l'oxygène :
le *sang veineux* se transforme ainsi en *sang artériel* qui revient
au cœur, dans l'oreillette gauche, par les *veines pulmonaires*.
Ce mouvement du sang allant du ventricule droit à l'oreillette
gauche en passant par les poumons est appelé *petite circulation*.

Le sang, après avoir parcouru tout le corps, est revenu au

point de départ : ce mouvement du sang mérite donc bien le nom de *circulation*. Le sang met environ une demi-minute à accomplir ce trajet.

RÉSUMÉ

La *circulation* est le mouvement, à l'intérieur de l'organisme, d'un liquide nourricier appelé *sang*.

L'appareil circulatoire. — Il comprend quatre parties : *cœur*, *artères*, *veines* et *capillaires*.

1° *Cœur* { situé dans la poitrine, entre les deux poumons.
{ quatre cavités : en haut, *2 oreillettes* ; en bas, *2 ventricules*.

2° *Artères* : Ce sont les vaisseaux qui partent du cœur.
Sont élastiques et situées dans la profondeur des chairs.

1. L'*aorte* part du ventricule gauche du cœur et va distribuer le sang aux organes.

2. L'*artère pulmonaire* part du ventricule droit du cœur et va porter le sang veineux aux poumons.

3° *Veines* : Ce sont les vaisseaux qui ramènent le sang au cœur.
Ne sont pas élastiques et sont situées sous la peau.

1. Les *veines caves* ramènent le sang des différentes régions du corps et débouchent dans l'oreillette droite.

2. Les *veines pulmonaires* ramènent le sang artériel des poumons et débouchent dans l'oreillette gauche.

4° *Capillaires* : Ce sont des vaisseaux très fins qui font communiquer les artères avec les veines.

Le sang. — Liquide rouge vermeil (*sang artériel*) ou rouge foncé, presque noir (*sang veineux*). Il est formé de deux parties : 1° les *globules* ; 2° le *plasma*.

1° Les *globules* sont de deux sortes :

a) Les *globules rouges* : discoïdes, microscopiques, nombreux et contenant une matière colorante, l'*hémoglobine*.

b) Les *globules blancs* : plus gros et moins nombreux que les globules rouges ; doués de mouvement.

2° Le *plasma*, liquide formé de deux parties :

1° le *sérum*, liquide incolore ;

2° la *fibrine*, qui a la propriété de se coaguler (*caillot*).

Circulation. — Les contractions régulières ou *battements* du cœur chassent le sang dans les artères.

Le sang part du ventricule gauche pour se distribuer aux organes et revenir au cœur (oreillette droite) : c'est la *grande circulation*.

Le sang part du ventricule droit, va se purifier aux poumons et revient à l'oreillette gauche du cœur : c'est la *petite circulation*.

CHAPITRE III

LA RESPIRATION

Définition. — La *respiration* est la fonction par laquelle l'Homme absorbe l'*oxygène* de l'air et rejette du *gaz carbonique* et de la *vapeur d'eau.*

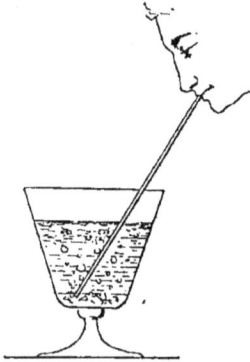

Si, en effet, on place un animal dans une chambre close, on constate que l'oxygène disparaît.

Pour montrer que l'Homme rejette du gaz carbonique, il suffit de souffler avec un tube de verre dans un vase contenant de l'eau de chaux (*fig.* 28). Cette eau, d'abord limpide, devient laiteuse, se trouble : il s'est formé du carbonate de chaux, insoluble dans l'eau, et qui se dépose sous forme d'une poudre blanche. Ce carbonate s'est formé parce que l'air rejeté contenait du gaz carbonique qui s'est combiné avec la chaux.

Pour montrer le rejet de vapeur d'eau, il suffit de souffler sur un miroir ; on voit alors se former une légère buée due à la vapeur d'eau qui se condense en fines gouttelettes.

Fig. 28. — Expérience montrant que l'air expiré contient du gaz carbonique.

Tous les êtres vivants respirent : l'Homme et les animaux aériens respirent l'*air libre* ; les Poissons et les animaux aquatiques respirent l'*air dissous* dans l'eau ; le petit Poulet qui se développe à l'intérieur de l'œuf respire l'air qui passe à travers les pores de sa coquille ; enfin, les plantes elles-mêmes respirent comme les animaux.

I. — Appareil respiratoire.

L'*appareil respiratoire* comprend deux parties : 1° les *voies respiratoires*, qui amènent l'air dans l'organisme ; 2° les *poumons*, qui sont les organes essentiels de la respiration.

Voies respiratoires. — Les *voies respiratoires* comprennent les *fosses nasales*, la *bouche*, le *pharynx*, le *larynx*, la *trachée-artère* et les *bronches*.

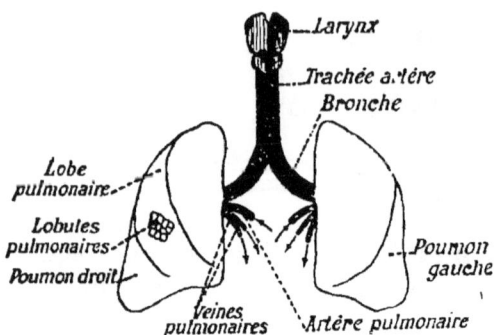

Fig. 29. — La trachée-artère et les poumons.

L'air, en effet, passe d'abord par la bouche et le nez, et il s'y réchauffe avant de pénétrer dans les poumons.

Le *larynx* (*fig.* 29) est une partie renflée située en haut de la trachée-artère : c'est l'organe qui produit la voix. Il est protégé par des cartilages qui forment, sous la peau du cou, une saillie appelée *pomme d'Adam*.

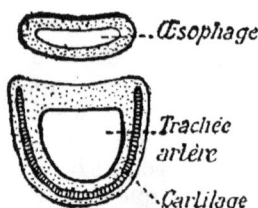

Fig. 30. — Coupe transversale de la trachée-artère et de l'œsophage.

La *trachée-artère* est un long tube qui descend verticalement le long du cou, en avant de l'œsophage, pour pénétrer dans la poitrine, où elle se bifurque en deux conduits appelés *bronches*. La trachée-artère est maintenue béante par des anneaux cartilagineux qui ont la forme d'un fer à cheval (*fig.* 30).

Les *bronches* se rendent chacune à un poumon ; l'endroit où la bronche pénètre dans le poumon s'appelle le *hile* (*fig.* 31). Les bronches, comme la trachée-artère, sont maintenues par des anneaux cartilagineux.

Poumons. — Les *poumons* sont au nombre de deux et situés dans la poitrine de chaque côté du cœur (*fig.* 34).

Arrivée dans le poumon, la bronche (*fig.* 31) se divise

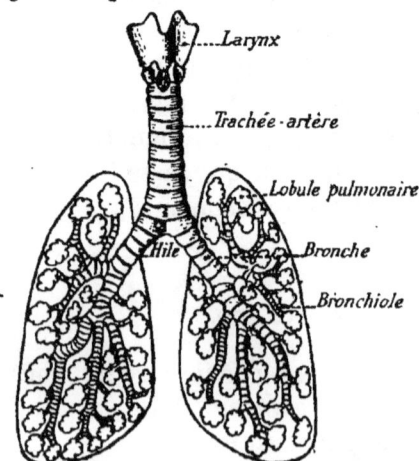

Fig. 31. — Ramification des bronches.

en ramifications de plus en plus fines, et les dernières, appelées *bronchioles*, se terminent par de petites poches renflées appelées *lobules pulmonaires*. Ces bronchioles et ces lobules sont réunis par un tissu spongieux, mou et élastique : d'où le nom de *mou* que les bouchers donnent aux poumons des animaux.

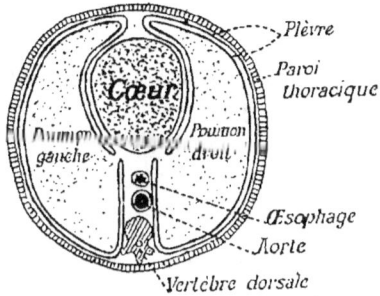

Fig. 32. — Section horizontale du thorax faite au niveau du cœur.

Le sang arrive aux poumons par l'artère pulmonaire, qui se ramifie en suivant les bronches jusqu'au lobule. Là le sang veineux abandonne son gaz carbonique et prend de l'oxygène; il se transforme donc en sang artériel, qui va être ramené au cœur par les veines pulmonaires.

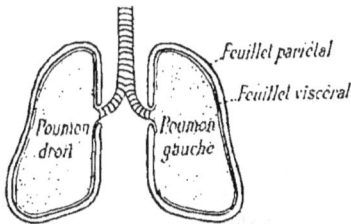

Fig. 33. — La plèvre.

Les poumons sont enveloppés dans une membrane appelée *plèvre* (*fig.* 32 et 33). Cette membrane, comme le péritoine qui enveloppe les intestins et le péricarde qui enveloppe le cœur, est formée de deux feuillets entre lesquels se trouve un liquide qui facilite le glissement des poumons contre les parois de la poitrine. La maladie causée par l'inflammation de la plèvre est appelée *pleurésie*.

II. — Respiration.

Mouvements respiratoires : inspiration et expiration. — L'air se renouvelle à l'intérieur des poumons par des mouvements de contraction et de dilatation de la poitrine. Ces *mouvements respiratoires* se font 15 à 20 fois par minute.

Chaque mouvement respiratoire se décompose en deux : 1° l'*inspiration*; 2° l'*expiration*.

1° L'*inspiration* est l'entrée de l'air pur dans les poumons. Par la contraction de certains muscles les côtes se soulèvent, le diaphragme s'abaisse, et par suite la poitrine s'agrandit. Comme les poumons sont élastiques, ils suivent ce mouvement et en se dilatant ils aspirent l'air qui pénètre par les voies respiratoires : c'est l'*inspiration*. A chaque inspiration, il entre environ un demi-litre d'air.

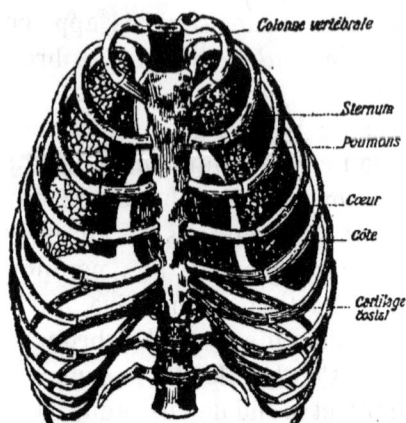

Fig. 34. — La cage thoracique avec les poumons et le cœur.

2° L'*expiration* est le rejet de l'air qui a servi à la respiration et qui par conséquent est chargé de gaz carbonique et de vapeur d'eau. Dans ce mouvement, la poitrine revient au repos et comprime les poumons, qui chassent une partie de l'air au dehors.

On peut se rendre compte de ces mouvements en faisant l'expérience suivante : on prend une cloche de verre (*fig.* 35) dont l'ouverture supérieure est fermée par un bouchon qui est traversé par un tube de verre. A l'extrémité de ce tube de verre on attache deux petites vessies élastiques ou simplement les poumons et la trachée artère d'un Lapin qu'on vient de tuer. L'ouverture inférieure de la cloche est fermée par une membrane de caoutchouc que l'on peut abaisser au moyen d'un bouton placé au centre. Tirons sur le bouton, la membrane s'abaisse de la position 1 à la position 2, et l'air pénètre dans les vessies qui se gonflent : c'est l'*inspiration*. Laissons la membrane revenir sur elle-même, les vessies se dégonflent et l'air est expulsé : c'est l'*expiration*.

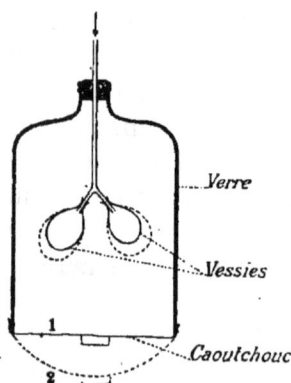

Fig. 35. — Appareil montrant le mécanisme de l'inspiration et de l'expiration.

Les mouvements du corps développent la poitrine et par suite font pénétrer plus d'air dans les poumons. Aussi, chez l'enfant, les jeux en plein air ont une grande utilité, car ils élargissent la poitrine, donnent plus de force aux poumons et par suite plus de vigueur à l'organisme.

Asphyxie. — La respiration est absolument nécessaire à la

vie : le premier cri de l'enfant et le dernier soupir du mourant
sont des mouvenents respiratoires. Aussi *vivre* et *respirer* sont
deux expressions synonymes.

Donc, si les mouvements respiratoires s'arrètent, la mort survient : on dit qu'il y a *asphyxie*.

L'asphyxie peut se produire par défaut d'air respirable, ou
par des gaz toxiques, c'est à dire des gaz qui agissent comme
des poisons ; tels sont ceux qui se produisent dans les cheminées dont le tirage est insuffisant et en particulier dans les
poëles mobiles.

On peut montrer le phénomène de l'asphyxie par l'expérience suivante : on place un Oiseau sous une cloche en verre hermétiquement
fermée (*fig*. 36). L'oiseau va absor-
ber l'oxygène de l'air contenu
dans la cloche, et va rejeter du
gaz carbonique, qui est un gaz
irrespirable. Aussi à travers les
parois de la cloche on voit l'Oiseau devenir inquiet ; ses plumes
se hérissent et sa respiration
devient haletante : enfin la mort
survient. Si nous introduisons
dans la cloche une allumette en-

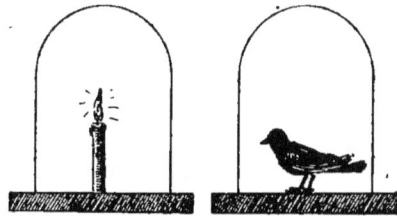

Fig 36. — L'oiseau enfermé sous la
cloche cessera bientôt de vivre,
comme·la bougie cessera de brûler.

flammée, elle·s'y éteint ; donc l'air de la cloche n'entretient plus ni la
respiration ni la combustion. Cet air est vicié par la trop grande quantité de gaz carbonique qu'il contient.

Au lieu d'un Oiseau, introduisons dans la cloche une bougie allumée.
On voit, au bout de quelques minutes, la flamme qui a d'abord été brillante, pâlir, puis s'éteindre. La bougie, comme l'Oiseau, a rendu l'air
irrespirable.

Donc, un animal qui respire et un corps qui brûle *absorbent
de l'oxygène* et *rejettent du gaz carbonique*. Il n'y a donc pas de
différence entre la respiration d'un animal et la combustion
d'un foyer. Cette combustion produit de la chaleur qui maintient la température de notre corps ; mais en même temps elle
use nos organes, et par suite nous oblige à prendre des aliments
pour réparer ces pertes. C'est un des plus illustres chimistes
français, Lavoisier, qui, en 1777, fit cette grande découverte.

RÉSUMÉ

La *respiration*, chez tous les êtres vivants, consiste dans l'absorption d'oxygène et le rejet de gaz carbonique.

Appareil respiratoire. — Il comprend deux parties : les *voies respiratoires* et les *poumons.*

1° *Voies respiratoires* .
$\left\{\begin{array}{l}\text{nez, bouche, larynx ;}\\ \textit{trachée-artère}\text{ : tube vertical situé en avant}\\ \quad\text{de l'œsophage ;}\\ \textit{bronches}\text{ : tubes pénétrant dans le poumon}\\ \quad\text{pour s'y ramifier.}\end{array}\right.$

2° *Poumons.* . . . . .
$\left\{\begin{array}{l}\text{situés dans la poitrine, de chaque côté du}\\ \quad\text{cœur ;}\\ \text{formés par les ramifications des bronches}\\ \quad\text{et les }\textit{lobules;}\\ \text{enveloppés par une membrane appelée}\\ \quad\textit{plèvre.}\end{array}\right.$

Mouvements respiratoires : inspiration et expiration. — Les mouvements respiratoires sont au nombre de 15 à 20 par minute. Chaque mouvement se décompose en deux :

1° *l'inspiration* . . . .
$\left\{\begin{array}{l}\text{entrée de l'air dans les poumons par agran-}\\ \quad\text{dissement de la poitrine ;}\\ \text{à chaque inspiration il entre 1 /2 litre d'air.}\end{array}\right.$

2° *l'expiration.* . . . .
$\left\{\begin{array}{l}\text{rejet de l'air chargé de gaz carbonique et}\\ \quad\text{de vapeur d'eau.}\end{array}\right.$

Les mouvements du corps développent la poitrine et donnent plus de force aux poumons.

Asphyxie. — L'*asphyxie* est l'arrêt des mouvements respiratoires. Elle peut se produire :

1° par défaut d'air respirable . . . .
$\left\{\begin{array}{l}\text{abondance de gaz carbonique ;}\\ \text{défaut d'oxygène.}\end{array}\right.$

2° par des gaz toxiques agissant comme des poisons.

La respiration est une véritable combustion, et c'est cette combustion qui est l'origine de la chaleur animale.

CHAPITRE IV

L'EXCRÉTION

L'*excrétion* est la fonction qui a pour but de débarrasser le sang de certains produits devenus inutiles ou même nuisibles à l'organisme. Telles sont la *sueur* et l'*urine.*

La sueur. — La sueur se forme à l'intérieur de glandes situées dans l'épaisseur de la peau. Ces glandes (*fig.* 37) sont de petits tubes très étroits qui se pelotonnent dans la profondeur de la peau et qui viennent déboucher à la surface par un orifice appelé *pore*. Ces glandes sont au nombre de 2 à 3 millions sur la surface du corps.

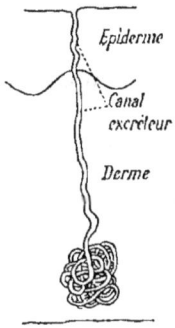

Epiderme

Canal excréteur

Derme

Fig. 37. — Glande de la sueur.

La sueur vient s'écouler par les pores ; c'est un liquide qui a presque la même composition que l'urine et qui enlève par conséquent au sang certaines substances nuisibles. De plus, en s'évaporant à la surface du corps, la sueur rafraîchit l'organisme, ce qui permet à l'Homme de supporter des températures assez élevées.

L'urine. — L'urine est extraite du sang par des glandes spéciales appelées *reins*.

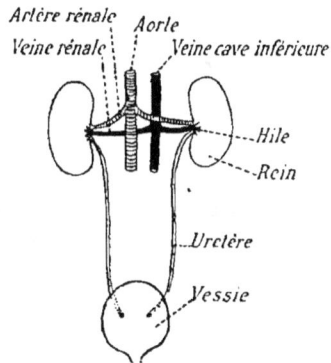

Artère rénale *Aorte*
Veine rénale *Veine cave inférieure*

Hile
Rein

Uretère

Vessie

Fig. 38. — Appareil urinaire.

Les reins sont au nombre de deux ; ils ont la forme d'un haricot (*fig.* 38) et sont situés dans l'abdomen, de chaque côté de la colonne vertébrale. Chez les animaux on les désigne sous le nom de *rognons*.

Le sang arrive au rein par l'artère rénale ; il contient les substances qui forment l'urine. Cette urine va filtrer à travers le rein et venir tomber goutte à goutte dans une cavité appelée *bassinet*, pour se déverser ensuite dans un long canal appelé *uretère*.

Enfin les deux uretères viennent déboucher dans un réservoir appelé *vessie*, d'où l'urine sera rejetée au dehors.

Parmi les matières dissoutes dans l'urine, il faut surtout citer l'*urée* et l'*acide urique* ; si elles sont trop abondantes, elles peuvent se déposer dans la vessie sous forme de petits grains et produire ce qu'on appelle la maladie de la *pierre* ou de la *gravelle*. Si ces matières se déposent dans les articulations, elles causent de vives douleurs : c'est la *goutte*.

RÉSUMÉ

L'*excrétion* a pour but de débarrasser l'organisme des produits inutiles ou nuisibles contenus dans le sang.

La sueur. — La sueur, qui par sa composition se rapproche de l'urine, est formée par des glandes situées dans l'épaisseur de la peau. Elle purifie le sang et rafraîchit l'organisme en s'évaporant.

L'urine. — L'urine est extraite du sang par les *reins*, qui sont situés dans l'abdomen. Du rein l'urine s'écoule par l'uretère dans la vessie, d'où elle est rejetée au dehors.

CHAPITRE V

LE SQUELETTE

Le *squelette*, qui forme la charpente du corps, est constitué par l'ensemble des os. Chez l'Homme, ces os sont au nombre de plus de 200 ; et c'est sur eux que s'attachent les muscles dont la contraction détermine les mouvements. Les *os* et les *muscles* sont donc les organes essentiels du mouvement.

Forme des os. — D'après leur forme, les os peuvent être rangés en trois groupes :

1° les *os longs*, comme ceux des membres ;

2° les *os plats*, comme ceux du crâne ou de l'épaule ;

3° les *os courts*, comme ceux du poignet.

Les os sont rarement lisses ; ils présentent des rugosités, des saillies appelées *apophyses*.

Structure des os. — En coupant transversalement (*fig.* 40) un os long tel que l'os de la cuisse ou *fémur* (*fig.* 39), on voit trois parties qui sont, de dehors en dedans : le *périoste*, l'*os* proprement dit et la *moelle*.

1º Le *périoste* est une membrane fibreuse formant comme une gaine autour de l'os.

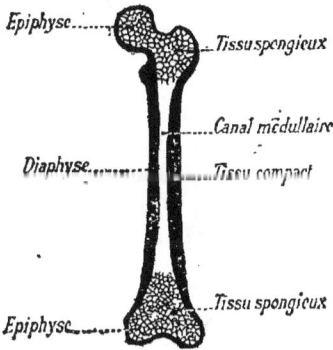

Fig. 39.— Coupe en long du fémur.

2º L'*os* proprement dit est la partie dure ; il est formé de deux parties : 1º une partie *minérale* constituée par du carbonate de chaux et du phosphate de chaux ; aussi dans l'industrie, c'est avec le phosphate de chaux des os des animaux qu'on fabrique le phosphore ; 2º une partie *organique* appelée *osséine*, qui est élastique et qui a la propriété de se transformer en gélatine par l'eau bouillante.

Si l'on place un os dans un acide, la matière minérale est détruite, et il ne reste plus que l'osséine, qui est élastique ; si l'on calcine l'os, on détruit au contraire la matière organique, l'osséine, et il ne reste plus que la matière minérale.

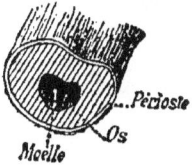

Fig. 40. — Coupe transversale d'un os long.

3º La *moelle* est une substance de couleur jaunâtre ayant l'aspect de la graisse et remplissant une cavité creusée au centre des os longs et appelée *canal médullaire*.

Développement du squelette. — Chez le jeune enfant, le squelette n'est pas osseux ; il est formé par une matière molle et élastique appelée *cartilage*. Puis à mesure que l'enfant grandit, l'os apparaît à la place du cartilage, mais pas brusquement ; dans un os long (*fig.* 41), l'os se forme d'abord aux deux extrémités et à la partie médiane. Le cartilage qui persiste pendant longtemps permet l'allongement de l'os ; mais lorsque les parties osseuses auront complètement remplacé le cartilage, la croissance s'arrêtera, l'os ne grandira plus. Chez l'homme le squelette est complètement ossifié de 20 à 25 ans ; aussi à cet âge, l'homme cesse de grandir : sa taille est définitive. Lorsque l'alimentation de l'enfant est mauvaise, l'os ne se forme pas assez vite, et l'ensemble du squelette restant cartilagineux,

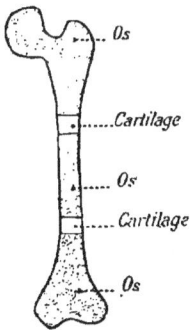

Fig. 41. — Développement d'un os long.

mou, se déforme : c'est ce qu'on appelle du *rachitisme*. Le lait est un aliment précieux pour l'enfant, car il aide beaucoup à la formation de l'os.

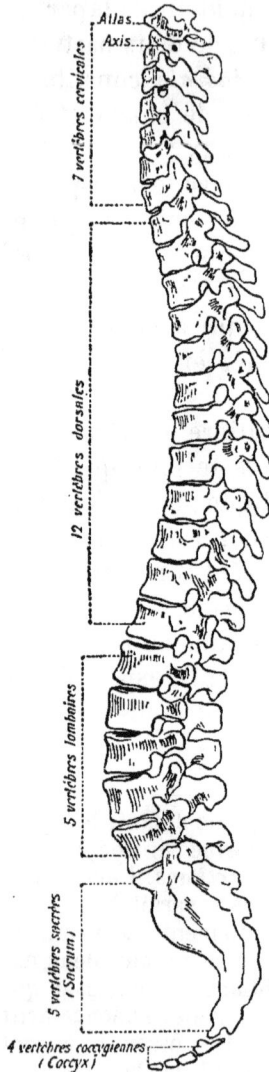

Fig. 42. — La colonne
vertébrale.

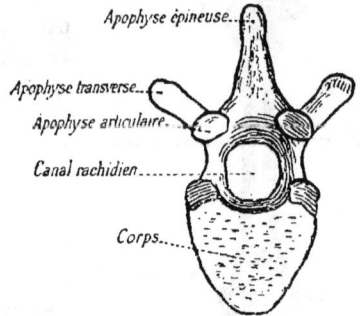

Fig. 43. — Une vertèbre dorsale.

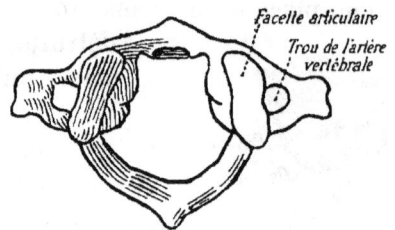

Fig. 44. — L'atlas.

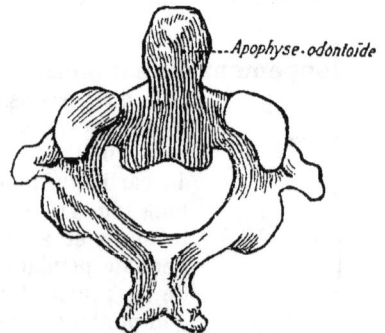

Fig. 45. — L'axis.

Description du squelette. — Le squelette de l'Homme comprend trois régions : le *tronc*, la *tête* et les *membres*. Étudions successivement chacune de ces trois parties.

Squelette du tronc. — Le squelette du tronc est formé de .rois parties : la *colonne vertébrale*, en arrière ; les *côtes*, sur les côtés ; le *sternum*, en avant.

1º La *colonne vertébrale* (*fig.* 42), qui forme l'axe du corps, est constituée par une série d'os empilés les uns au-dessus des autres; ce sont les *vertèbres*.

Chaque vertèbre (*fig.* 43) se compose d'une partie centrale appelée *corps*, prolongée en arrière par une sorte d'anneau dans lequel passe la moelle épinière. Cet anneau porte trois prolongements : deux sur les côtés, ce sont les *apophyses transverses* ; un en arrière, c'est l'*apophyse épineuse*. L'ensemble de ces apophyses épineuses forme ce qu'on appelle l'*épine dorsale*.

Les anneaux des différentes vertèbres en se superposant constituent le *canal rachidien*, qui loge la moelle épinière.

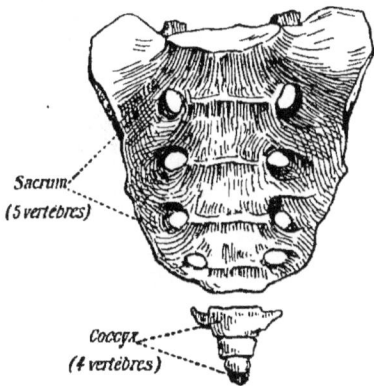

Sacrum
(5 vertèbres)

Coccyx
(4 vertèbres)

Fig. 46. — Le sacrum et le coccyx.

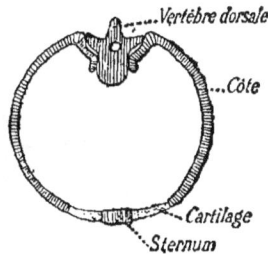

Vertèbre dorsale

Côte

Cartilage

Sternum

Fig. 47. — Coupe transversale du squelette.

La colonne vertébrale comprend 33 vertèbres, qu'on peut répartir en cinq régions :

1. Les *vertèbres cervicales*, au nombre de 7, occupent la région du cou ; la première, appelée *atlas* (*fig.* 44), présente deux facettes sur lesquelles vient s'appuyer la tête ; la deuxième, appelée *axis* (*fig.* 45), est surmontée d'un prolongement autour duquel tourne la tête ;

2. Les *vertèbres dorsales* (*fig.* 43), au nombre de 12, sur lesquelles viennent s'articuler les 12 paires de côtes ;

3. Les *vertèbres lombaires*, au nombre de 5, occupent la région des reins ;

4. Les *vertèbres sacrées* (*fig.* 46), au nombre de 5, se soudent pour donner un seul os, le *sacrum* ;

5. Les *vertèbres coccygiennes* (*fig.* 46), au nombre de 4, se soudent pour donner un seul os, le *coccyx*, qui termine la colonne vertébrale.

2° Les *côtes* sont des os plats, courbés en cerceau, venant s'appuyer en arrière sur les vertèbres, et en avant sur le sternum par l'intermédiaire de cartilages (*fig.* 47). Il y a 12 paires de côtes, dont les 7 premières seules se rattachent directement au sternum.

3° Le *sternum* est un os plat situé en avant de la poitrine et sur lequel viennent s'appuyer les côtes.

Squelette de la tête. — Le squelette de la tête comprend deux parties : le *crâne* et la *face* (*fig.* 48 et 49).

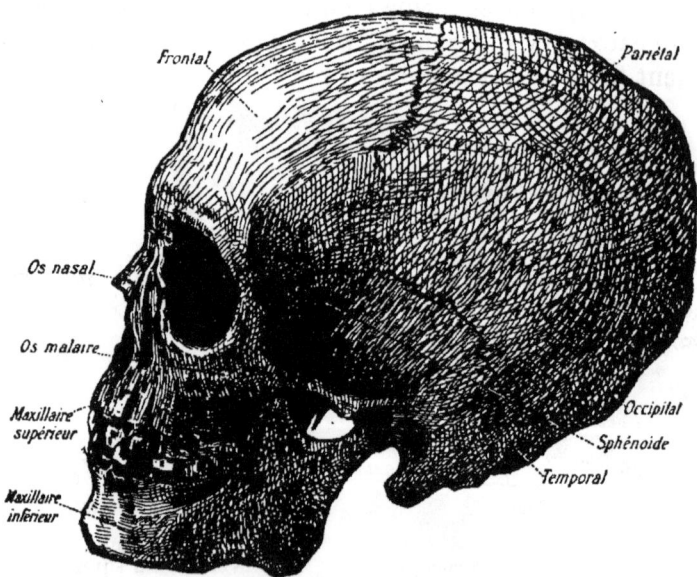

Fig. 48. — Squelette de la tête (profil).

1° Le *crâne* est une boîte osseuse de forme ovoïde et formée de 8 os solidement unis les uns avec les autres. Ce sont (*fig.* 50) : le *sphénoïde* au centre de la base du crâne ; l'*ethmoïde* un peu en avant ; le *frontal* en avant ; l'*occipital* en arrière, percé d'un trou pour le passage de la moelle épinière, et portant deux petites facettes, les *condyles*, qui s'appuient sur la première vertèbre ; les deux *temporaux* sur les côtés, et enfin les deux *pariétaux* fermant la boîte à la partie supérieure.

2º La *face* a son squelette formé de 14 os. Un seul est mobile et articulé avec le crâne : c'est la mâchoire inférieure ou *maxillaire inférieur*, qui a la forme d'un fer à cheval. Les 13 autres os sont soudés au crâne ; parmi eux citons les deux *maxillaires supérieurs*, les deux os *nasaux*, les deux os *malaires* ou de la *pommette*, les deux os *palatins*, qui constituent avec les maxillaires supérieurs la voûte du palais.

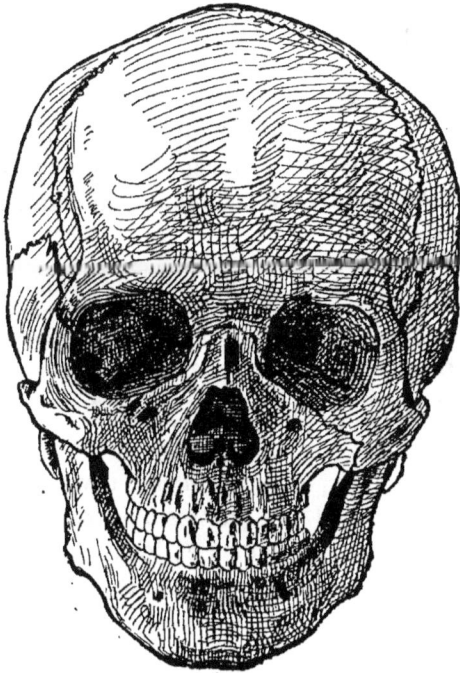

Fig. 49. — Squelette de la tête (face).

Squelette des membres. — Les membres sont au nombre de

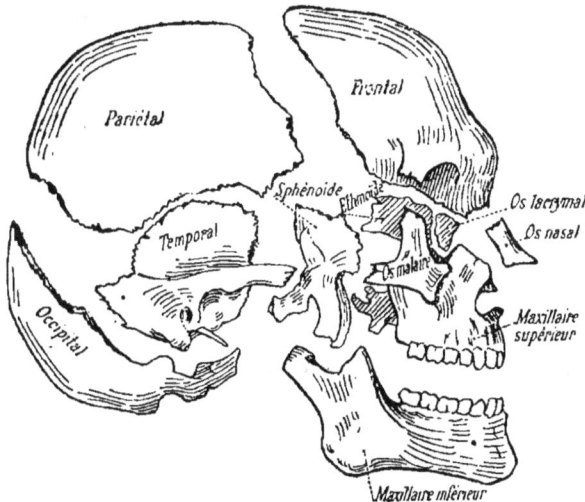

Fig. 50. — Os de la tête désarticulés.

deux paires : les *membres supérieurs* et les *membres inférieurs*.

1º Le *membre supérieur* comprend trois parties : le *bras*, l'*avant-bras* et la *main*.

Le *bras* (*fig.* 52) a pour squelette un seul os, l'*humérus*, qui va depuis l'épaule jusqu'au coude.

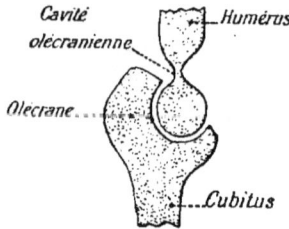

Fig. 51. — Le coude.

L'*avant-bras* comprend deux os : le *cubitus*, situé en dedans, et le *radius*, en dehors.

Le radius peut tourner autour du cubitus en entraînant la main dans ce mouvement. Le cubitus (*fig.* 51) présente à sa partie supérieure un prolongement en forme de bec, l'*olécrane*, qui vient heurter contre l'humérus, empêchant ainsi le bras de se ployer en arrière.

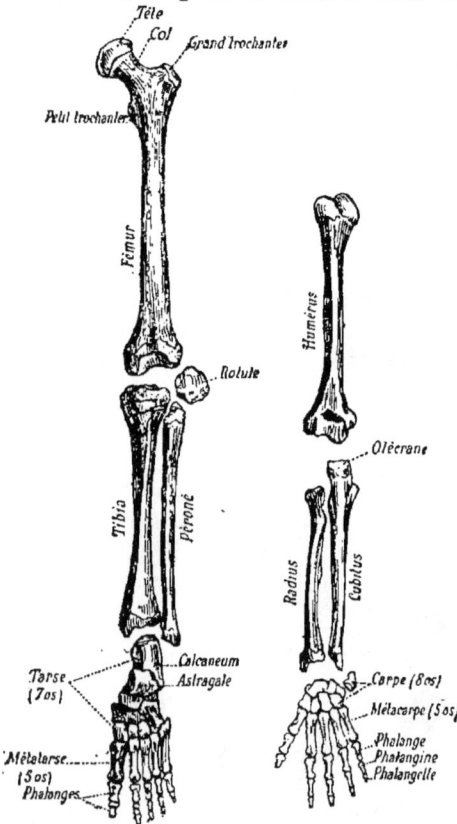

La *main* se divise en trois parties : le *poignet*, la *paume* et les *doigts*. Le *poignet* présente 8 petits os disposés sur deux rangées : c'est le *carpe*. La *paume* a son squelette formé par 5 os allongés : c'est le *métacarpe*. Enfin les *doigts*, au nombre de 5, formés de 3 petits os appelés *phalanges*, sauf le pouce qui n'en a que 2. On désigne souvent ces phalanges sous les noms de *phalange*, *phalangine* et *phalangette*, cette dernière portant l'ongle.

Le membre supérieur est rattaché au tronc par l'*épaule*, dont le squelette comprend deux os : la *clavicule* en avant et l'*omoplate* en arrière.

A. — Membre abdominal ou inférieur. B. — Membre thoracique ou supérieur. Fig. 52. — Squelette des membres.

2º Le *membre inférieur*

comprend aussi trois parties : la *cuisse*, la *jambe* et le *pied*.

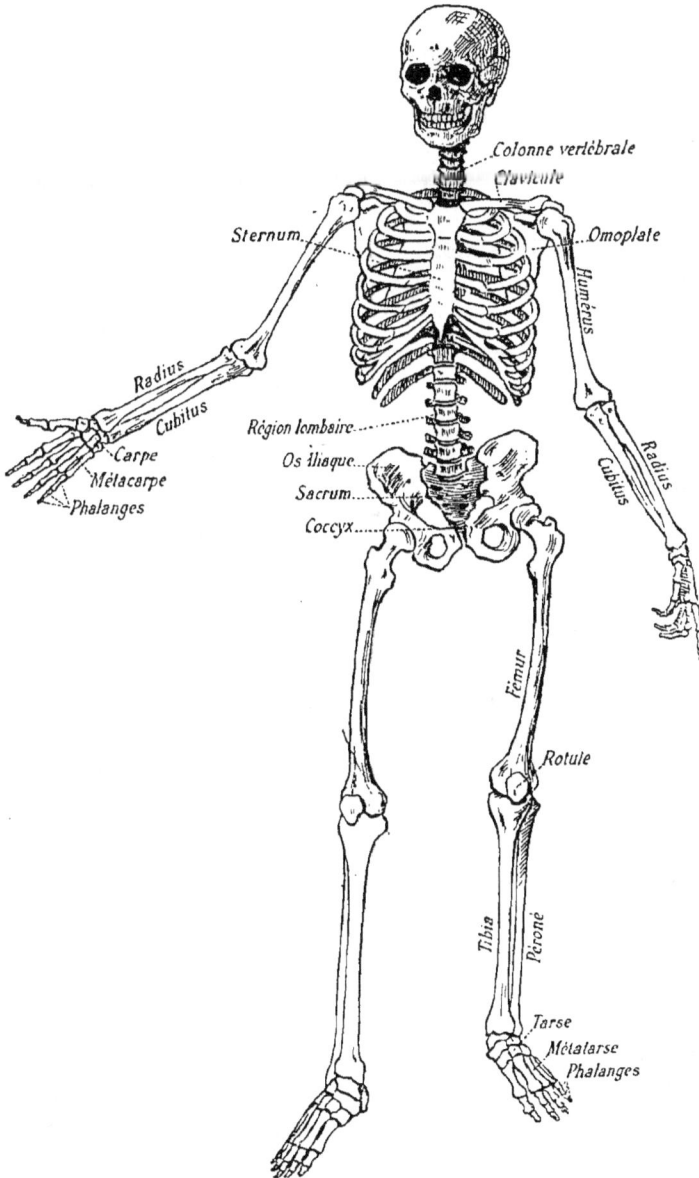

Colonne vertébrale
Clavicule
Sternum
Omoplate
Humérus
Radius
Cubitus
Carpe
Métacarpe
Phalanges
Région lombaire
Os iliaque
Sacrum
Coccyx
Radius
Cubitus
Fémur
Rotule
Tibia
Péroné
Tarse
Métatarse
Phalanges

Fig. 53. — Squelette de l'Homme.

La *cuisse* a pour squelette le *fémur*, qui est l'os le plus long du corps et qui va depuis la hanche jusqu'au genou.

La *jambe* comprend deux os : le *tibia*, en dedans, et le *péroné* en dehors.

Le tibia forme avec le fémur l'articulation du genou, et en avant de cette articulation se trouve un petit os appelé *rotule* et destiné à empêcher la jambe de se ployer en avant ; la rotule joue le même rôle que l'olécrane pour le bras.

Le *pied* se divise en trois parties : le *cou-de-pied*, la *plante*, et les *doigts* ou *orteils*. Le *cou-de-pied* a son squelette, appelé *tarse*, formé de 7 os, dont l'un, le *calcanéum*, est l'os du talon. La *plante* est soutenue par 5 os formant le *métatarse*. Enfin les *doigts* ou *orteils* sont au nombre de 5, et chaque doigt possède 3 phalanges, sauf le gros orteil qui n'en a que 2.

Les membres inférieurs sont reliés au tronc par les deux os de la hanche qu'on appelle *os iliaques*. Ces deux os s'appuient en arrière sur le sacrum et viennent s'articuler en avant, constituant ainsi ce qu'on appelle le bassin.

Les membres inférieurs et supérieurs sont construits sur le même plan, ainsi que le résume le tableau suivant :

MEMBRE SUPÉRIEUR		MEMBRE INFÉRIEUR	
Bras . . .	*Humérus.*	Cuisse. . .	*Fémur.*
Avant-bras {	*Cubitus.* *Radius.*	Jambe. . . {	*Tibia.* *Péroné.*
Coude . .	*Olécrane.*	Genou . . .	*Rotule.*
Poignet. .	*Carpe* (8 os).	Cou-de-pied	*Tarse* (7 os).
Paume . .	*Métacarpe* (5 os).	Plante. . .	*Métatarse* (5 os).
Doigts . .	*3 phalanges.*	Orteils. . .	*3 phalanges.*

Les articulations. — Le mode d'union de deux os constitue une *articulation*. Les articulations sont de deux sortes : *immobiles* et *mobiles*.

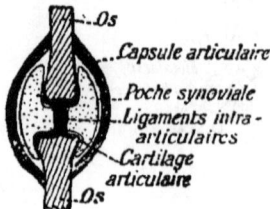
Fig. 54. — Une articulation.

1° Les articulations *immobiles* sont constituées par des os soudés entre eux : tels les os du crâne et de la face.

2° Les articulations *mobiles* permettent aux os de se mouvoir les uns sur les autres. Telles sont les articulations des membres. Dans une articulation mobile (*fig.* 54) les deux parties des os en contact s'emboîtent et sont recouvertes d'un cartilage lisse destiné à amortir les chocs. Les deux os sont rattachés par une membrane fibreuse solide appelée *capsule articulaire*, et en dedans de cette membrane se trouve une poche remplie d'un liquide huileux appelé *synovie* et destiné à faciliter le glissement des os dans leurs mouvements.

RÉSUMÉ

Le squelette est formé par un ensemble d'os au nombre d'environ 200.

L'os. — 1° *Forme.*
1. os long : fémur.
2. os plat : omoplate.
3. os court : os du carpe.

2° *Structure.......*
1. *Périoste* : membrane fibreuse.
2. *Os* proprement dit.
   1. Matière *minérale* (carbonate et phosphate de chaux).
   2. Matière *organique* : osséine.
3. *Moelle* : substance grasse.

3° *Developpement.* — Le squelette est d'abord *cartilagineux*, puis peu à peu le cartilage est remplacé par l'os.

Le squelette. — Il comprend trois régions : *tronc, tête* et *membres.*

1° *Le tronc* :
1. *Colonne vertébrale*
   vertèbre : corps, apophyses, canal rachidien.
   33 vertèbres :
   7 cervicales.
   12 dorsales.
   5 lombaires.
   5 sacrées = sacrum.
   4 coccygiennes=coccyx.
2. *Côtes* : 12 paires.
3. *Sternum* : os plat.

2° *La tête* :
1. *Crâne* (8 os): sphénoïde, ethmoïde, frontal, occipital, 2 temporaux, 2 pariétaux.
2. *Face* (14 os).

3° *Les membres* : (Membre supérieur)
Bras : *Humérus.*
Avant-bras : *Cubitus. Radius.*
Coude : *Olécrane.*
Poignet : *Carpe* (8 os).
Paume : *Métacarpe* (5 os).
Doigts : *3 phalanges.*

		Cuisse : *Fémur*.
3° *Les membres :* (*suite*)	Membre inférieur	Jambe ...... { *Tibia*. *Péroné*.
		Genou : *Rotule*.
		Cou-de-pied : *Tarse* (7 os).
		Plante : *Métatarse* (5 os).
		Orteils : *3 phalanges*.

Articulations. — Elles sont *immobiles* (os du crâne) ou *mobiles* (os des membres).

CHAPITRE VI

LES MUSCLES

Forme et structure des muscles. — Les *muscles* sont les organes actifs du mouvement. Ils forment ce qu'on appelle la *chair*. Leur couleur est d'un rouge vif ; leur structure est fibreuse, c'est-à-dire que les muscles sont formés par un grand nombre de fibres parallèles qu'on aperçoit facilement sur de la viande bouillie.

La plupart des muscles (*fig.* 55), en particulier ceux des bras et des jambes, ont la forme d'un fuseau allongé : la partie moyenne renflée est appelée *ventre*, les deux extrémités, blanches, dures et élastiques, s'appellent *tendons*. Il ne faut pas confondre, comme on le fait souvent, ces tendons avec les nerfs. Ainsi, quand on dit vulgairement qu'une viande est nerveuse, c'est tendineuse qu'il faudrait dire ; et ce qu'on appelle un *nerf de bœuf* est un simple tendon.

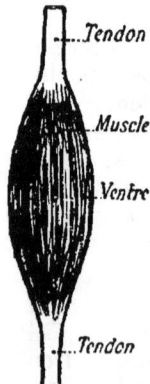

...*Tendon*

...*Muscle*

...*Ventre*

...*Tendon*

Fig. 55. — Un muscle.

Les muscles produisent le mouvement. — Les muscles ont

a propriété de se contracter, c'est-à-dire de se raccourcir sous
influence de la volonté. Comme ils s'attachent par leurs extre-
nités sur des os différents, en se raccourcissant ils rapproche-
ont forcément les deux os sur lesquels ils sont attachés.

Prenons un exemple : le *biceps* (*fig.* 56) est un muscle qui s'attache
n bas sur un os de l'avant-bras, le radius, et en haut, par deux ten-

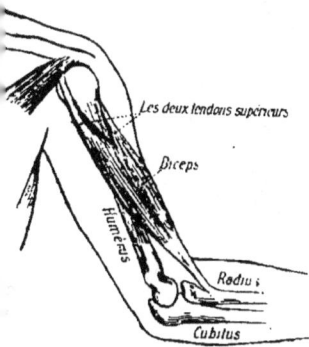

Fig. 56. — Biceps au repos.　　　Fig. 57. — Biceps contracté.

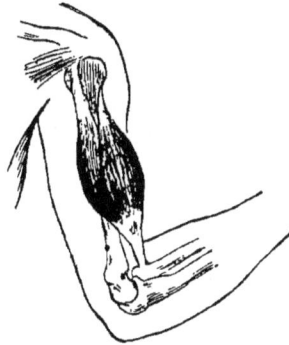

ns, sur l'épaule. En se contractant, il se renfle en son milieu, se dur-
t et se raccourcit; il fera par conséquent ployer l'avant-bras sur le
ras.

Les muscles du corps humain sont très nombreux, environ
0. Ce sont les muscles qui nous permettent d'accomplir des
ouvements comme la marche, la course, le saut, etc. Ce sont
ussi les muscles du visage qui donnent à notre physionomie
 mobilité et son expression.

Tous les muscles ne sont pas sous l'influence de la volonté ;
est ainsi que le cœur, les muscles de l'estomac, de l'intestin,
i échappent complètement.

Enfin, les muscles ne se contractent pas tout seuls. Il faut
our qu'un muscle se contracte qu'il reçoive un ordre, lequel
i est transmis par un nerf. Nous devrons donc étudier main-
enant le système nerveux.

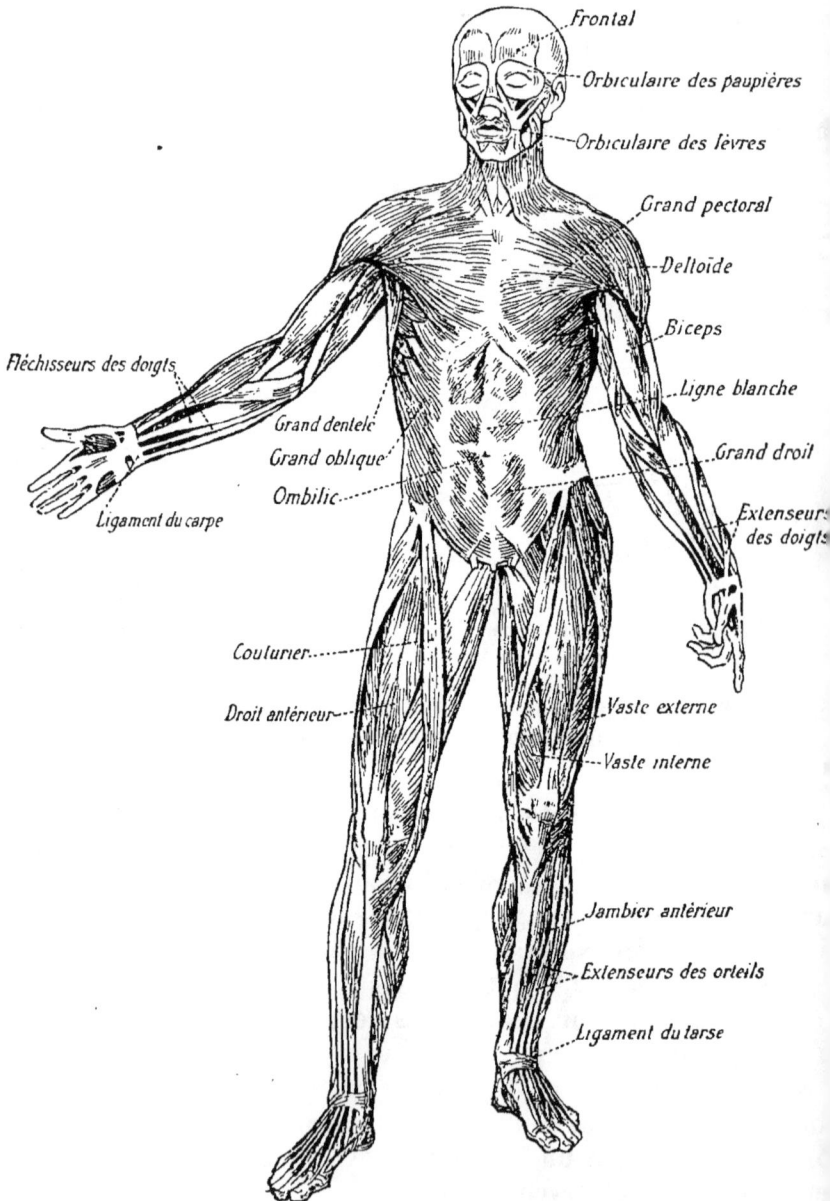

Fig. 58. — Les muscles de l'Homme (face antérieure).

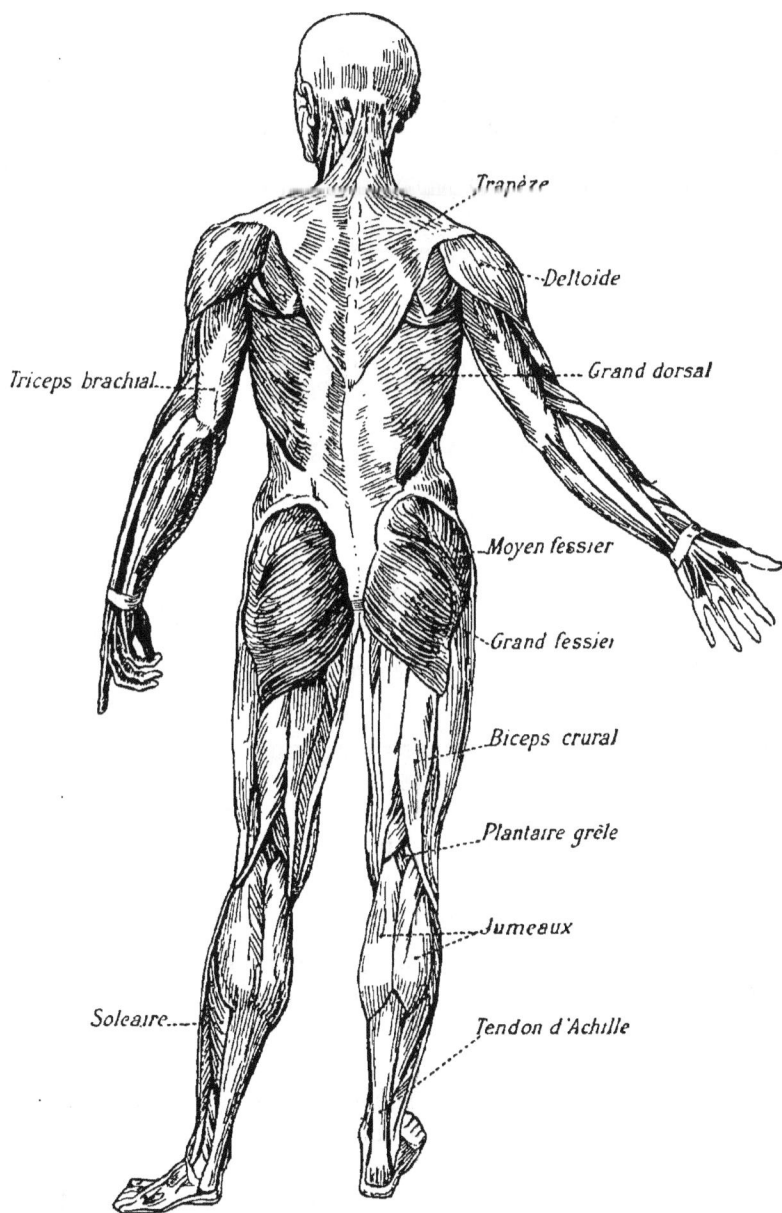

Trapèze

Deltoïde

Triceps brachial

Grand dorsal

Moyen fessier

Grand fessier

Biceps crural

Plantaire grêle

Jumeaux

Soleaire

Tendon d'Achille

Fig. 59. — Les muscles de l'Homme (face postérieure).

RÉSUMÉ

Les *muscles* sont les organes actifs du mouvement. Un muscle présente une partie renflée, charnue, ou *ventre*, et deux extrémités amincies, ou *tendons*.

Les muscles ont la propriété de se contracter sous l'influence de la volonté ; quelques-uns (cœur, estomac, intestin) cependant sont indépendants de la volonté. Mais tous se contractent par l'intermédiaire des nerfs.

CHAPITRE VII

LE SYSTÈME NERVEUX

Le *système nerveux* a pour fonction de donner à l'organisme le *mouvement* et la *sensibilité*.

Il comprend deux parties : les *centres nerveux* et les *nerfs*.

I. — Les centres nerveux.

Les centres nerveux comprennent : 1° le *cerveau* ou *encéphale ;* 2° la *moelle épinière*. Le cerveau et la moelle épinière sont enveloppés et protégés par des membranes appelées *méninges*, dont la maladie est connue sous le nom de *méningite*.

Le cerveau. — Le cerveau remplit la cavité du crâne ; il est formé de trois parties essentielles : les *hémisphères cérébraux*, le *cervelet* et le *bulbe rachidien*.

1° Les *hémisphères cérébraux* sont au nombre de deux ; ils constituent la partie la plus volumineuse du cerveau et pèsent en moyenne 1.300 grammes ; enfin, ils présentent à leur surface de nombreux replis appelés *circonvolutions cérébrales* (*fig*. 60).

Les hémisphères cérébraux sont le siège de la *volonté*, de l'*intelligence* et de toutes les *facultés intellectuelles*.

On l'a démontré en enlevant à un animal, à une Poule ou à un Pigeon, les hémisphères cérébraux. L'Oiseau ainsi mutilé peut vivre pendant quelques semaines, mais il est plongé dans une sorte de torpeur. Un Pigeon opéré, par exemple, ne s'envole pas si on l'approche ; cependant si on le jette en l'air, il vole ; mais il ne saura pas éviter les obstacles : il volera contre un mur jusqu'au moment où il tombera épuisé ; il se laissera mourir de faim devant des grains de blé; pour le nourrir, il faut lui enfoncer profondément les aliments dans la bouche. Cet Oiseau est donc devenu une véritable machine, ne sachant plus comprendre ce qui se passe, ce qu'il voit autour de lui ; il a donc perdu la volonté et l'intelligence.

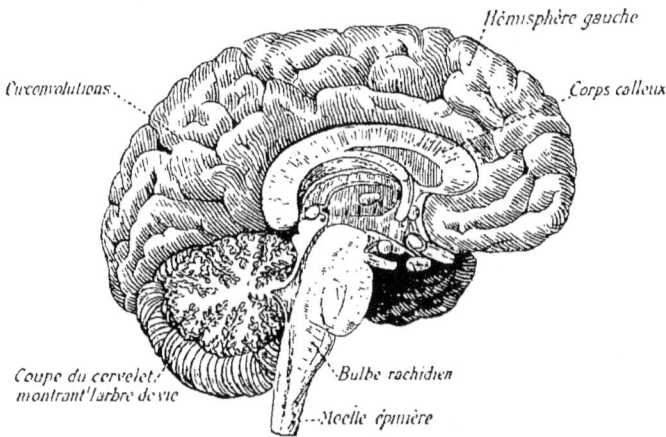

Fig. 60. — Coupe verticale de l'encéphale.

2º Le *cervelet* (*fig.* 60), situé au-dessous des hémisphères cérébraux, est formé de deux parties latérales appelées *lobes* unies par une partie médiane, le *vermis*. Il présente aussi de nombreux replis, et à son intérieur se trouve une matière nerveuse blanche qui dessine ce qu'on appelle l'*arbre de vie*.

Le cervelet a pour fonction de *régler les mouvements* du corps, en particulier la marche chez l'Homme, le vol chez les Oiseaux. Aussi en enlevant le cervelet à un Pigeon, celui-ci continue à se mouvoir mais d'une façon désordonnée, avec des allures qui rappellent assez celles d'une personne ivre.

3º Le *bulbe rachidien* ou *moelle allongée* (*fig.* 60) est situé au-dessous du cervelet et se rattache à la moelle épinière. Si l'on vient à blesser cet organe vers sa partie inférieure, on arrête les mouvements du cœur et de la respiration, et la mort survient. C'est pourquoi cette région du bulbe rachidien a été appelée *nœud vital*. C'est, en effet, dans cette région que prennent naissance les nerfs qui se rendent aux organes de la circulation et de la respiration. La fonction du bulbe est donc de régler les mouvements de la circulation et de la respiration.

La moelle épinière. — La *moelle épinière* (*fig.* 61) est un long cordon nerveux situé dans le canal rachidien et qui fait suite au bulbe rachidien. Elle présente deux renflements, l'un au niveau des bras, l'autre au niveau des jambes, car c'est en ces deux endroits que prennent naissance les nerfs qui se rendent aux bras et aux jambes. Au niveau de chaque vertebre, il naît une paire de nerfs, l'un à droite, l'autre à gauche de la moelle épinière.

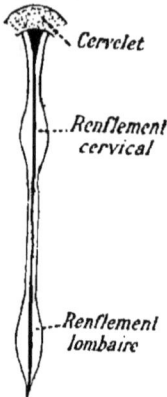

La moelle a pour fonctions : 1° de transmettre au cerveau les impressions reçues par les nerfs; 2° de transmettre aux muscles les ordres venus du cerveau; 3° d'être le siège de mouvements *involontaires*, comme le cerveau était le siège de mouvements *volontaires*.

Cervelet

...Renflement cervical

...Renflement lombaire

Fig. 61. — La moelle épinière.

II. — Les nerfs.

Les nerfs crâniens et les nerfs rachidiens. — Les *nerfs* sont de longs cordons fibreux, blanchâtres, qui partent du cerveau ou de la moelle épinière et qui vont se terminer dans toutes les régions du corps, dans tous les organes. Ce sont comme des fils télégraphiques qui relieraient toutes les régions organiques à un bureau central, constitue par le cerveau et la moelle épinière, qui, seuls, ont la direction de l'organisme. Le cerveau et la moelle sont comme une administration centrale où viennent aboutir toutes les informations recueillies par les nerfs, et d'où partent tous les ordres transmis egalement par les nerfs.

Les nerfs qui partent du cerveau sont appelés *nerfs crâniens*: ils sont au nombre de 12 paires. Ceux qui partent de la moelle, au nombre de 31 paires, sont les *nerfs rachidiens*.

Au point de vue de leurs fonctions, on peut classer les nerfs en trois catégories : 1° les *nerfs sensitifs*, qui donnent de la sensibilité aux organes. Tel est le *nerf optique*, qui transmet au cerveau l'impression reçue par l'œil ; de sorte que si l'on coupe le nerf optique d'un animal, la lumière agira sur l'œil, mais l'animal ne verra plus cette lumière ; 2° les *nerfs moteurs*, qui transmettent le mouvement aux organes. Tel est le nerf *grand hypoglosse*, qui va se distribuer à la langue ; si on le coupe sur

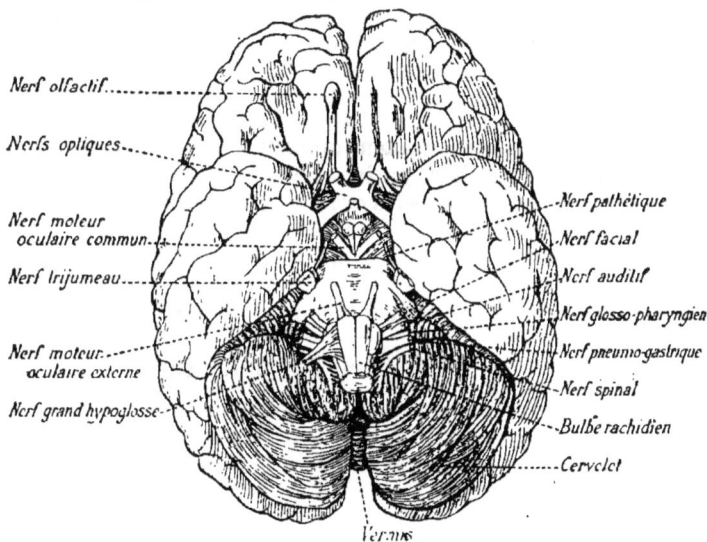

Fig. 62. — Face inférieure du cerveau.

un animal, la langue ne peut plus se mouvoir ; 3° enfin les *nerfs mixtes*, qui transmettent à la fois la sensibilité et le mouvement : tels sont les nerfs rachidiens. Si, en effet, on coupe le nerf rachidien qui se rend dans un membre, on supprime dans ce membre le mouvement et la sensibilité. Ces diverses expériences justifient la comparaison faite plus haut entre les nerfs et les fils télégraphiques. Les nerfs sont donc bien des organes de transmission.

RÉSUMÉ

Le *système nerveux* a pour fonction de donner à l'organisme le *mouvement* et la *sensibilité*. Il comprend les *centres nerveux* et les *nerfs*

Lescentres nerveux. — Ils comprennent le *cerveau* et la *moelle épinière*, qui sont protégés par les *méninges*.

1° Le *cerveau* :	1° *Hémisphères cérébraux :*	circonvolutions cérébrales. siège de l'*intelligence* et de la *volonté*.
	2° *Cervelet :*	2 *lobes* sur les côtés réunis par le *vermis*. règle les mouvements.
	3° *Bulbe rachidien :*	*nœud vital :* arrêt du cœur et des mouvements respiratoires.
2° La *moelle épinière* :		Long cordon nerveux situé dans le canal rachidien. Relie les nerfs au cerveau.

Les nerfs. — Ce sont des cordons fibreux se rendant à tous les organes.

12 paires de *nerfs crâniens* partent du cerveau.

31 paires de *nerfs rachidiens* partent de la moelle.

Les nerfs servent à relier tous les organes aux centres nerveux. A ce point de vue il y a trois sortes de nerfs :

1° Les *nerfs sensitifs,* qui transmettent la sensibilité. **Ex.** : le *nerf optique* ;

2° Les *nerfs moteurs,* qui transmettent le mouvement. **Ex.** : le *nerf grand hypoglosse* ;

3° Les *nerfs mixtes,* qui transmettent le mouvement et la sensibilité. **Ex.** : les *nerfs rachidiens.*

CHAPITRE VIII

LES ORGANES DES SENS

Les *organes des sens* sont destinés à nous faire connaître tout ce qui nous environne. L'organe des sens, l'œil par exemple, reçoit l'*impression lumineuse*; puis cette impression est transmise par le nerf optique jusqu'au cerveau ; et c'est dans le cerveau que se produit la *sensation lumineuse*. Ainsi l'œil reçoit la lumière, et c'est le cerveau qui nous donne la sensation lumineuse.

L'Homme et la plupart des animaux possèdent cinq sens : le *toucher*, le *goût*, l'*odorat*, l'*ouïe* et la *vue*.

I. — Le toucher.

Le sens du *toucher* nous permet d'apprécier la forme des corps, leur dureté, leur poli, leur température et leur mouvement. Ce sens s'exerce par la *peau* ; nous allons donc étudier la structure de la peau.

La peau. — La peau est formée de deux parties : l'*épiderme* et le *derme*.

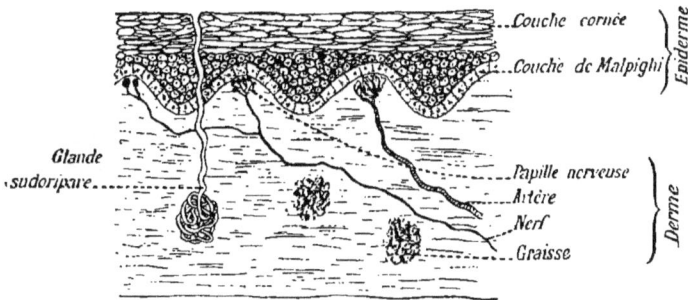

Fig. 63. — Coupe de la peau.

1° L'*épiderme* (*fig.* 63) est insensible ; il forme à la surface du corps une couche protectrice. Sa partie externe, qui est dure, *cornée*, se dessèche et tombe par plaques ; tandis que la partie profonde est plus vivante et contient des *pigments* qui donnent la coloration à la peau. La couleur caractéristique du nègre est due à ces pigments.

L'épiderme peut produire les poils ; et sa partie cornée peut donner les ongles, les griffes et les sabots de certains animaux.

2° Le *derme* est plus épais que l'épiderme ; il contient des vaisseaux, des nerfs et des amas de graisse qui peuvent former une couche épaisse chez les personnes obèses. On trouve dans l'épaisseur du derme trois sortes d'organes : des *glandes de la sueur*, des *poils* et des petits corps où viennent se terminer les nerfs, ce sont les *corpuscules du toucher*. Nous avons étudié (page 29) les glandes de la sueur, il nous reste à décrire les *poils* et les *corpuscules du toucher*.

Les *poils* (*fig.* 64) proviennent de l'épiderme et sont enfoncés profondément dans une cavité appelée *follicule* ; ils comprennent une partie libre ou *tige* et une partie logée dans le follicule, la *racine*. La racine se renfle à la base pour donner le *bulbe*. A la base du poil se trouve un prolongement du derme appelé *papille*; dans cette papille arrivent les vaisseaux qui amènent le sang, et les nerfs qui donnent la sensibilité. Dans certains cas, les poils ont une grande sensibilité et peuvent servir à l'animal pour se guider (moustaches du Chat, et poils de la membrane des Chauves-souris). Enfin à la base du poil

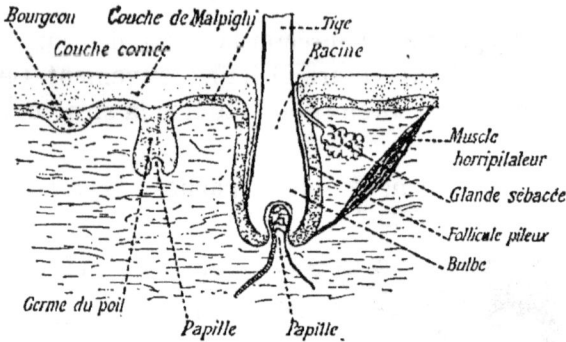

Fig. 64. — **Poil et son développement.**

se trouve un muscle, le *muscle horripilateur*, qui vient s'attacher à la peau; en se contractant, sous l'influence du froid par exemple, ce muscle soulève le poil qui entraîne la peau : c'est ce qui produit la *chair de poule*.

Les *corpuscules du toucher* sont les terminaisons des nerfs qui donnent la sensibilité à la peau ; ils sont situés dans des saillies du derme appelées *papilles*.

Rôle du toucher. Le sens du toucher nous donne des renseignements divers :

1° Sur la *forme des objets* ; l'extrémité des doigts est particulièrement sensible ;

2° Sur le *poids* des objets ;

3° Enfin sur la *température* des objets. La peau des joues et le dos de la main sont très sensibles à la chaleur : aussi le médecin, pour apprécier la chaleur du corps, se sert du dos de la main ; la repasseuse, pour savoir si son fer n'est pas trop chaud, approche ce fer de la joue.

II. — Le goût.

Le *goût* nous renseigne sur la *saveur* des substances ; il a pour organe la *langue*.

La langue. — La *langue*, située dans la bouche, est un organe charnu formé d'un grand nombre de muscles qui lui donnent une grande mobilité. Elle est recouverte d'une membrane appelée *muqueuse*, dans laquelle viennent se ramifier des nerfs. En arrière (*fig. 65*), la langue présente des petites saillies appelées *papilles caliciformes*. Ces papilles qui forment une sorte de V, le V *lingual*, sont surtout sensibles aux saveurs.

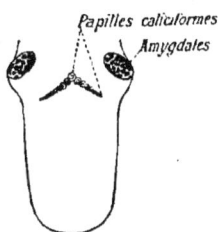

Fig. 65. — **Face supérieure de la langue montrant le V lingual.**

Pour que la saveur d'une substance soit appréciée, il faut que cette substance soit dissoute. Il existe une certaine relation entre le goût et l'odorat; par exemple, ce qu'on appelle le *bouquet* de certains vins est une sensation de l'odorat; de même la saveur de certains aliments. Aussi pendant le rhume de cerveau, l'odorat est aboli, et les aliments semblent n'avoir aucun goût : c'est que leur odeur n'est plus perçue.

III. — L'odorat.

L'*odorat*, qui nous renseigne sur les odeurs, a son siège dans les *fosses nasales*.

Les fosses nasales. — Les *fosses nasales* (*fig.* 66 et 67) sont deux cavités s'ouvrant par les narines en avant, et dans l'arrière-bouche en arrière. Les parois de ces fosses nasales présentent trois replis, les *cornets supérieur, moyen* et *inférieur*; ces replis sont tapissés par une membrane mince ap-

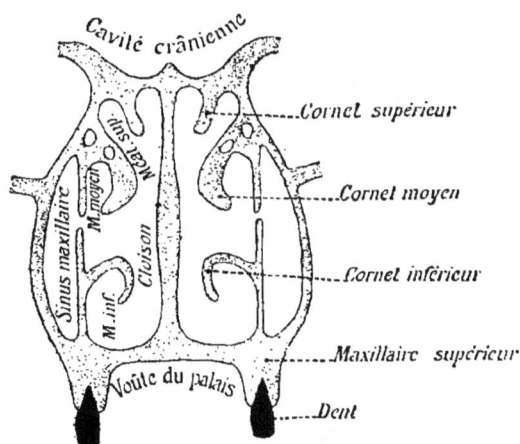

Fig. 66. — **Coupe transversale des fosses nasales.**

pelée *pituitaire* et dans laquelle se ramifie le *nerf olfactif*, qui vient du cerveau.

Les particules infiniment petites qui se détachent des matières odorantes sont amenées par l'air que nous respirons et viennent

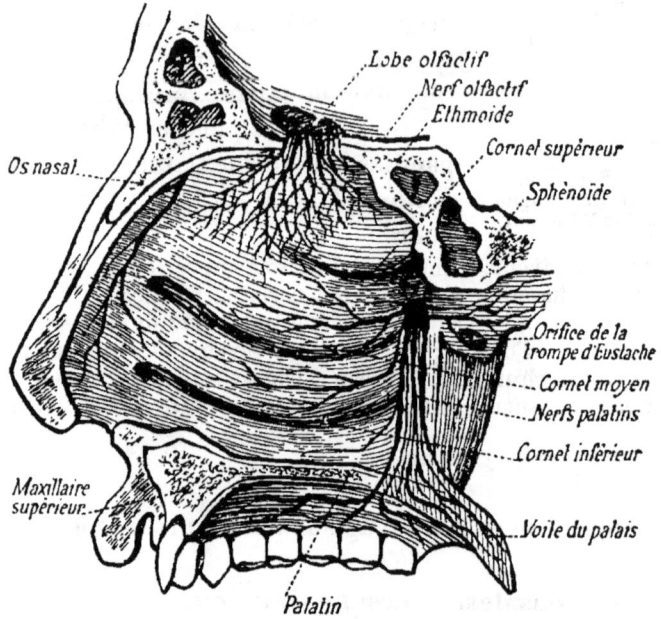

Fig. 67. — Intérieur des fosses nasales.

impressionner les terminaisons du nerf olfactif dans la pituitaire.

Ce sens est d'une grande finesse chez certains sauvages, et surtout chez certains animaux comme le Chien de chasse, qui peut suivre la piste d'un gibier longtemps après le passage de celui-ci.

IV. — L'ouïe.

L'*ouïe* est le sens qui nous permet d'apprécier les *sons* et leurs diverses qualités.

Le son est produit par des mouvements rapides des corps : ces mouvements, appelés *vibrations*, sont faciles à observer. Il suffit par exemple de placer quelques grains de sable dans une cloche en verre assez mince, puis de frapper les parois de la cloche : on voit alors les grains de sable animés d'une sorte de tremblotement en même temps que le verre émet un certain son.

Les *vibrations* ou mouvements des corps sont transmises par 'air jusqu'à l'organe de l'ouïe, qui est l'*oreille*.

L'oreille. — L'*oreille* est composée de trois parties : l'*oreille externe*, seule visible à l'extérieur, l'*oreille moyenne* et l'*oreille interne*, qui sont logées à l'intérieur de l'os temporal.

1° *Oreille externe.* — Elle comprend deux parties : le *pavillon* et le *conduit auditif externe.*

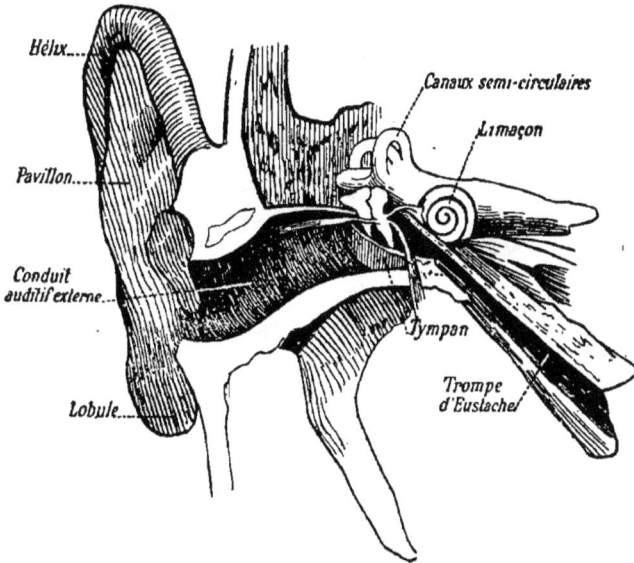

Fig. 68. — Ensemble de l'oreille.

Le *pavillon* (*fig.* 68) est cartilagineux et présente de nombreux replis.

Il recueille les vibrations à la façon d'un cornet acoustique pour les diriger vers le conduit auditif externe.

Le *conduit auditif externe* est fermé à son extrémité par une membrane mince, tendue, appelée *membrane du tympan.*

Les parois de ce conduit sécrètent une matière grasse appelée *cérumen.* Ce dernier et les poils disposés à l'entrée du conduit auditif ont pour but d'arrêter les poussières ou les Insectes qui pourraient pénétrer dans ce conduit et troubler l'audition.

2° *Oreille moyenne.* — L'*oreille moyenne* (*fig.* 69) ou *caisse du tympan* est une petite cavité creusée dans l'os temporal.

Elle est séparée de l'oreille externe par la membrane du tympan; et elle communique avec l'oreille interne par deux fenêtres sur lesquelles sont tendues des membranes : la *fenêtre ovale* et la *fenêtre ronde*. Enfin, elle communique avec l'arrière-bouche par un conduit appelé *trompe d'Eustache*, dont le rôle est de renouveler l'air à l'intérieur de l'oreille moyenne.

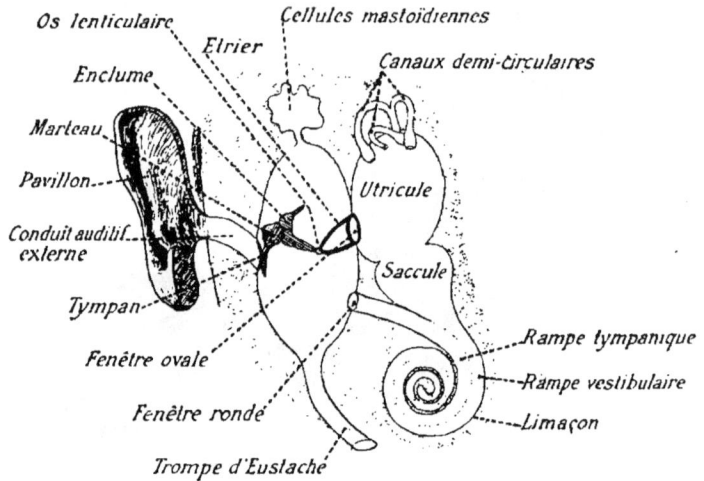

Fig. 69. — Figure simplifiée de l'oreille.

Entre le tympan et la fenêtre ovale se trouvent quatre petits os formant la *chaîne des osselets* (*fig.* 69). Ces os articulés les uns avec les autres sont : le *marteau*, dont le manche s'appuie sur le tympan, l'*enclume*, l'*os lenticulaire* et l'*étrier*, qui vient reposer sur la fenêtre ovale.

L'oreille moyenne sert à transmettre les sons, c'est-à-dire les vibrations reçues par l'oreille externe, à l'oreille interne. En effet, le tympan vibre à la façon d'une peau de tambour, et ces vibrations sont transmises par l'intermédiaire de la chaîne des osselets jusqu'à la fenêtre ovale et par suite à l'oreille interne.

3° *Oreille interne*. — L'*oreille interne* est logée dans une cavité de l'os temporal. A cause de sa complication, on lui a donné le nom de *labyrinthe*. Elle contient un liquide appelé *endolymphe* et elle est séparée de l'os par un autre liquide, la *périlymphe*. Ces liquides facilitent la transmission des vibrations.

L'oreille interne comprend trois parties : le *vestibule*, les *canaux semi-circulaires* et le *limaçon*.

Le *vestibule* communique avec l'oreille moyenne par la fenêtre ovale, en haut avec les canaux semi-circulaires et en bas avec le limaçon. Il comprend deux parties : l'*utricule* et le *saccule*.

Les *canaux semi-circulaires* sont au nombre de trois et ont chacun la forme de demi-cercles ; deux sont verticaux et un horizontal.

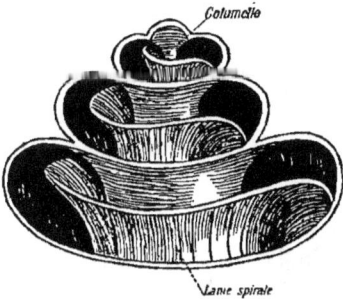

Fig. 70. — Le limaçon ouvert.

Le *limaçon* (*fig. 70*) est un tube enroulé en spirale à la façon d'une coquille d'Escargot ; il est divisé en deux par une cloison, et ces deux parties ou *rampes* aboutissent l'une au vestibule, l'autre à la fenêtre ronde. Dans cette cloison se trouvent des petites cordes tendues comme les cordes d'un piano ; ces cordes sont en relation avec des ramifications du *nerf auditif*.

Les mouvements transmis par l'oreille moyenne arrivent à l'oreille interne dont les terminaisons nerveuses vont être impressionnées ; et c'est le nerf auditif qui transmettra ensuite ces impressions au cerveau.

V. — La vue.

La *vue* est le sens qui nous fait percevoir la lumière ; son organe est l'œil.

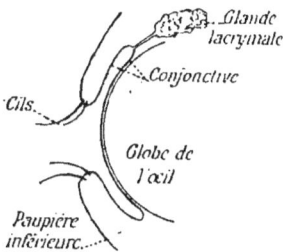

Fig. 71. — Les paupières.

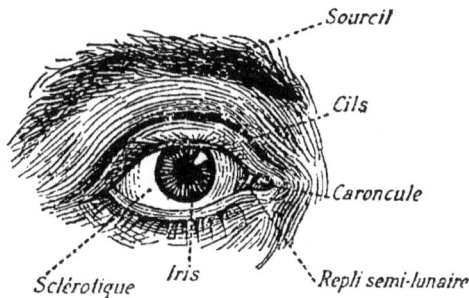

Fig. 72. — Œil droit.

L'ensemble de l'œil comprend deux parties : 1° les *parties accessoires*, destinées à protéger l'œil et à ne laisser passer que la lumière ; 2° le *globe de l'œil*, qui est la partie essentielle, sensible à la lumière.

Parties accessoires de l'œil. — L'œil est logé dans une cavité du crâne appelée *orbite*. En avant, l'œil est protégé par les deux *paupières* (*fig.* 71), qui sont des replis de la peau et qui portent sur leurs bords des petits poils appelés *cils*. Les cils empêchent les poussières d'arriver à l'œil. Au-dessus de l'orbite se trouvent les *sourcils* (*fig.* 72), destinés à arrêter la sueur qui s'écoule du front.

Dans l'angle supérieur et externe de l'orbite se trouve une petite glande, la *glande lacrymale* (*fig.* 71 et 73), qui produit les larmes.

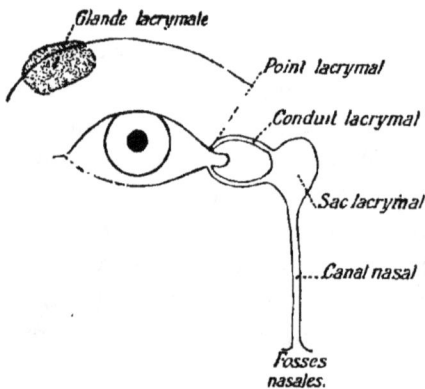

Fig. 73. — Appareil lacrymal.

Les larmes se répandent autour de l'œil afin d'éviter son dessèchement. Si elles se forment en trop grande quantité, elles viennent dans le coin interne de l'œil s'écouler par deux conduits qui les amènent dans les fosses nasales. Cette disposition explique le fait bien connu, à savoir qu'on éprouve le besoin de se moucher lorsqu'on pleure : c'est que les larmes arrivent en grande quantité dans le nez.

Les mouvements de l'œil se font à l'aide de *six muscles* (*fig.* 74) qui viennent s'attacher par une extrémité sur le globe de l'œil et par l'autre extrémité dans le fond de l'orbite. Quatre de ces muscles sont *droits* et dirigent l'œil en haut, en bas, à gauche et à droite ; deux autres sont *obliques* et font tourner l'œil sur lui-même. Ce sont ces mouvements des yeux qui contribuent à donner de l'expression à notre physionomie.

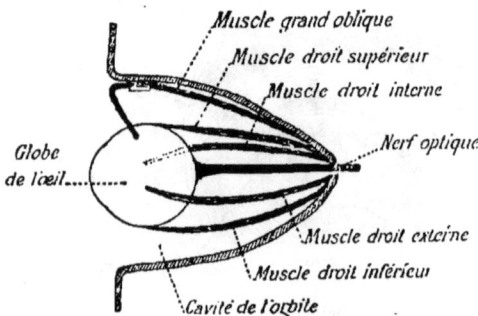

Fig. 74. — Les muscles de l'œil.

Le globe de l'œil. — Le *globe de l'œil* (*fig.* 75) est à peu près sphérique ; il est constitué par trois enveloppes superposées, qui sont, de dehors en dedans : la *sclérotique*, la *choroïde* et la *rétine*.

1° La *sclérotique* est extérieure ; c'est une membrane fibreuse et résistante qui protège l'œil ; en avant elle est transparente et sa courbure est plus accentuée : c'est la *cornée transparente*. La sclérotique forme ce qu'on désigne vulgairement sous le nom de *blanc de l'œil*.

2° La *choroïde* est une membrane mince située en dedans de

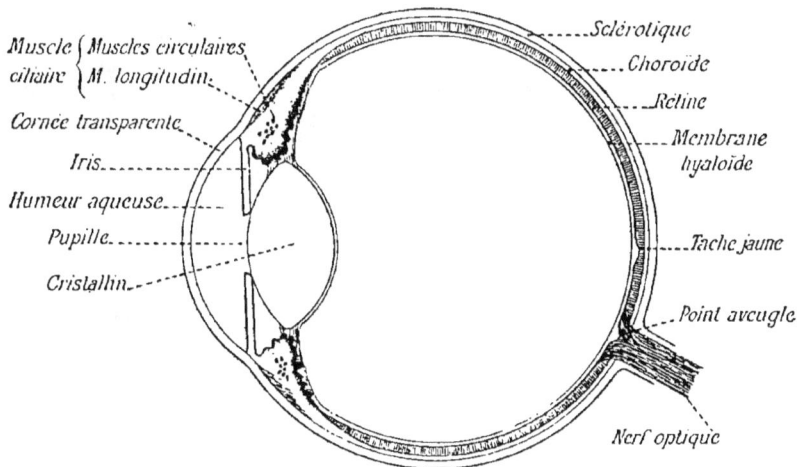

Fig. 75. — Coupe de l'œil.

la sclérotique ; elle est colorée en noir et parcourue par de nombreux vaisseaux sanguins. A l'endroit où la choroïde vient se souder à la sclérotique se trouve une cloison verticale appelée *iris*, percée d'un orifice central, la *pupille*. Cette pupille qui paraît noire, parce que la cavité de l'œil n'est pas éclairée, se rétrécit à la lumière et s'agrandit à l'ombre.

3° La *rétine*, située en dedans de la choroïde, est la membrane sensible de l'œil ; c'est dans cette mince membrane que vient se ramifier et se terminer le *nerf optique*, qui vient du cerveau.

En arrière de l'iris se trouve une lentille transparente, biconvexe, qui a pour rôle de produire des images sur la rétine : c'est le *cristallin*.

L'iris partage l'intérieur de l'œil en deux chambres : une chambre antérieure, entre la cornée et l'iris, et qui est remplie par un liquide semblable à l'eau, l'*humeur aqueuse* ; une chambre postérieure, en arrière du cristallin, et remplie par une matière gélatineuse, transparente, l'*humeur vitrée*.

La vision. — Les objets, pour être vus, doivent venir se peindre sur la rétine, qui est la membrane sensible. Les images des objets se font sur la rétine comme elles se font sur la plaque sensible d'un appareil photographique. C'est cette impression lumineuse qui est transmise ensuite au cerveau par le nerf optique.

Si au contraire les images des objets viennent se faire en avant ou en arrière de la rétine, ceux-ci ne sont plus vus nettement : c'est comme un appareil photographique qui *ne serait pas au point*. C'est le cas des *myopes* et des *hypermétropes*.

L'œil ne nous renseigne pas toujours exactement; il peut nous donner des illusions. Voici un exemple : on trace deux carrés égaux, l'un blanc

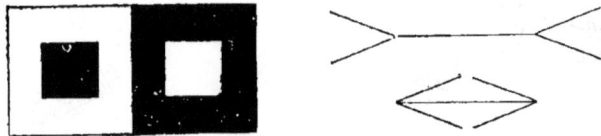

Fig. 76. — Illusions d'optique.

sur fond noir, l'autre noir sur fond blanc (*fig.* 76); on constate alors que c'est le carré blanc qui semble le plus grand.

Autre exemple : deux lignes rigoureusement égales prolongées par des parallèles dirigées en sens inverse semblent inégales.

Une autre imperfection de l'œil, est celle qui empêche de distinguer certaines couleurs, par exemple le rouge et le vert : c'est ce qu'on appelle le *daltonisme*.

Enfin la *cécité* ou disparition de la vue peut survenir pour plusieurs raisons : soit parce que la rétine et le nerf optique sont attaqués ; soit parce que le cristallin devient opaque et ne laisse plus passer la lumière, c'est la *cataracte*. Dans le premier cas l'aveugle est incurable, dans le second la vue peut lui être rendue en enlevant le cristallin.

RÉSUMÉ

Les *organes des sens* sont destinés à nous faire connaître ce qui nous environne. Les sens sont au nombre de cinq: le *toucher*, le *goût*, l'*odorat*, l'*ouïe* et la *vue*.

Le toucher et la peau. — La *peau*, organe du toucher, comprend deux parties : l'*épiderme* et le *derme*.

L'*épiderme* produit les poils et les ongles ; le *derme* contient les terminaisons nerveuses (*papilles*) qui donnent la sensibilité.

La peau nous renseigne sur la *forme* des objets, le *poids* et la *température*.

Le goût et la langue. — La *langue* est l'organe du goût. Elle est formée de muscles et présente des papilles sensibles aux saveurs.

L'odorat et les fosses nasales. — Les *fosses nasales* présentent des replis (*cornets*) tapissés par une membrane, la *pituitaire*, qui est sensible aux odeurs.

L'ouïe et l'oreille. — L'*oreille* est l'organe qui perçoit le *son* ; le son est dû à des vibrations des corps. Elle est formée de trois parties :

1º *Oreille externe*, comprenant le *pavillon* et le *conduit auditif externe*. Elle recueille les vibrations pour les diriger vers le *tympan*.

2º *Oreille moyenne* ou *caisse du tympan*, creusée dans l'os temporal. La *chaîne des osselets* (marteau, enclume, os lenticulaire, étrier) relie le tympan à l'oreille interne par la *fenêtre ovale*.

Communique avec l'arrière-bouche par la *trompe d'Eustache*.

3º *Oreille interne* ou *labyrinthe*, formée de trois parties : *vestibule, canaux semi-circulaires* et *limaçon*. C'est elle qui est sensible aux impressions sonores.

La vue et l'œil. — La *vue* est le sens qui nous fait percevoir la lumière. L'*œil*, organe de la vue, comprend deux parties :

1º *Parties accessoires.* { protectrices : orbite, paupières et cils, sourcils.
sécrétrices : glande lacrymale (larmes).
motrices : 6 muscles.

2º *Globe de l'œil.* { 3 *membranes.* { 1. *Sclérotique* et *cornée transparente.*
2. *Choroïde.* En avant *iris* et *pupille.*
3. *Rétine* : sensible à la lumière.
Cristallin, humeur aqueuse et *humeur vitrée.*

L'œil fonctionne comme un appareil photographique ; les objets, pour être vus, doivent se photographier sur la rétine, car c'est elle qui contient les terminaisons du *nerf optique*, lequel transmettra les impressions lumineuses au cerveau.

DEUXIÈME PARTIE

LES ANIMAUX

CHAPITRE PREMIER

CLASSIFICATION ET GRANDES DIVISIONS DU RÈGNE ANIMAL

La zoologie comprend non seulement l'étude de la forme et de la structure des animaux, mais encore l'étude de leurs mœurs, de leur distinction en animaux utiles et nuisibles, de leur répartition à la surface de la terre, etc.

Les animaux qui existent à la surface du globe sont en nombre si considérable, qu'il est nécessaire pour faciliter leur étude de les *classer*, c'est-à-dire de les ranger, de les grouper, suivant leurs ressemblances. On fait ainsi ce qu'on appelle une *classification*.

Classification. — Le règne animal comprendra donc un certain nombre de groupes d'animaux, que l'on pourra réunir à leur tour pour former des groupes de plus en plus importants. Voici, en commençant par les plus simples, les différents groupes qu'on est convenu d'établir.

Espèce. — On a mis dans un même groupe appelé *espèce*, tous les animaux qui se ressemblent entre eux autant qu'ils ressemblent à leurs parents. Ainsi tous les Chiens domestiques, depuis le petit Chien d'appartement et le massif Bouledogue jusqu'au Lévrier, aux formes élancées, et au robuste Terre-Neuve, tous forment une même espèce. Si variés en effet que soient ces Chiens, ils ont suffisamment de points de ressemblance pour que personne n'hésite à distinguer un Chien d'un autre animal, d'un Chat par exemple.

On peut subdiviser l'espèce en *races* en se basant sur les différences qui existent entre les individus d'une même espèce. C'est ainsi que les Chiens comprennent plusieurs races : Epagneuls, Caniches, Dogues, Bassets, Lévriers, etc.

Genre.— Les espèces qui se ressemblent beaucoup entre elles sont réunies en un groupe plus vaste : le *genre*.

Exemple : L'espèce *Chien domestique*, l'espèce *Loup*, l'espèce *Renard*, sont bien distinctes ; mais elles ont cependant assez de ressemblance pour être rangées dans le même genre.

Pour désigner un animal, on a coutume de lui donner le nom du *genre* et le nom de l'*espèce* auxquels il appartient. Le nom de genre sera employé comme notre nom de famille, et le nom de l'espèce comme notre prénom. On est convenu d'emprunter ces noms au latin, car le latin a l'avantage d'être compris dans tous les pays, ce qui évite des confusions.

Exemples : le Chien domestique, le Loup, le Renard sont des espèces différentes du même genre, le genre Chien ou *Canis* ; on les distinguera sous les noms de *Canis familiaris*, *Canis lupus*, *Canis vulpes*. De même le Chat, la Panthère, le Tigre, le Lion qui forment un seul genre, le genre *Felis*, s'appellent respectivement : *Felis catus*, *Felis pardus*, *Felis tigris*, *Felis leo*.

Autres groupes : *famille, ordre, classe, embranchement.* — On a groupé ensuite les genres les plus semblables entre eux en *familles* ou *tribus* ; puis les familles voisines ont été groupées en *ordres*, les ordres en *classes*, et les classes en *embranchements* ; enfin les embranchements sont les groupes les plus importants dont l'ensemble constitue le *règne animal*.

Un animal est donc parfaitement défini quand on connaît ses noms d'espèce, de genre, de famille, d'ordre, de classe et d'embranchement. Ainsi le Chien domestique *Canis* (genre) *familiaris* (espèce) appartient à la famille des Canidés, ordre des Carnivores, classe des Mammifères et embranchement des Vertébrés.

On peut avoir une idée nette de l'importance de plus en plus grande de ces groupes en comparant cette classification avec les groupements faits dans notre armée, où les *soldats* sont réunis en *compagnies*, les compagnies en *bataillons*, les bataillons en *régiments*, les régiments en *brigades*, les brigades en *divisions*, les divisions en *corps d'armée*.

Les principaux embranchements. — Le règne animal comprend huit principaux embranchements :

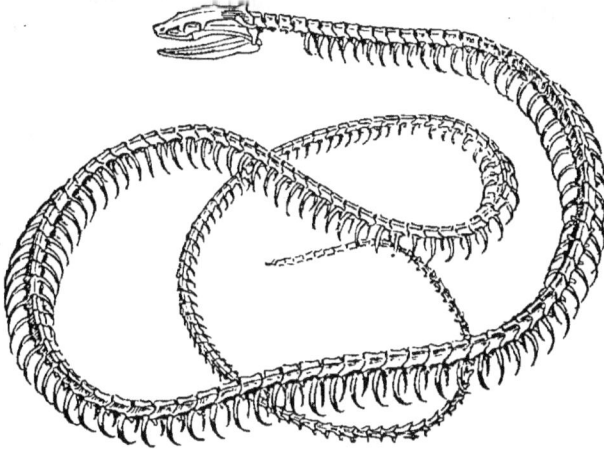

Fig. 77. — Un Vertébré : Serpent (squelette).

1° Les VERTÉBRÉS (*fig.* 77), qui ont un squelette interne osseux dont l'axe est la colonne vertébrale, constituée par une série de pièces appelées *vertèbres*. Exemples : Homme, Serpent ;

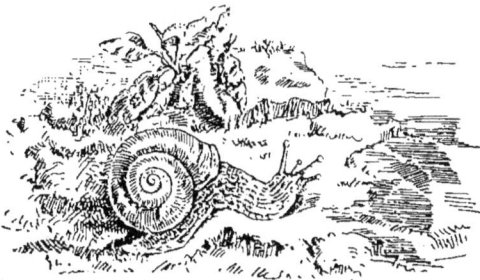

Fig. 78. — Un Mollusque : Escargot.

2° Les MOLLUSQUES (*fig.* 78), qui ont le corps mou généralement protégé par une coquille calcaire. Exemples : Escargot, Huitre, Pieuvre ;

3° Les VERS (*fig.* 79), qui ont le corps mou et formé de plusieurs segments ou anneaux placés bout à bout ; ils sont dépourvus de pattes. Exemples : Sangsue, Ver de terre ;

4° Les ARTICULÉS ou ARTHROPODES (*fig.* 80), dont le corps est formé d'anneaux placés bout à bout, comme les Vers ; mais ils ont des pattes articulées, c'est-à-dire formées de parties qui peuvent se mouvoir les unes sur les autres. Le corps est généralement protégé par une enveloppe externe plus ou moins résistante. Exemples : Hanneton, Araignée, Scolopendre ou Mille-pattes, Écrevisse ;

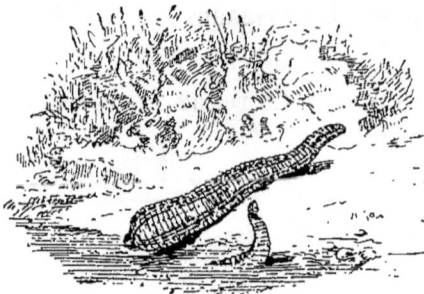

Fig. 79. — Un Ver : Sangsue.

5° Les ÉCHINODERMES (*fig.* 81), qui sont généralement recouverts de piquants. Exemples : Étoile de mer, Oursin ;

6° Les CŒLENTÉRÉS ou POLYPES (*fig.* 82), dont le corps est réduit à une simple poche. Ces animaux peuvent se fixer et se ramifier

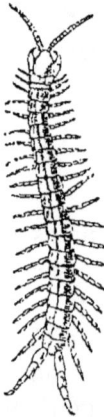

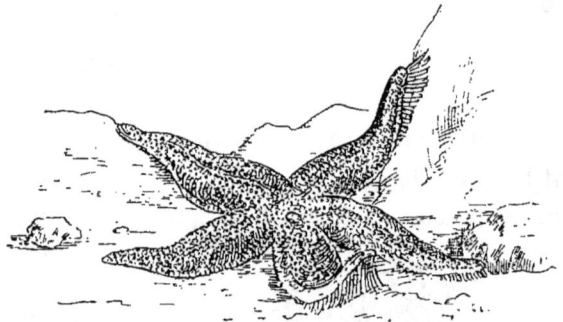

Fig. 80. — Un Articulé : Scolopendre.

Fig. 81. — Un Échinoderme : Étoile de mer.

comme des végétaux. Chaque individu étalé ressemble à une petite fleur. — Exemple : Corail, Méduse.

Les Cœlentérés et les Échinodermes ont une structure *rayonnée*, c'est-à-dire que les diverses parties de leur corps sont disposées autour d'un axe central, comme les rayons d'une roue. Aussi on les groupe parfois ensemble sous le nom de RAYONNÉS.

7° Les ÉPONGES sont des animaux fixés au sol et semblables extérieurement à des végétaux.

8° Les PROTOZOAIRES sont les animaux les plus simples, car ils ne sont formés que d'un seul élément, d'une seule cellule. Exemple : Infusoire.

Les sept derniers embranchements comprennent des animaux qui n'ont pas de squelette interne, pas de vertèbres; c'est pourquoi on les désigne sous le nom d'*Invertébrés*.

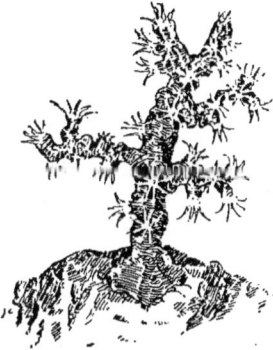

Fig. 82. — Un Polype : Corail.

RÉSUMÉ

Classer les animaux, c'est les ranger d'après leurs ressemblances.

Les principaux groupes établis sont : l'*espèce*, le *genre*, la *famille*, l'*ordre*, la *classe* et l'*embranchement*.

On désigne toujours un animal par deux noms : 1° le nom de *genre* ; 2° le nom d'*espèce*. Exemples: le Chien domestique (*Canis familiaris*) ; le Loup (*Canis lupus*).

Le règne animal comprend huit principaux embranchements :

1° Les *Vertébrés* : Homme.
2° Les *Mollusques*: Escargot.
3° Les *Vers* : Sangsue.
4° Les *Articulés* : Mille-pattes.
5° Les *Echinodermes* : Oursin.
6° Les *Polypes* : Corail.
7° Les *Eponges*.
8° Les *Protozoaires* : Infusoire.

CHAPITRE II

EMBRANCHEMENT DES VERTEBRÉS

Caractères généraux. — Les *Vertébrés* sont des animaux ayant un squelette interne, dont l'axe est la colonne vertébrale, qui est formée d'os superposés appelés vertèbres. Leur sang est rouge et contient des globules. Leur système nerveux, comme celui de l'Homme, comprend le cerveau, logé dans le crâne, et la moelle épinière, logée dans le canal rachidien. La colonne vertébrale et le système nerveux sont situés au-dessus du tube digestif (*fig.* 83); nous verrons que la disposition inverse existe chez les *Invertébrés*.

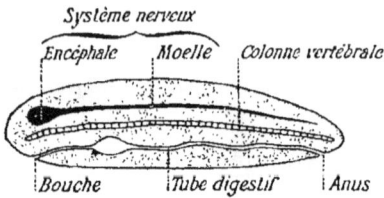

Fig. 83. — Schéma d'un Vertébré.

Les cinq classes des Vertébrés. — Les Vertébrés se divisent en cinq classes :

1° Les *Mammifères*, qui portent des *mamelles* et dont le corps est couvert de *poils* (*fig.* 84). Exemple : Le Chien ;

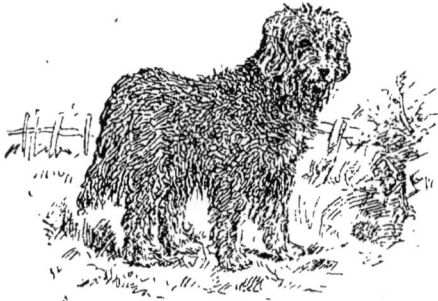

Fig. 84. — Chien griffon.

2° Les *Oiseaux* (*fig.* 85), qui ont le corps couvert de *plumes*, et leurs membres antérieurs transformés en ailes; ils ont un bec corné. Exemple : Le Coq ;

3° Les *Reptiles* (*fig.* 86), qui ont le corps couvert d'*écailles* et les membres rejetés sur les côtés, de sorte que leur ventre traîne sur le sol ; parfois même ils sont complètement dépourvus de membres. Dans tous les cas leur corps *rampe* sur la terre, d'où leur nom. Exemple : Le Lézard, l'Orvet;

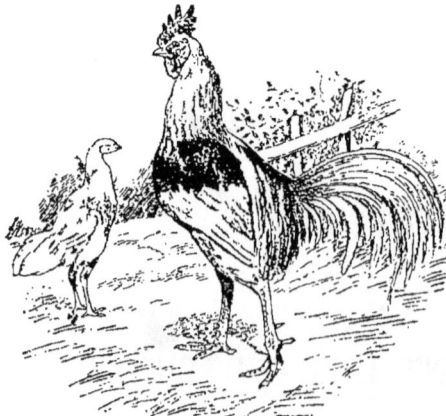

Fig. 85. — Coq et Poule.

4° Les *Batraciens* ou *Amphibiens* (*fig.* 87), dont le corps est nu, et qui ont une respiration *aquatique* dans leur jeune âge et *aérienne* quand ils sont adultes. Exemple : La Grenouille, la Rainette.

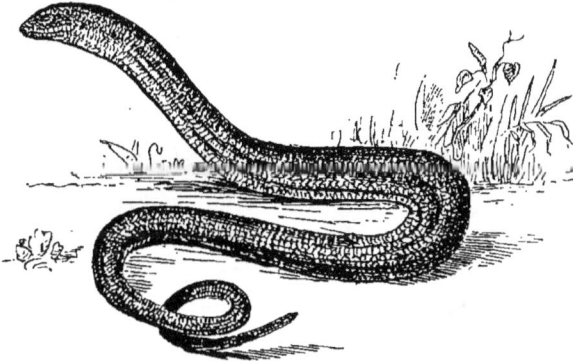

Fig. 86. — Orvet.

5° Les *Poissons* (*fig.* 88), qui ont le corps couvert d'*écailles*; ils respirent pendant toute leur vie dans l'eau, et leurs membres sont transformés en *nageoires*.

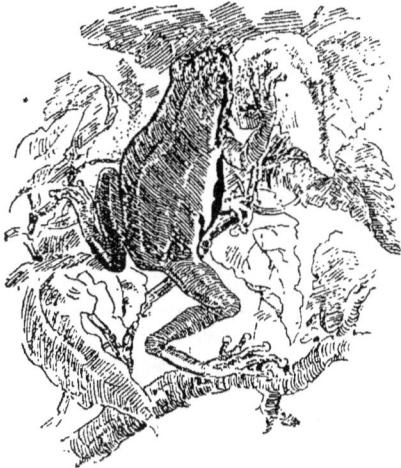

Fig. 87. — Rainette.

Si l'on place la main sur un Oiseau, puis sur un Lézard, on reconnaît facilement que le premier est *chaud* et que le second est *froid*. C'est que l'Oiseau a une respiration active; et comme la respiration est une combustion, elle produit beaucoup de chaleur si elle est active; c'est pourquoi l'Oiseau a une température élevée et *constante* dans toutes les saisons. Les Mammifères sont dans le même cas; aussi appelle-t-on parfois les Mammifères et les Oiseaux animaux *à sang chaud*.

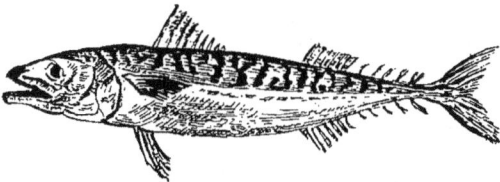

Fig. 88. — Maquereau.

Le Lézard, au contraire, a une respiration peu active; aussi sa température est peu élevée et *variable* avec la température extérieure. Les Reptiles, les Batraciens, les Poissons et tous les Invertébrés sont dans ce cas; c'est pourquoi on les appelle parfois animaux *à sang froid*.

CLASSE DES MAMMIFÈRES

Caractères généraux. — Les *Mammifères* sont des Vertébrés qui portent des *mamelles* et dont le corps est couvert de *poils*. Leur température est invariable et ils respirent toute leur vie au moyen de poumons.

1° Les *mamelles* sont des glandes destinées à fournir le *lait* qui doit servir à l'alimentation des petits. Elles sont situées par paire sur la poitrine ou sur l'abdomen suivant les espèces de Mammifères; leur nombre est en rapport avec le nombre de petits qui naissent à la fois. Ainsi chez les Mammifères qui n'ont qu'un petit il n'y a qu'une paire de mamelles; tandis qu'il peut y en avoir deux ou trois paires ou davantage chez les Mammifères dont la fécondité est plus grande.

Le *lait* est un liquide très nutritif qui contient : 1° des gouttelettes de graisse qui se rassemblent à la surface du lait pour donner la *crème*, et qui par le battage pourront se souder pour donner le *beurre*; 2° une matière albuminoïde liquide, la *caséine*, qui peut se coaguler et qui est la base du fromage; 3° un liquide ou *petit-lait* contenant surtout de l'eau et une faible quantité de *sucre*.

2° Les *poils* sont des appendices qui naissent dans l'épaisseur de la peau (voir p. 50). On peut les ranger en deux catégories · 1° ceux qui sont longs et raides; ce sont les *jarres*; 2° ceux qui sont fins et moelleux et qui forment le *duvet*. Parmi les principales variétés de poils on peut citer: les *soies* du Porc, les *crins* du Cheval, la *laine* du Mouton, les *piquants* du Porc-épic et du Hérisson, etc.

Les poils ont pour rôle de conserver la chaleur de l'animal et de préserver celui-ci du refroidissement extérieur; aussi ils sont d'autant plus abondants que l'animal vit dans des régions plus froides. C'est pourquoi les belles *fourrures*, aux poils longs et soyeux, proviennent de la Sibérie et de l'Amérique boréale, où les hivers sont des plus rudes et des plus longs. Une peau de Martre de France a une valeur bien inférieure à une peau de Martre de Sibérie. C'est pour la même raison que la chasse des animaux à *pelleteries*, c'est-à-dire à *fourrures*, ne se pratique que pendant la saison froide. La beauté des fourrures est due à l'éclat lustré des jarres et à leurs couleurs variées. La couleur de la fourrure des animaux des régions polaires est blanc bleuâtre, tandis que le pelage des animaux des pays chauds est de couleur intense, sauf le ventre qui est blanc.

Les animaux habitant les régions chaudes ont au contraire un pelage sec, peu fourni et dépourvu de duvet.

Enfin, les poils tombent généralement une fois par an et sont remplacés par des poils nouveaux qui naissent dans les mêmes follicules : c'est ce qu'on appelle la *mue*.

Le froid semble empêcher la matière colorante du poil de se développer, car le poil d'hiver est généralement blanc et celui d'été coloré. Ainsi le pelage de l'Écureuil de nos bois est d'un rouge brun en été, et grisâtre en hiver ; dans les régions boréales cet animal fournit une des fourrures les plus estimées, le *Petit-gris*.

Classification des Mammifères. — On peut faire dans la classe des Mammifères cinq groupes principaux :

1° Les Onguiculés, dont les doigts sont terminés par des *ongles* ou des *griffes*. Exemples : l'Homme, le Chien ;

2° Les Ongulés, dont les doigts se terminent par des *sabots*. Exemples : le Bœuf, le Cheval ;

3° Les Mammifères pisciformes, dont le corps a la forme de Poisson. Exemple : la Baleine ;

4° Les Marsupiaux, qui portent à la partie ventrale une poche où les petits achèvent leur développement. Exemple : la Sarigue ;

5° Les Monotrèmes, qui pondent des œufs et qui n'ont pas de dents. Exemple : l'Ornithorynque.

RÉSUMÉ

Les Vertébrés. — Les *Vertébrés* ont un squelette interne dont l'axe est formé de vertèbres. On les divise en cinq classes.

Sang chaud ou température constante :	1° *Mammifères* : mamelles et poils.
	2° *Oiseaux* : plumes et bec corné.
Sang froid ou température variable :	3° *Reptiles* : écailles, corps rampant.
	4° *Batraciens* : corps nu, respiration aquatique puis aérienne.
	5° *Poissons* : écailles, respiration aquatique.

Les Mammifères. — *Mamelles* et *poils* :

1° *Mamelles* : glandes fournissant le *lait* (crème, caséine, sucre et eau).

2° *Poils* : conservent la chaleur. Abondants dans les pays froids, donnent les fourrures (*pelleteries*) ; peu développés dans les pays chauds.

La *mue* : poils d'hiver et poils d'été.

On les partage en cinq groupes :

1° *Onguiculés* : ongles et griffes.

2° *Ongulés* : sabots.

3° *Mammifères pisciformes* : forme de Poisson.

4° *Marsupiaux* : poche ventrale où les petits achèvent leur développement.

5° *Monotrèmes* : pondent des œufs; pas de dents.

CHAPITRE III

LES MAMMIFÈRES ONGUICULÉS

Parmi ces Mammifères qui portent des ongles ou des griffes, les principaux ordres sont : les Primates, les Cheiroptères ou Chauves-Souris, les Insectivores, les Carnassiers, les Amphibies, les Rongeurs, les Édentés.

ORDRE DES PRIMATES

Les *Primates* sont des Mammifères pourvus de *mains*. Ils comprennent deux groupes : les *Hommes* et les *Singes*.

I. — Les Hommes.

Caractères généraux. — L'*Homme* est caractérisé par ce qu'il se tient *verticalement*, et par ses mains qui servent seules à la préhension des objets. Par sa structure il ressemble aux Mammifères et en particulier aux Singes, mais il s'en distingue nettement par la supériorité de son *intelligence* et par son *langage articulé*, qui lui permet d'échanger ses idées avec ses semblables. Enfin le crâne de l'Homme est très développé, surtout dans la région frontale.

Ancienneté de l'Homme. — La période historique, la seule sur laquelle on possède des chiffres de quelque valeur, remonte à plus de 10.000 ans ; mais l'Homme existait longtemps auparavant, puisqu'il a vécu certainement pendant l'époque géologique quaternaire. Des ossements humains et des outils en silex trouvés dans les dépôts géologiques quaternaires ont démontré l'existence de l'*Homme préhistorique*, sur lequel nous reviendrons lorsque nous étudierons la Géologie.

On admet que l'Asie fut le berceau de l'humanité, et que partis de l'Asie centrale, les Hommes primitifs se sont répandus dans toutes les directions et sont venus peupler l'Inde, l'Europe, l'Afrique et plus tard l'Amérique. Ces Hommes primitifs se seraient alors modifiés peu à peu suivant les climats, suivant les nécessités de la vie, et auraient donné les races humaines existantes.

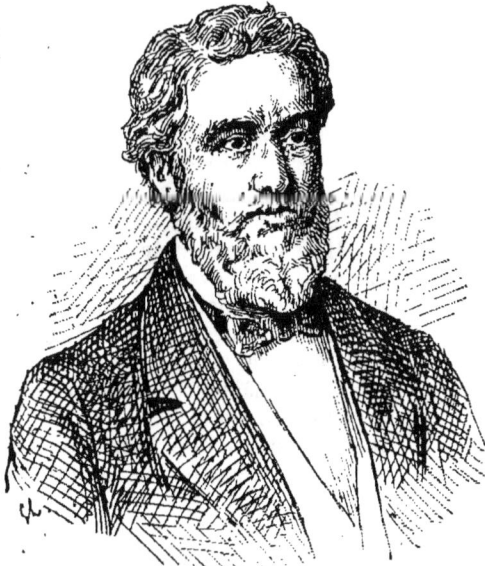

Fig. 89. — Race blanche.

Les races humaines. — Tous les Hommes appartiennent au même genre et à la même espèce, mais ils présentent cependant des différences qui ont permis de les grouper en un certain nombre de *races*, dont les trois plus importantes sont : la *race blanche*, la *race jaune* et la *race noire*.

1° La *race blanche* ou *caucasique* (*fig.* 89), caractérisée par le teint blanchâtre, les cheveux souples, blonds ou noirs, la barbe abondante, le front large, les yeux fendus horizontalement, et les lèvres minces.

Elle habite l'Europe. l'ouest de l'Asie et le nord de l'Afrique.

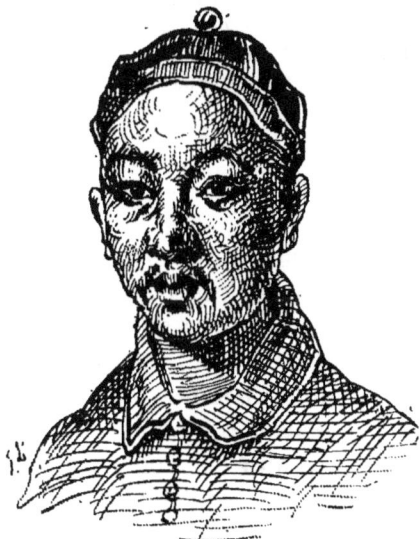

Fig. 90. — Race jaune.

Les Sémites (Juifs et Arabes) forment un rameau de cette race ; un autre rameau est fourni par les types *Celtiques*, *Germains* et *Hindous*.

2° La *race jaune mongolique* (*fig.* 90), qui a la peau jaunâtre, les cheveux noirs et durs, la barbe rare, les yeux fendus obliquement, les lèvres épaisses et les pommettes saillantes.

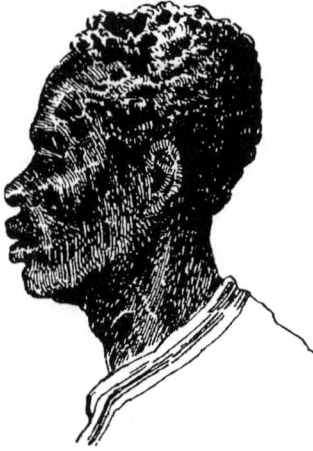

Elle habite la Chine, le Japon et les îles de l'Extrème-Orient. Les Polynésiens, les Malais, les Hovas de Madagascar sont des variétés de cette race.

3° La *race noire* ou *éthiopique* (*fig.* 91) a la peau noire ou brune, luisante, les cheveux crépus et laineux, la barbe noire et peu fournie, le front fuyant, le nez écrasé, les lèvres épaisses, les pommettes saillantes et la mâchoire inférieure proéminente en avant.

Cette race habite l'Afrique centrale et australe, les îles de l'Océan indien, l'Australie, etc. Les principaux types sont les Sénégalais, les Guinéens, les Hottentots, les Papous, les Négritos, etc.

Il existe encore un certain nombre d'autres races, en particulier la *race rouge*, qui a la peau cuivrée, les cheveux longs et rudes, le front étroit et les pommettes saillantes. Mais cette race est en voie de disparition et n'est plus représentée, en Amérique, que par les Peaux-Rouges, les Mexicains, les Péruviens, etc.

Fig. 91. — Race noire.

II. — Les Singes.

Caractères généraux. — Les *Singes* sont caractérisés par ce qu'ils ont le pouce du pied *opposable* aux autres doigts, c'est-à-dire que le pouce peut venir toucher les autres doigts ; il en résulte que le pied peut saisir les objets, comme la main ; donc les Singes se servent de leurs pieds comme de leurs mains : c'est pourquoi on les appelle aussi *Quadrumanes*, tandis que les Hommes ne sont que des *Bimanes*. En réalité, si l'on étudie la structure du pied des Singes (*fig.* 92), on voit qu'elle est exactement celle d'un pied et non d'une main.

Enfin, les Singes ont le corps recouvert de poils fins, et leurs membres supérieurs sont plus longs que leurs membres inférieurs.

La conformation de leurs pattes leur permet de grimper avec une grande facilité, puisqu'ils peuvent se cramponner par quatre points à la fois. Du reste ils vivent surtout sur les arbres pour y chercher leur nourriture, car ils sont presque tous *frugivores*.

La noix de Coco est un régal pour les Singes; aussi faut-il voir avec quelle habileté ils savent l'éplucher : ils arrachent l'enveloppe fibreuse avec leurs dents, agrandissent les trous naturels avec les doigts, boivent le lait et frappent la noix sur un objet dur pour s'emparer de l'amande.

Distribution géographique. — Les Singes paraissent originaires de trois régions tropicales : 1° les îles de la Malaisie (Bornéo, Java et Sumatra), l'Indo-Chine et le Japon ; 2° le continent africain ; 3° les régions chaudes de l'Amérique du Sud. Il n'y a pas de Singes en Europe, sauf dans le Sud de l'Espagne, qui n'est séparé de l'Afrique que par le détroit de Gibraltar.

On peut diviser les Singes en deux groupes : 1° ceux de l'Ancien Continent; 2° ceux du Nouveau Continent.

I. — Singes de l'Ancien Continent. — Ils ont 32 dents comme l'Homme et disposées de la même façon; les narines sont séparées par une mince cloison; la bouche porte de chaque

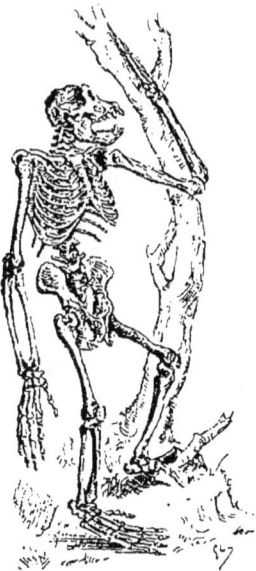

Fig. 92. — Squelette du Chimpanzé.

côté de vastes poches appelées *abajoues* qui servent à loger les provisions que ces animaux emportent avec eux pour les manger à loisir; leur queue, quand ils en ont une, n'est qu'un ornement et ne sert pas aux mouvements du corps comme chez les Singes du Nouveau Continent.

On peut aussi les ranger en deux groupes : 1° ceux qui sont dépourvus de queue et qu'on appelle *Anthropomorphes*, à cause de leurs ressemblances avec l'Homme; 2° ceux qui ont une queue non prenante.

1° **Anthropomorphes** — Ils ressemblent beaucoup à l'Homme par la conformation générale de leur corps. Ils marchent debout comme l'Homme. Aussi le squelette de ces grands Singes (*fig*. 92) rappelle-t-il beaucoup celui de l'Homme.

La ressemblance est surtout très grande quand on compare un

jeune Singe et un jeune enfant; mais en vieillissant le crâne du Singe s'ossifie rapidement et ne se développe pas comme celui de l'enfant. Les mâchoires du Singe deviennent proéminentes (*fig.* 93), le front reste étroit et fuyant; en somme la physionomie du Singe devient plus bestiale et son caractère devient de plus en plus brutal.

Si grande que soit l'intelligence du Singe, elle est toujours inférieure à celle de l'Homme; de plus il n'a pas la faculté du langage articulé.

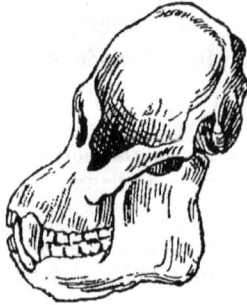

Fig. 93. — Crâne d'Orang-Outang.

Il ne faudrait pas non plus faire du Singe une caricature

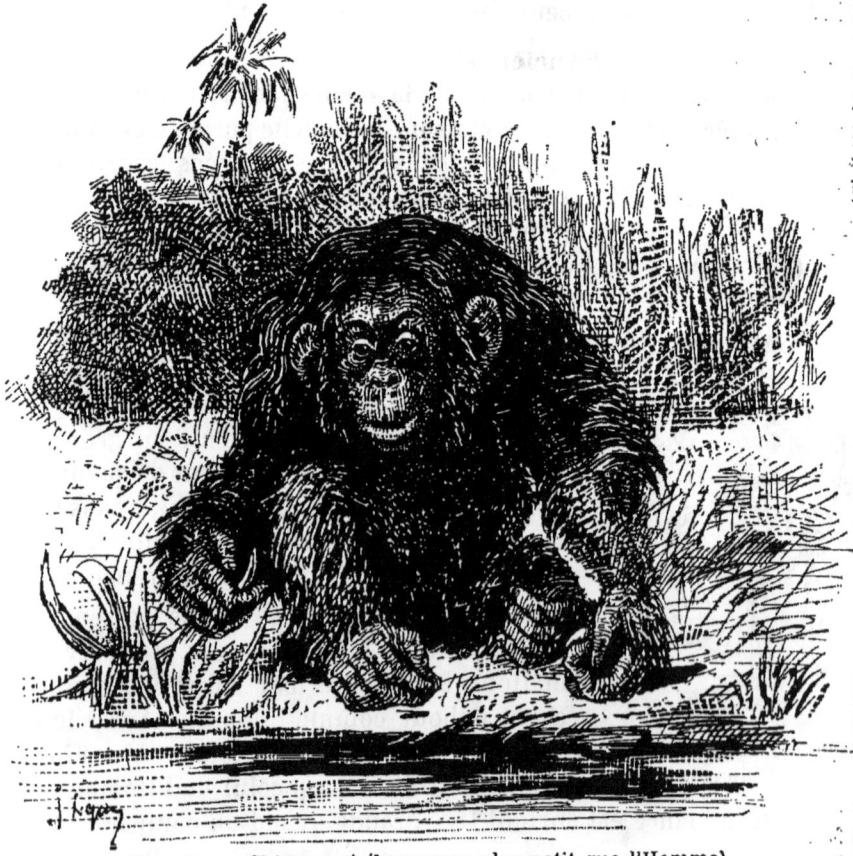

Fig. 94. — Chimpanzé (beaucoup plus petit que l'Homme).

humaine n'ayant de notre espèce que nos défauts; il a aussi des qualités de premier ordre.

Les Singes anthropomorphes comprennent le Chimpanzé, le Gorille, l'Orang-Outang, le Gibbon.

Le Chimpanzé (*Troglodytes niger*) (*fig.* 94), appelé encore parfois l'*Homme des bois*, habite en Afrique, dans les forêts de la Guinée où il se construit sur les arbres une sorte de nid pourvu d'un toit. Il se rapproche plus que les autres de l'Homme par la longueur moindre de ses bras et la grosseur de son cerveau. Sa taille est d'environ 1^m,30 ; son corps est couvert de poils noirs; ses oreilles sont semblables à celles de l'Homme ; ses paupières sont dépourvues de cils et ses joues sont cachées par des favoris; il marche en appuyant sur le sol le dos des doigts de sa main, ou bien en s'aidant d'un bâton. Il se nourrit de fruits, de racines ; il pille les Bananiers, dont il aime particulièrement les fruits. Il vit en bandes souvent diri-

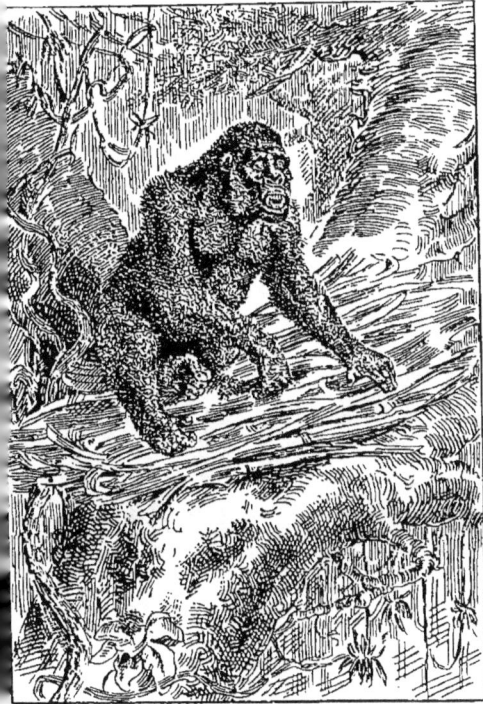

Fig. 95. — Gorille (taille de l'Homme).

gées par le plus vigoureux ; il n'attaque pas l'Homme, mais il se défend héroïquement; et souvent lorsqu'un chasseur a tué un membre de la bande, les autres se précipitent sur le chasseur.

Les jeunes Chimpanzés sont intelligents et faciles à apprivoiser; ils apprennent à manger à table, à se servir de couteaux et de fourchettes, mais ils aiment le vin et les liqueurs. Le grand naturaliste Buffon en a possédé un auquel on avait appris à mettre le couvert et à servir à table ; il offrait même le bras aux personnes qui venaient visiter son maître. Un officier de la marine française eut un Chimpanzé qui à bord d'un navire tournait la roue d'un cabestan et aidait à la manœuvre. Malheureusement, avec l'âge la douceur disparaît, et les Chimpanzés peuvent même devenir dangereux. D'autre part, les jeunes Chimpanzés succombent vite dans nos climats, atteints généralement par la phtisie.

Le *Gorille* (*fig.* 95) est beaucoup plus grand et plus robuste ; il diffère davantage de l'Homme par la plus grande longueur de ses bras, par ses mâchoires, comparables à celles du Lion par le grand développement de ses canines ou crocs ; il est doué d'une force musculaire peu commune, ce qui rend plus dangereux encore son naturel féroce ; son poil est d'un brun noir. Le Gorille en fureur a un aspect terrifiant ; il dresse ses

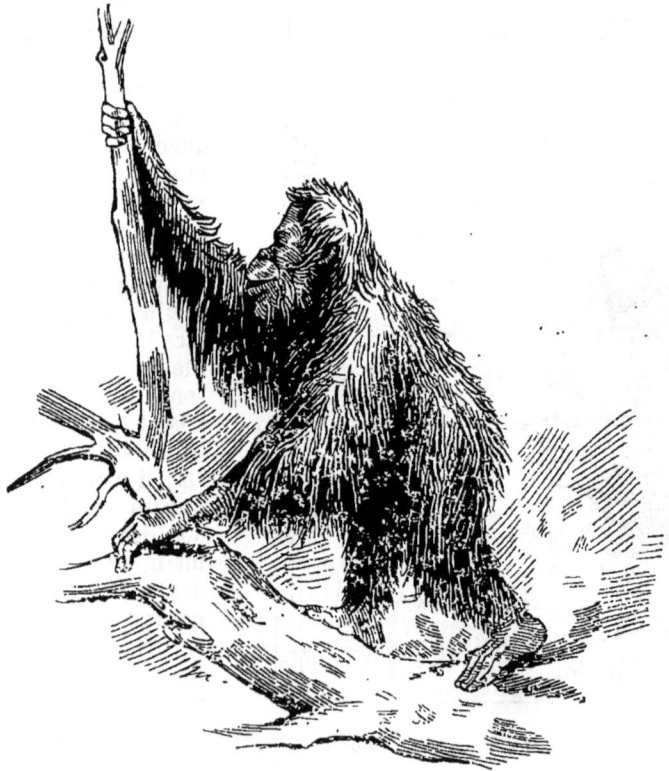

Fig. 96. — Orang-Outang (un peu plus petit que l'Homme).

poils, dilate ses narines, abaisse sa lèvre inférieure qui montre ses terribles crocs ; puis, se battant la poitrine avec ses poings, il fait retentir la forêt de rugissements formidables.

Il vit surtout dans les forêts du Gabon, à une certaine distance des côtes ; car le Gorille comme le Chimpanzé se retirent du voisinage de la mer en raison du bruit et du mouvement occasionnés par la colonisation de ces pays ; ils recherchent la forêt plus sauvage, mais plus calme et plus tranquille.

L'*Orang-Outang* (*fig.* 96) est aussi de taille élevée : ses jambes sont courtes, mais ses bras sont si longs qu'il s'en sert pour marcher presque sans ployer son corps ; ses poils sont d'un roux ardent, et son front est découvert jusqu'au sommet de la tête. Il porte en avant du cou une poche qu'il peut remplir d'air et qui fait résonner davantage son cri. Il vit sur les arbres et se sert des branches cassées comme de projectiles qu'il lance sur les Hommes. Il se défend avec rage quand on l'attaque et peut faire de cruelles morsures. Il habite les forêts marécageuses de Bornéo et l'ouest de Sumatra.

Le *Gibbon* ressemble aussi à l'Homme, mais il est plus petit que les précédents et déjà moins intelligent ; il habite l'Inde et les îles de l'Extrême-Orient.

2° **Singes ordinaires**. — La plupart ont une queue ; les poils manquent souvent à la partie postérieure, où l'épiderme, épaissi et rouge, forme ce qu'on appelle les *callosités fessières;* ils marchent en s'appuyant sur leurs quatre pattes.

Quoique d'une organisation bien inférieure aux Singes anthropomorphes, et par suite d'une intelligence moindre, ils sont encore cependant supérieurs à la plupart des autres animaux. Ils sont surtout rusés ; aussi l'on dit souvent : malin comme un singe.

Voici un fait, entre mille, raconté par un officier de marine et qui montre bien l'astuce de ces animaux : il existe à Java des Crabes vivant dans des trous sur les bords de la mer ; les Singes ont, paraît-il, un goût particulier pour ces Crabes et voici comment ils se les procurent : un Singe s'approche de la retraite du Crabe et glisse habilement sa queue dans le trou. Aussitôt le Crabe vorace se précipite sur l'appendice caudal, le Singe fait la grimace, mais dès qu'il sent la queue bien pincée, il la retire brusquement et avec elle le Crabe qu'il lance sur le sol avec violence, brisant ainsi la carapace, d'où il n'a plus qu'à extraire la chair.

Parmi les Singes ordinaires de l'Ancien Continent, on peut citer : le Magot, le Macaque, le Cynocéphale, le Guenon, etc.

Le *Magot* n'a pas de queue ; il habite l'Algérie et le Maroc et aussi sur les rochers de Gibraltar ; c'est le seul Singe qui existe en Europe.

Le *Macaque* a une queue très longue et habite le Sud de l'Asie et l'Extrême-Orient.

Le *Guenon* est un Singe africain ; sa queue est longue et son pelage présente de fort belles couleurs.

Le *Cynocéphale* ou *Babouin* a le museau très développé rappelant celui du Chien. Il habite l'Afrique, et une espèce particulière, l'*Hamadryas*, se trouve en Arabie. Il en existe une espèce, le *Mandrill*, dont la queue est très courte et qui présente sur les joues des bourrelets d'un bleu vif. La plupart de ces Singes ont des callosités fessières.

Certains Singes de la côte occidentale d'Afrique sont chassés pour leurs peaux utilisées par les tailleurs. En une seule année, en 1891, la côte d'Afrique a exporté 187.000 peaux de Singes évaluées 750.000 fr.

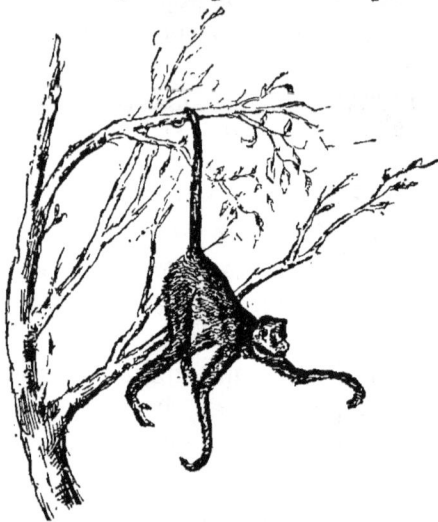

Fig. 97. — Singe à queue prenante.

II. — Singes du Nouveau Continent. — Les Singes d'Amérique ont 36 dents au lieu de 32 comme les Singes de l'Ancien Monde ; les narines sont écartées l'une de l'autre, et ils n'ont ni abajoues, ni callosités fessières. Mais le caractère le plus apparent est assurément leur longue queue flexible qui est *prenante*, c'est-à-dire qu'elle peut leur servir comme la main d'organe de préhension; cette queue s'enroule autour des branches (*fig.* 97) et leur permet de se suspendre en se balançant, les quatre pattes libres, jusqu'au moment où ils jugent leur élan suffisant pour bondir sur une autre branche ou un autre arbre. Aussi ces Singes sont encore de meilleurs grimpeurs que ceux de l'Ancien Monde.

Parmi ces Singes nous citerons les Sapajous, les Singes hurleurs, les Ouistitis, etc.

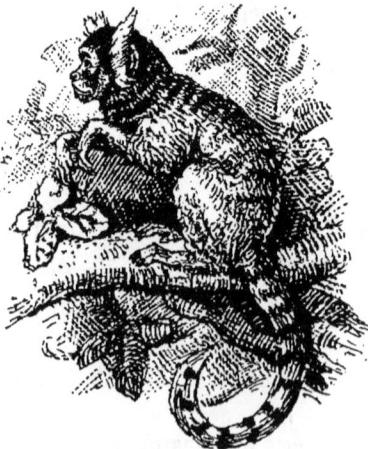

Fig. 98. — Ouistiti (taille d'un Écureuil).

Les *Sapajous* et les *Atèles* ou *Singes-araignées* à cause de la longueur excessive de leurs pattes, habitent l'Amérique du Sud.

Les *Singes hurleurs* du Brésil ont une vaste poche annexée au larynx, ce qui leur permet de pousser des cris assourdissants.

Les *Ouistitis* (*fig.* 98), dont les oreilles portent des touffes de poils, ont des doigts terminés par des griffes au lieu d'ongles.

Les Lémuriens.

Il existe à Madagascar et dans les îles de la Sonde des animaux voisins des Singes, qu'on a longtemps confondus avec eux, et qui doivent être classés à part : ce sont les *Lémuriens*. Leurs membres sont encore terminés par des mains, mais leur cerveau et leur dentition les rapprochent davantage des Mammifères insectivores et herbivores.

Parmi eux on peut citer le Maki, l'Aye-Aye, le Galéopithèque, etc.

Le *Maki* (*fig.* 99) abonde dans les forêts de Madagascar ; son museau allongé rappelle celui du Renard. Il s'apprivoise facilement et devient

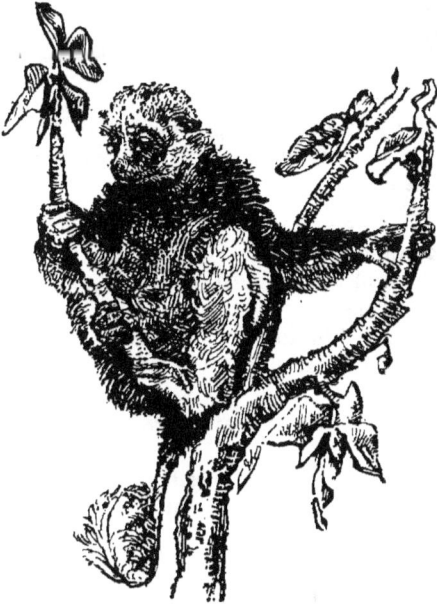

Fig. 99. — Maki.

aussi caressant et aussi docile qu'un Chien. Il existe une espèce de Maki, le *Chirogale*, qui est nocturne et qui se nourrit d'Insectes et d'Oiseaux ; pendant la saison sèche, qui dure plusieurs mois, il risquerait de mourir de faim s'il ne s'endormait comme les Loirs et les Marmottes ; pendant ce temps, il se nourrit aux dépens d'une provision de graisse accumulée dans sa queue qui est grosse comme un saucisson (l'animal est un peu plus gros qu'un Rat) ; à son réveil, la queue a repris ses dimensions ordinaires. Nous verrons plus loin que la bosse de graisse du Chameau sert au même usage.

Ces animaux sont moins intelligents que les Singes ; mais tandis que les Singes sont irritables et fantasques, les Makis, au contraire, ont une douceur et une égalité d'humeur parfaite ; aussi l'on comprend que les habitants de Madagascar vénèrent certains de ces animaux, comme le *Babakoute* par exemple.

Le *Galéopithèque* ou *Singe volant* vit dans les forêts de la Malaisie ; une membrane rattache les membres et la queue au tronc, et forme une sorte de parachute pouvant servir à l'animal pour s'élancer d'un arbre sur un autre.

RÉSUMÉ

Les Hommes. — L'*Homme* est caractérisé par sa *station verticale*, sa *supériorité intellectuelle* et son *langage articulé*.

Les principales *races humaines* sont :

1° La *race blanche* ou *caucasique* : types celtiques, germains, hindous et sémites ;

2° La *race jaune* ou *mongolique* : types chinois, japonais, malais ;

3° La *race noire* ou *éthiopique* : types guinéens, papous, négritos.

La *race rouge* ou *américaine* est en voie de disparition.

Les Singes. — Les *Singes* sont caractérisés par le *pouce du pied qui est opposable*; ils sont donc *quadrumanes*.

1° *Singes de l'Ancien Continent*. — 32 dents; *abajoues* et queue non prenante. On les range en deux groupes :

a) *Anthropomorphes* : ressemblent à l'Homme; comprennent le Chimpanzé (Guinée) ; le Gorille (Gabon) ; l'Orang-Outang (Bornéo); le Gibbon (Extrême-Orient).

b) *Singes ordinaires* : pourvus de queue ; *callosités fessières*. (Magot, Guenon, Macaque, Cynocéphale, etc.)

2° *Singes du Nouveau Continent*. — 36 dents ; *queue prenante ;* pas d'abajoues, ni de callosités fessières. (Sapajou, Singe hurleur, Ouistiti.)

Lémuriens. — Habitent Madagascar et les îles de la Sonde; ressemblent aux Singes par leurs *quatre mains*, mais se rapprochent par leur dentition, leur cerveau, des Mammifères insectivores et herbivores. (Maki, Aye-Aye, Galéopithèque.)

CHAPITRE IV

ORDRE DES CHÉIROPTÈRES OU CHAUVES-SOURIS

Caractères généraux. — Les *Chauves-souris* sont des Insectivores modifiés pour la vie aérienne. Leurs membres antérieurs ou bras sont transformés en *ailes* ; pour cela quatre doigts de la main très longs (*fig.* 100) soutiennent une membrane qui s'attache d'autre part aux pattes postérieures et à la queue. Le pouce seul n'est pas allongé et porte une griffe qui sert à l'animal pour s'accrocher aux anfractuosités des murailles et se reposer quelques instants. Au repos, la Chauve-souris se sus-

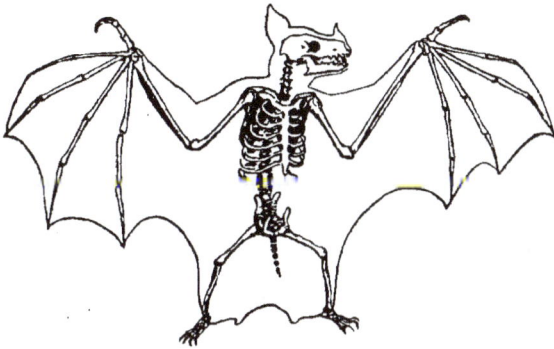

Fig. 100. — Squelette de Chauve-souris.

pend la tête en bas par les griffes de ses pattes postérieures.

Les dents molaires sont hérissées de petites pointes pour mieux écraser les Insectes dont ces animaux se nourrissent.

Pendant le jour, les Chauves-souris restent cachées dans des endroits obscurs (cavernes, vieilles tours, etc.) ; puis au crépuscule, elles poursuivent au vol les Insectes dont elles se repaissent. Elles peuvent se guider, même dans l'obscurité, sans le secours de leurs yeux qui sont, du reste, fort peu développés ; et cela grâce aux poils très sensibles qui recouvrent leurs ailes. Ces membranes d'une sensibilité exquise sont averties par les chocs de l'air de la présence d'un obstacle, que l'animal peut alors contourner. L'extraordinaire finesse du toucher compense donc l'insuffisance de la vue.

La Chauve-souris, qui allaite son petit, le garde constamment accroché à ses poils, chassant les Insectes avec son précieux fardeau.

En hiver, les Insectes ont disparu, aussi les Chauves-souris vont s'endormir pour toute la saison froide : on dit qu'elles *hibernent*. Pendant ce temps elles ne prennent aucune nourriture ; elles utilisent la graisse qu'elles ont accumulée pendant la belle saison, ce qui leur suffit, car, ne remuant pas et leur respiration étant très ralentie, elles usent peu et n'ont besoin que d'une faible alimentation. Sous l'influence de la chaleur du printemps, la vie active renaît.

Principaux genres. — Il existe dans nos pays quélques espèces de Chauves-souris de petite taille.

Par exemple : l'*Oreillard* (*fig.* 101), commun dans les campagnes et remarquable par ses oreilles presque aussi longues que son corps ; le *Vespertilion*, qui pénètre jusque dans l'intérieur des maisons ; le *Rhinolophe*, qui porte sur le nez une membrane en forme de fer à cheval.

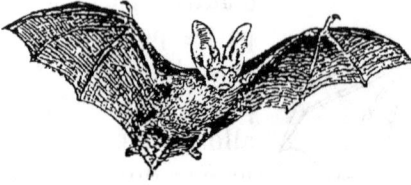

Fig. 101. — Oreillard.

Ces animaux sont très utiles, car ils détruisent des Insectes nuisibles : on a vu une Chauve-souris dévorer en un seul repas 70 Mouches communes, et une autre prendre en peu de temps une douzaine de Hannetons.

Il existe une Chauve-souris de l'Amérique du Sud, le *Vampire*, qui s'attaque à l'Homme pendant son sommeil, ou au Cheval ; cet animal, à l'aide de longues canines pointues et d'une langue hérissée de pointes dures, perce la peau et peut causer des hémorragies dangereuses.

Enfin, la *Roussette* est une Chauve-souris qui se nourrit de fruits ; elle peut atteindre une taille considérable, jusqu'à un mètre d'envergure ; elle habite l'Inde et l'Australie.

ORDRE DES INSECTIVORES

Caractères généraux. — Les *Insectivores*, se nourrissant d'Insectes, ont leur dentition en rapport avec ce régime : leurs molaires sont hérissées de petites pointes pour mieux écraser la carapace des Insectes.

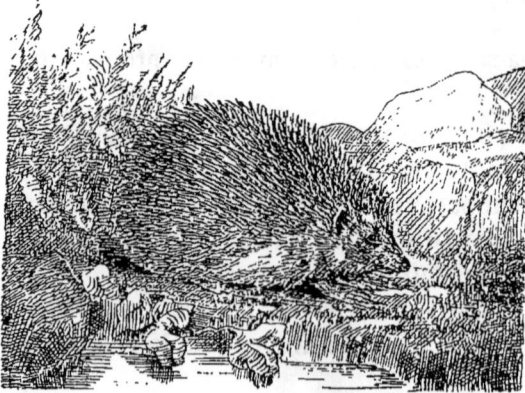

Ce sont des animaux *hibernants*, c'est-à-dire qui s'endorment pendant l'hiver pour ne se réveiller qu'au printemps.

Principaux genres. — Les plus intéressants à connaître sont le Hérisson, la Taupe, la Musaraigne et le Desman,

Fig. 102. — Hérisson.

Le *Hérisson* (*fig.* 102) a la peau du dos recouverte de piquants qui peuvent se dresser ou se coucher à la volonté de l'animal ; cette partie dorsale est tapissée d'un large muscle, et lorsque l'animal est menacé d'un danger, il se met en boule, tire sur ce muscle et s'enveloppe dans

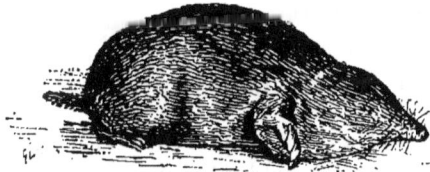

Fig. 103. — Taupe commune.

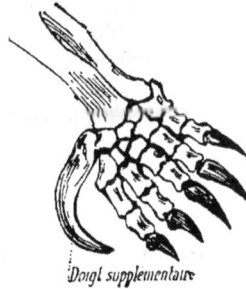

Fig. 104. — Patte antérieure de la Taupe.

Doigt supplémentaire

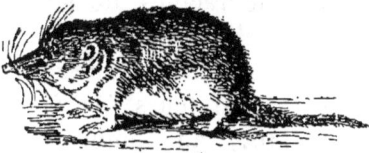

Fig. 105. — Musaraigne.

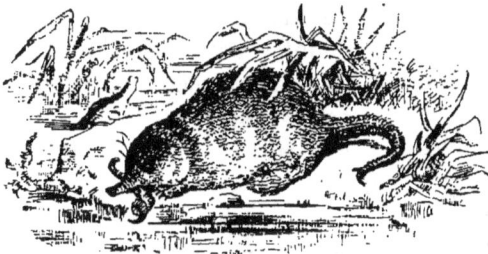

Fig. 106. — Desman.

cette peau comme dans une bourse. A la moindre émotion les piquants se dressent menaçants, transformant l'animal en une véritable pelotte d'aiguilles, ce qui explique la piteuse figure d'un Chien aux prises avec un Hérisson. Le Hérisson ne quitte cette posture défensive que si on le met dans l'eau. Aussi le **Renard** qui a capturé un Hérisson roule cet animal jusqu'à la mare la plus voisine et l'étrangle dès qu'il sort la tête. Il vit dans les haies et les broussailles, se nourrissant surtout d'Insectes et de Rongeurs. Il est donc d'une grande utilité, d'autant plus que c'est aussi un grand destructeur de Vipères, dont il ne craint pas les morsures venimeuses.

La *Taupe* (*fig.* 103) a le pelage épais et velouté. Ses pattes antérieures (*fig.* 104) sont disposées pour creuser des galeries souterraines dans lesquelles vit cet animal ; aussi elles sont élargies en forme de pelle et portent même un os qui est comme un sixième doigt. Les déblais sont rejetés a l'entrée des galeries et forment un petit monticule appelé taupinière. Vivant toujours dans l'obscurité, les yeux s'atrophient et finissent par disparaître. La Taupe détruit beaucoup de larves de Hanneton ou *Vers blancs* : à ce point de vue elle est utile ; mais en creusant ses galeries dans les jardins, elle coupe les racines qu'elle rencontre et cause de ce fait un certain dommage.

La *Musaraigne* (*fig*. 105) ressemble à une Souris, mais elle a le museau plus allongé, les oreilles et les yeux plus petits. Son nom vulgaire est *Musette*. C'est le plus petit de tous les Mammifères connus. Elle est très commune en France et se réfugie souvent dans les écuries. Sa morsure, contrairement à certain préjugé, n'est pas venimeuse.

Le *Desman* (*fig*. 106), qui vit dans les Pyrénées sur le bord de l'eau, a le nez prolongé par une sorte de petite trompe ; il a les pattes palmées, c'est-à-dire que les doigts sont réunis par une membrane. Il est à peu près de la grosseur d'un Rat d'eau.

ORDRE DES RONGEURS

Caractères généraux. — Les *Rongeurs* sont caractérisés par leur dentition, qui est en rapport avec leur régime. Ils se nourrissent d'herbes, de racines, de graines, de substances dures qu'ils sont obligés de *ronger*. Aussi leurs *incisives* (*fig*. 107), au nombre de deux à chaque mâchoire, sont très développées et taillées en biseau ; ces dents en frottant l'une contre l'autre s'usent rapidement, mais en même temps elles s'accroissent par leur base, de sorte que leur longueur reste constante. Mais si une incisive se brise, les deux dents ne se rencontrant plus, pourront s'allonger d'une manière monstrueuse : celle de la mâchoire inférieure pourra venir toucher le crâne. Les *canines* manquent, de sorte que les incisives sont séparées des molaires par un espace vide appelé *barre*. Les *molaires* (*fig*. 108) sont recouvertes par des replis d'émail qui forment comme une sorte de râpe.

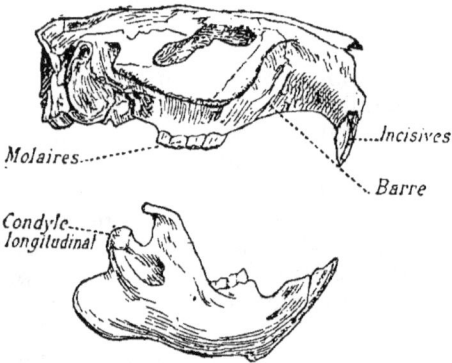

Fig. 107. — Tête de Rongeur (*Castor*).

Molaires
Incisives
Barre
Condyle
longitudinal

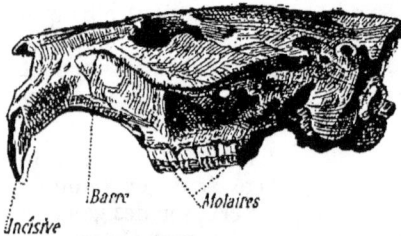

Fig. 108. — Mâchoire de Rongeur (*Castor*) vue en dessous.

Barre
Molaires
Incisive

Le condyle de la mâchoire inférieure est longitudinal, de sorte que cette mâchoire se déplace seulement d'arrière en avant et d'avant en arrière ; elle fonctionne donc comme une sorte de lime.

Dépourvus de moyens de défense, les Rongeurs échappent à leurs ennemis les Carnivores par plusieurs procédés : 1° ils peuvent se *dissimuler* à cause de leur petite taille, de leur coloration grise ou rousse peu éclatante, et enfin parce qu'ils ne sortent que la nuit : tels la Souris, le Loir ; 2° ils se cachent dans des trous, comme la Souris, construisent leurs habitations dans l'eau comme le Castor, ou se perchent sur les arbres comme les Écureuils ; 3° enfin ils sont très agiles et peuvent fuir le danger avec rapidité, comme le Lièvre et le Lapin.

Principaux genres. — On divise les Rongeurs en un certain nombre de familles, dont les plus importantes sont celles des Lièvres, des Écureuils, des Rats, et des Castors.

Le *Lièvre* et le *Lapin* se distinguent des autres Rongeurs parce qu'ils ont quatre incisives à la mâchoire supérieure (*fig*. 109) : deux grandes en avant et deux petites placées derrière. Leurs pattes de derrière sont très développées, ce qui leur permet de faire des bonds prodigieux. Leurs oreilles sont grandes et très mobiles ; aussi ces animaux craintifs reconnaissent facilement l'approche de l'ennemi. Le Lièvre n'est pas sociable comme le Lapin ; il vit solitaire ; il ne se creuse pas de terrier et s'abrite dans un sillon ou sous un buisson. Le Lièvre a par dessus tout la maladie de la peur ; sa vie est une perpétuelle angoisse ; il faut reconnaître qu'il a de nombreux ennemis parmi les animaux, à commencer par l'Homme, qui est le plus redoutable. Le mâle est appelé *Bouquin*, la femelle est une *Hase* ; et les petits ou *Levrauts* qui viennent au monde couverts de poils tettent pendant un mois, puis se séparent de leurs parents et atteignent leur taille en un an. La durée extrême de leur vie est d'environ huit ans.

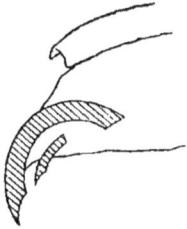
Fig. 109. — Incisives supérieures du Lièvre.

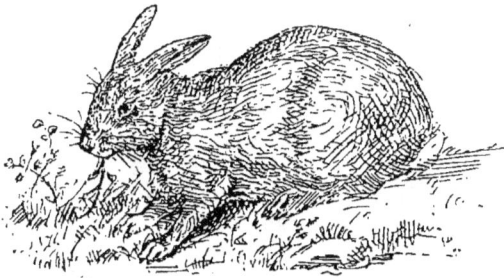
Fig. 110. — Lapin.

Le *Lapin* (*fig*. 110) vit en troupes dans les terriers qu'il se creuse dans le sol et d'où il ne sort que le soir pour chercher sa nourriture. Les petits viennent au monde nus et aveugles ; aussi leur mère prépare-t-elle au fond du terrier un nid composé d'herbes sèches et de duvet qu'elle arrache de la peau de son ventre. Les Lapins peuvent donner naissance à beaucoup de petits, et former rapidement de nombreuses familles. Aussi, par les dégâts qu'ils causent, ils deviennent en certains pays, comme l'Australie et la Californie, de véritables fléaux que les gouvernements ont de la peine à combattre. La Nouvelle-Galles du Sud, seule, dépense chaque année 2 millions et demi de francs en primes pour la destruction des Lapins.

Le *Lapin de garenne*, qui vit dans les terriers, est la souche du *Lapin domestique* ou de *clapier*. Ce dernier comprend de nombreuses races caractérisées par leur poil. L'Homme les élève pour leur chair et pour leur fourrure. Leur chair est blanche, tandis que celle des Lièvres est d'un rouge foncé. Les poils donnent lieu à un commerce important pour la fabrication du feutre et des fourrures à bon marché.

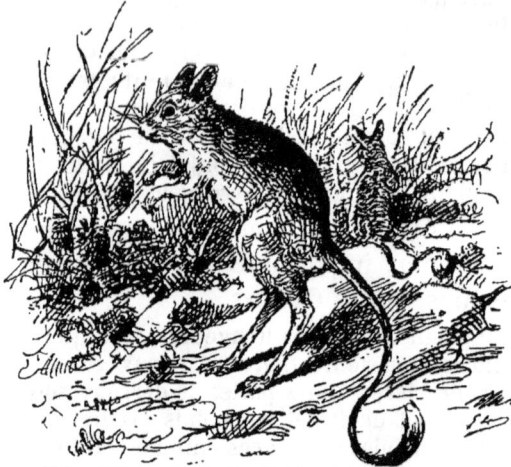

Fig. 111. — Gerboise (taille de l'Écureuil).

La *Gerboise* (*fig.* 111) peut être placée à côté du Lièvre, car elle a les pattes de derrière très développées et qui en se détendant constituent de véritables ressorts qui lui permettent de faire des bonds énormes. Elle a une très longue queue. On la trouve en Afrique et en Asie.

L'*Écureuil* (*fig.* 112) est un grimpeur, au pelage roux et à la queue touffue qui se retrousse sur le dos en un élégant panache. Il bondit avec une grande sûreté d'arbre en arbre. Au repos, il se tient assis sur son train de derrière et se sert de ses pattes antérieures comme de mains pour grignoter les noisettes et les graines de Pin et de Sapin dont il se nourrit. C'est un animal bien sage, qui pense à la mauvaise saison et qui sait mettre en réserve dans des trous ou dans des creux d'arbres, les fruits récoltés en abondance pendant la belle saison.

Il existe dans l'Amérique du Nord une espèce d'Écureuil qui a les pattes réunies au corps par une membrane, ce qui lui forme comme un para-

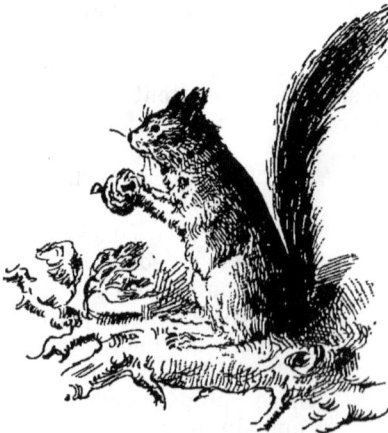

Fig. 112. — Écureuil.

chute : c'est l'*Écureuil volant* ou *Polatouche*.

La *Marmotte* (*fig.* 113) a les pattes courtes et le corps massif ; elle vit sur les hautes montagnes des Alpes et des Pyrénées, au voisinage des neiges perpétuelles. Les Marmottes ont une habitation d'été et une d'hiver dans laquelle elles s'endorment pendant 7 ou 8 mois de l'année. On peut les apprivoiser et leur apprendre quelques tours.

Le *Rat* comprend plusieurs espèces, dont le Rat noir, le Surmulot, le Mulot, la Souris. Ils ont tous la queue écailleuse.

Le *Rat noir* fut introduit d'Asie en Europe par des navires qui revenaient des Croisades. Il a

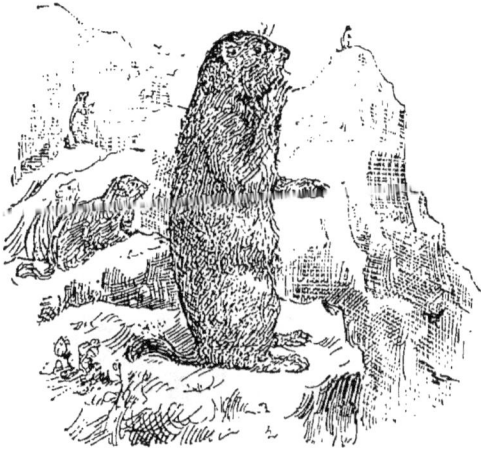

Fig. 113. — Marmotte (taille d'un gros Lièvre).

été très abondant dans toutes les grandes villes jusqu'au milieu du XVIIIᵉ siècle, époque à laquelle il a été chassé par un autre Rat, le *Surmulot*, plus grand et plus fort que lui.

Le *Surmulot* (*fig.* 114) est brun ; il abonde dans nos villes et nos campagnes, et c'est par légions qu'on voit ces animaux sortir, le soir, des égouts, des marchés, ou des endroits contenant des victuailles ; c'est qu'il

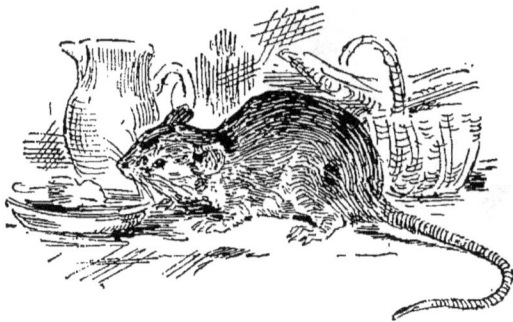

Fig. 114. — Rat (Surmulot).

est aussi carnassier, et dans les campagnes il dévore les jeunes Poulets ou les petits Lapins.

Le *Mulot* vit dans les champs et les bois, où il est très nuisible, car il mange les graines et ronge les écorces.

La *Souris* vit dans des galeries qu'elle se creuse dans les planchers, dans les murailles de nos habitations. Elle est d'une fécondité extraordinaire.

Le *Hamster* diffère peu du Rat ; il est abondant en Alsace où il cause des dégâts, car il amasse dans son terrier des quantités considérables de graines.

Le *Loir* a la queue longue et velue de l'Écureuil ; il est nocturne, et l'hiver il s'endort dans son terrier, enroulé en boule ; l'été, au contraire, il est très agile et grimpe fort bien sur les espaliers pour y manger les fruits. Une espèce de Loir très commune dans nos jardins est le *Lérot*, qui est un peu plus petit que le Rat.

Le *Campagnol* ou *Rat des champs* a la queue courte et velue ; il fait un tort considérable à l'agriculture en rongeant les racines et en mangeant les graines. Heureusement il a des ennemis naturels comme les Chats et les Oiseaux de proie. Le *Rat d'eau*, qui vit dans des terriers sur le bord des cours d'eau, est une espèce de Campagnol.

Le *Castor* (*fig.* 115) est un Rongeur aquatique ; aussi il a les pattes

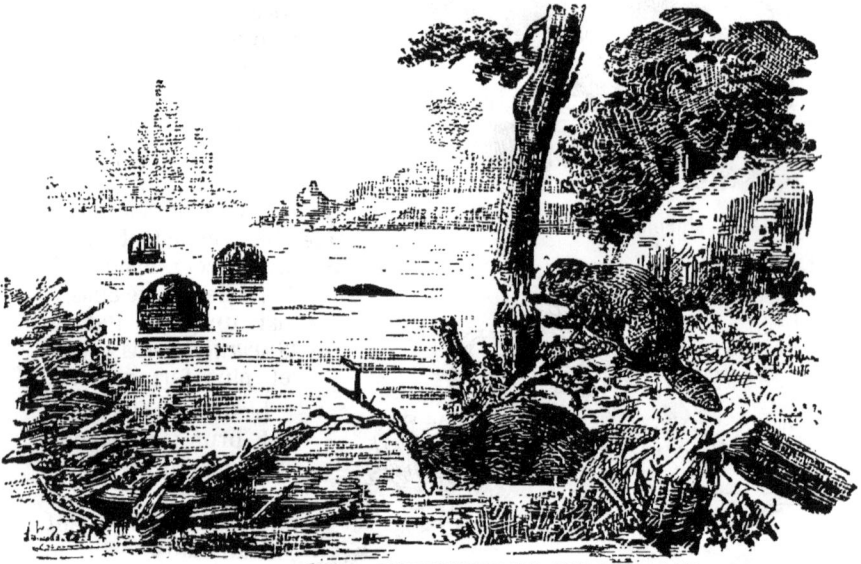

Fig. 115. — Castors construisant une digue. (Leur taille est supérieure à celle d'un gros Lièvre.)

palmées, c'est-à-dire que les doigts sont réunis par une membrane et forment une sorte de rame, comme la patte d'un Canard ; la queue du Castor est écailleuse et aplatie.

Les Castors étaient abondants autrefois en France : on les désignait sous le nom de *Bièvres*, et c'est à leur présence sur les bords d'un petit affluent de la Seine que cette rivière doit son nom de Bièvre. On n'en trouve plus aujourd'hui que le long de quelques affluents du Rhône et en particulier dans la Camargue ; ils sont devenus très rares partout en Europe, mais ils sont encore nombreux au Canada. Ce sont des animaux remarquables par leur sociabilité et par leur industrie. Au Canada, on les voit se réunir par troupes de deux ou trois cents et construire de véritables cités. Ils commencent par construire une digue pour maintenir l'eau à une égale hauteur; à cet effet, ils se servent de pieux enfoncés dans le sol, de branches entrelacées, de pierres et de limon. Ils bâtissent ensuite des cabanes de forme ovalaire, de 2 mètres de diamètre intérieur, et partagées en deux étages: l'inférieur qui est dans l'eau et qui sert de magasin pour les provisions, le supérieur qui est à sec et qui est habité par les Castors. L'animal entre dans la cabane par une ouverture placée sous l'eau ; un autre orifice très petit et dissimulé au milieu de touffes d'herbes est percé au sommet de la cabane et sert à l'aérer.

Pour exécuter ces travaux, les Castors architectes ne se servent pas de leur queue ; ils utilisent surtout leurs incisives et leurs pattes de devant. Avec leurs dents très puissantes ils peuvent couper un tronc d'arbre ; ils ont soin d'abattre les bois dont ils ont besoin au-dessus de l'endroit où ils veulent établir leur cabane ; ils n'ont alors qu'à les faire flotter et à les diriger.

Cet instinct de la construction se conserve même chez les animaux élevés en captivité ; c'est ainsi qu'un Castor élevé à la ménagerie du Jardin des Plantes de Paris prenait les morceaux de bois qu'il trouvait et commençait sa cabane, dont il n'avait cependant aucunement besoin.

La fourrure du Castor était jadis très recherchée pour la fabrication des chapeaux de feutre ; ce qui explique la chasse active qu'on lui faisait. Autrefois, les marchands de pelleterie en Europe recevaient environ 150.000 peaux de Castors par an.

Enfin le Castor fournit un produit odorant, le *castoreum*, jadis utilisé en médecine.

Le *Porc-épic* (fig. 116) a à peu près la taille du Castor et il a le dos recouvert de longs piquants ; il habite le nord de l'Afrique, l'Italie et l'Espagne.

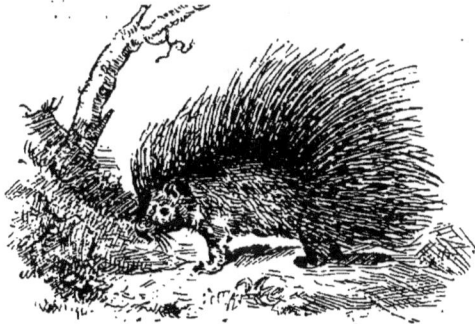

Le *Cobaye* ou *Cochon d'Inde* est un petit Rongeur originaire de l'Amérique du Sud ; il s'est fort bien acclimaté chez nous où il est aujourd'hui très commun. Il sert surtout dans les laboratoires de physiologie et de médecine, en particulier pour l'étude des maladies contagieuses.

Fig. 116. — Porc-épic (plus gros qu'un Lapin).

RÉSUMÉ

Chéiroptères ou Chauves-souris. — Ce sont des Mammifères adaptés au vol : leurs bras sont transformés en *ailes* ; ils se nourrissent d'Insectes. Ils sont *hibernants*, c'est-à-dire qu'ils s'endorment pour toute la saison froide.

Principaux genres : l'Oreillard, le Vespertilion, le Vampire.

Insectivores. — Ils sont caractérisés par leurs molaires hérissées de petites pointes pour mieux écraser les Insectes.

Principaux genres : le *Hérisson*, dont le dos est couvert de piquants, détruit les Insectes et les Vipères ; la *Taupe*, qui vit dans des galeries souterraines, a les yeux atrophiés, détruit les *vers blancs* ; la *Musaraigne;* le *Desman.*

Rongeurs. — Ils sont caractérisés par leur dentition : *incisives* développées et taillées en biseau ; pas de *canines* et la *barre* sépare les incisives des *molaires* qui présentent des replis d'émail.

Principaux genres :

Le *Lièvre* et le *Lapin* ont quatre incisives à la mâchoire supérieure, deux en avant et deux en arrière ; leurs pattes de derrière sont très longues et disposées pour le saut. La *Gerboise* a les pattes de derrière encore plus longues.

L'*Écureuil* est grimpeur et a une queue touffue ; la *Marmotte* vit sur les hautes montagnes.

Le *Rat*, qui a la queue écailleuse, comprend plusieurs espèces : le Rat noir, le Surmulot, le Mulot, la Souris. Des Rongeurs voisins sont le *Hamster*, le *Loir* et le *Campagnol* ou *Rat d'eau.*

Le *Castor* est un Rongeur aquatique : pattes palmées et queue écailleuse et aplatie. Il est disparu ou à peu près d'Europe, mais il vit en troupes au Canada, où il se construit de petites cabanes sur le bord des grands lacs ou des fleuves.

Le *Porc-épic* porte de longs piquants ; le *Cobaye* ou *Cochon d'Inde* est utilisé pour les laboratoires de médecine.

CHAPITRE V

ORDRE DES CARNIVORES

Caractères généraux. — Les *Carnivores* sont des Mammifères qui se nourrissent presque exclusivement de *chair;* aussi leur dentition est-elle en rapport avec ce régime alimentaire.

Les *incisives* (*fig.* 117 et 118) sont petites ; les *canines*, au nombre de deux à chaque mâchoire, sont longues, crochues, et forment ce qu'on appelle les *crocs*; enfin les *molaires* ont des crêtes aiguës et tranchantes, et bien disposées pour déchirer la chair. En général, il existe une molaire de plus grande taille que les autres; elle est appelée *carnassière* (*fig.* 117).

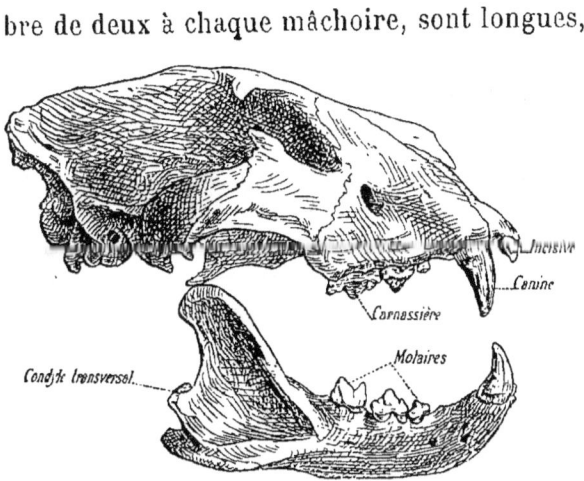

Fig. 117. — Tête de Carnassier. (*Lion du Sénégal.*)

Le condyle de la mâchoire inférieure est transversal (*fig.* 117), de sorte que celle-ci ne peut se mouvoir que de haut en bas et cela avec une force considérable. Les dents des deux mâchoires passent à côté l'une de l'autre, en se croisant, comme le feraient les lames d'une paire de ciseaux.

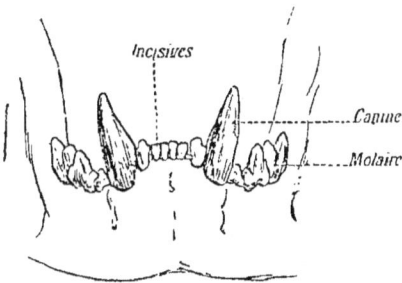

Fig. 118. — Mâchoire inférieure du Lion vue de face.

Enfin, les doigts des pattes sont terminés par de fortes et puissantes *griffes*, qui permettent à l'animal de maintenir sa proie pendant qu'il la dévore.

On peut répartir les Carnivores en deux groupes : 1° les *Digitigrades*, qui marchent sur le bout des doigts (Chiens); 2° les *Plantigrades*, qui marchent sur la plante des pieds (Ours).

I. — Carnivores digitigrades.

Ces animaux marchent en s'appuyant sur le sol par l'extrémité de leurs doigts, de sorte que le talon et le poignet ne reposent pas à terre. Cette disposition augmente l'élasticité des pattes et favorise la rapidité de la course.

Les Carnivores digitigrades peuvent se répartir en plusieurs familles : les *Félidés*, les *Belettes*, les *Canidés*, les *Genettes*.

Les Félidés ou Félins. — Ce sont les plus carnassiers de tous ; aussi les muscles qui font mouvoir la mâchoire inférieure sont très gros. Les doigts de ces animaux sont pourvus de *griffes rétractiles (fig. 119)*, c'est-à-dire que ces griffes peuvent être relevées à l'aide de muscles et de ligaments spéciaux ; on dit alors que ces animaux font *patte de velours :* de cette façon la pointe aiguë de la griffe ne reposant plus sur le sol ne s'émousse pas et demeure une arme puissante qui pourra déchirer les chairs lorsque l'animal allongera la patte, car alors la griffe se rabat et devien saillante.

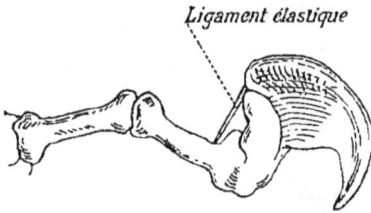

Ligament élastique

Fig. 119. — Griffe rétractile du Lion.

Parmi les Félins citons le Lion, le Tigre, la Panthère, le Léopard, le Jaguar, le Chat, le Lynx et le Guépard.

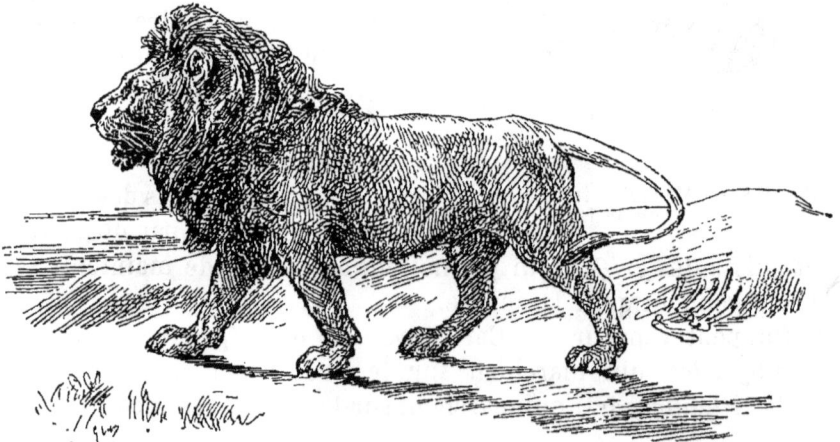

Fig. 120. — Lion.

Le *Lion* (*fig.* 120) vit dans les parties chaudes de l'Afrique et dans la région voisine de l'Asie occidentale ; son pelage est d'une couleur jaunâtre ; le mâle porte sur la tête et le cou une ample crinière ; sa queue

se termine par une touffe de poils et une sorte de griffe cornée. Il
capture sa proie non pas en la poursuivant, mais en se mettant à
l'affût et en s'élançant par bonds sur sa victime. C'est le seul Félin qui
ne grimpe pas sur les arbres.

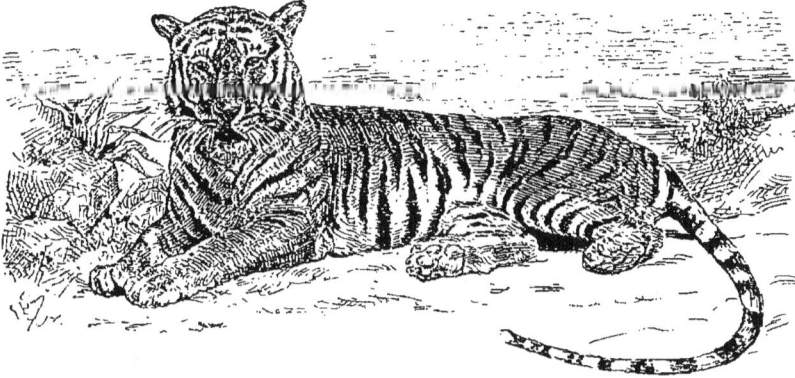

Fig. 121. — Tigre royal (taille d'un petit Ane).

Le *Tigre* (*fig.* 121) est le carnassier le plus redoutable, car auss robuste
que le Lion, il est plus féroce et plus agile ; plus sanguinaire aussi, il

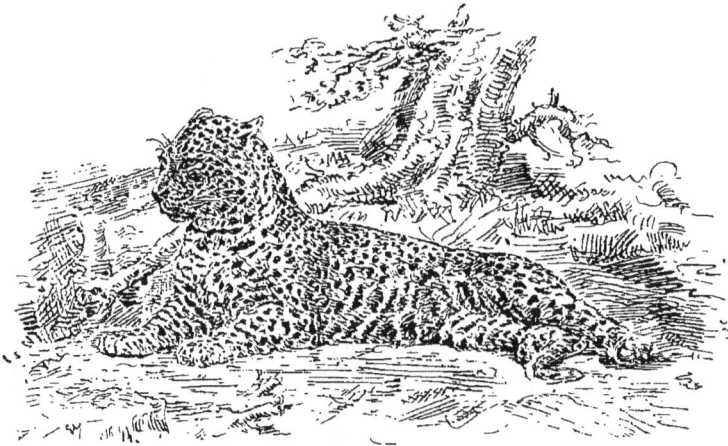

Fig. 122. — Panthère (plus petite que le Tigre).

semble se complaire dans le carnage et ne se lasse pas de répandre le
sang. Il habite l'Inde, la Cochinchine et les îles de la Malaisie (Java,
Sumatra) ; et dans toutes ces régions il cause une terreur justifiée.
Son pelage est fauve, superbement orné de bandes transversales noires.
La *Panthère* d'Afrique (*fig.* 122) et le *Léopard* d'Asie ont une robe

fauve avec des taches brunes ; leur organisation diffère peu de celle du Tigre. Souvent ils s'embusquent sur les arbres, d'où ils bondissent sur leurs proies.

Le *Jaguar*, qui vit dans l'Amérique du Sud, a une robe tachetée comme la Panthère ; le dos et les flancs sont surtout ornés de magnifiques rosaces noires.

Le *Chat* vit à l'état sauvage dans les forêts de l'Europe. Le Chat domestique présente de nombreuses variétés, ce qui s'explique étant donnée son ancienneté ; il était déjà, en effet, le compagnon des Egyptiens, ainsi qu'on a pu le voir par les restes de ces carnivores conservés à l'état de momies dans les tombeaux de ces peuples. Le Chat, malgré tout, a conservé quelque chose de son ancienne sauvagerie ; il a conservé un peu de la fierté de l'être sauvage, et s'il veut bien être notre hôte, il ne veut pas devenir notre esclave ; « il sait quêter des épluchures d'assiette sans pour cela devenir bas. » Il est aussi remarquable par la gracieuse souplesse et par l'élégance de ses mouvements. De chaque côté du museau il porte de

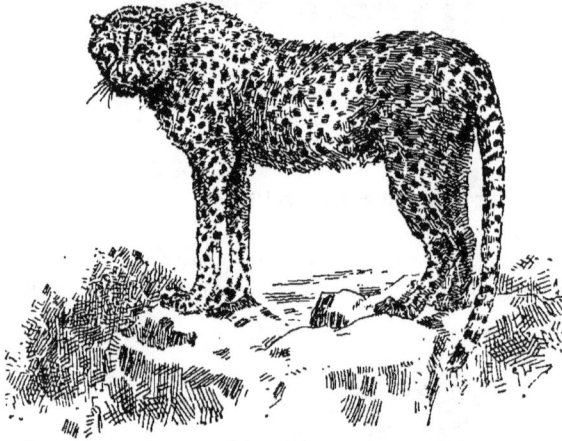

Fig. 123. — Guépard.

longs poils ou *moustaches* qui sont d'une grande sensibilité et qui lui permettent de se guider dans l'obscurité. Il abonde dans tous les villages, et du reste il est le génie familier de toutes les chaumières. Auprès du cultivateur, il jouit d'une excellente réputation, car il détruit les Rongeurs (Rats, Souris) ; malheureusement il fait aussi

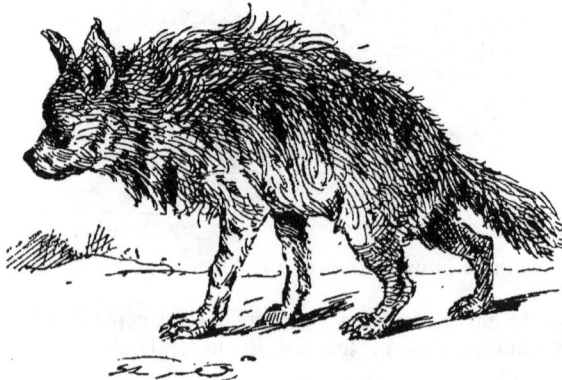

Fig. 124. — Hyène rayée.

la chasse aux petits Oiseaux si utiles à l'Agriculture.

Le Lynx diffère peu d'un grand Chat ; cependant il a l'extrémité des oreilles garnie d'une touffe de poils. Tout ce que l'on dit sur la puissance merveilleuse de sa vue n'est pas fondé. C'est un carnivore redoutable : il tue sans besoin, pour le plaisir de tuer. Il vit dans les pays du Nord ; il a pu être trouvé dans les Pyrénées.

Le Guépard (fig. 123) est le seul Félin dont les ongles ne soient pas étractiles ; il rappelle à la fois le Chien par son aspect général, et le Chat par sa tête élargie. Il vit en Afrique et en Asie ; il se laisse facilement apprivoiser et dresser pour la chasse des Antilopes. Il ne vit jamais longtemps dans les ménageries.

L'Hyène (fig. 124) peut être placée à côté des Félins ; cependant elle n'a pas leur agilité ; sa démarche est lourde et traînante. Son dos, incliné d'avant en arrière, porte souvent un pelage rayé. Elle se nourrit surtout de cadavres et s'attaque rarement à l'Homme. Elle vit en Afrique.

Carnivores rampants. — Ces Carnivores ont les pattes courtes, le corps allongé et l'échine souple, ce qui leur permet de ramer pour ainsi dire contre terre, et de se faufiler par les plus petits trous. Ce sont les plus carnassiers, les plus sanguinaires, car ils égorgent leurs victimes même lorsqu'ils sont repus ; aussi bien les nombreux dégâts qu'ils causent dans les poulaillers justifient la chasse active qui leur est faite. D'autre part ils possèdent une fourrure très appréciée.

Parmi ces animaux on peut citer : le Putois, qui est une bête puante vivant près des habitations ;

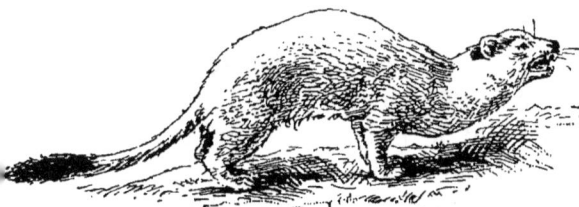

Fig. 125. — Hermine (plus petite que l'Écureuil).

le Furet, domestiqué et dressé pour chasser les Lapins au fond de leurs terriers ; la Belette, beaucoup plus petite que les précédents ; l'Hermine (fig. 125), dont le pelage en hiver est blanc, sauf l'extrémité de la queue qui reste toujours noire ; la Martre, dont le pelage est marron foncé ; la Fouine, qui a la gorge blanche et qui vit dans le voisinage des fermes où elle cause souvent de grands ravages ; la Zibeline, qui vit en Sibérie et est remarquable par la beauté de sa fourrure dont le prix peut s'élever jusqu'à 3000 fr. la pièce ; le Vison vit dans des terriers sur le bord des étangs dont il détruit le poisson. La plupart de ces animaux sont appelées bêtes puantes, car ils exhalent une odeur repoussante qui les protège contre leurs ennemis de plus grande taille. On cite en particulier la Moufette d'Amérique, qui, poursuivie, expulse par l'anus un liquide d'une puanteur telle qu'une maison est rendue inhabitable et que les vêtements en sont imprégnés pendant plusieurs semaines malgré des lavages répétés.

Enfin, la *Loutre* (*fig.* 125 *bis*) dont les pattes sont palmées, c'est-à-dire que les doigts sont réunis par une membrane ; elle vit sur le bord des rivières et se nourrit de Poissons qu'elle capture et emporte dans son terrier. Il existe en Chine et dans l'Inde une espèce de **Loutre** dressée pour la pêche comme certains Chiens sont dressés pour la chasse.

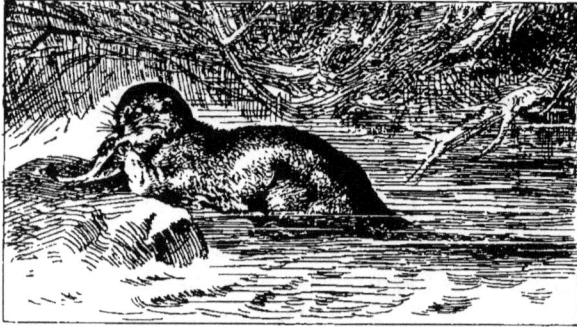

On peut encore ranger parmi ces animaux la *Civette*, qui vit en Afrique, et qui porte dans une poche, située sous l'abdomen, une matière odorante, sentant le musc, et utilisée comme parfum ; cette matière se vend en France 1 000 à 1 200 francs le kilogramme, et une Civette peut en fournir environ 80 grammes par semaine ; enfin la *Genette*, qui habite le midi de la France, et la *Mangouste,* qui vit en Afrique, sont voisines de ces animaux.

Fig. 125 *bis*. — Loutre.

Les Canidés. — Ils comprennent le Chien (*Canis*), le Loup, le Renard, le Chacal. Ce sont des Carnivores dont les griffes ne sont pas rétractiles ; ils ont le museau allongé et leurs membres longs et flexibles sont particulièrement propres à la course. Ils vivent de chasse et leurs mâchoires puissantes broient facilement les os. Certains se nourrissent de proies vivantes, d'autres de charognes ramollies par la putréfaction. Tous ces animaux viennent au monde très faibles ; ce n'est qu'au bout de dix jours que leurs yeux s'ouvrent ; ils sont adultes vers deux ans et vivent de dix à quinze ans.

Le *Chien* est un carnivore très sociable, et de temps immémorial il fut le compagnon et l'ami de l'Homme ; il est doué d'une grande intelligence, et c'est de tous les animaux celui qui est le plus dévoué à son maître. L'*aboiement* du Chien est le langage qui lui permet d'exprimer sa joie, sa douleur ou son inquiétude. Le Chien sauvage n'aboie pas ; il hurle, comme le Loup et le Chacal. Mais s'il se retrouve en contact avec des chiens domestiqués, il peut aboyer. Ainsi lorsque Christophe

Colomb découvrit les Antilles, il n'y avait pas de Chiens dans ces îles ; mais les Espagnols y introduisirent ces animaux dont beaucoup retournèrent à l'état sauvage et perdirent la faculté d'aboyer ; domestiqués de nouveau, ils retrouvèrent leur voix.

La domestication du Chien a eu pour résultat de faire varier ses caractères physiques et ses aptitudes, et par suite de créer un grand nombre de races. On peut les ranger en trois groupes : les Chiens de chasse, les Chiens de berger et les Chiens de garde.

1° Les *Chiens de chasse* (fig. 126) ont l'odorat si développé qu'ils peuvent suivre le gibier de très loin à la piste ; aussi ce sont les auxiliaires précieux du chasseur ; ils savent découvrir et arrêter le gibier. Ces qualités instinctives se transmettent de génération en génération et justifient cette expression proverbiale : « bon Chien chasse de race ». Parmi ces Chiens on peut citer : le Chien courant, le Chien

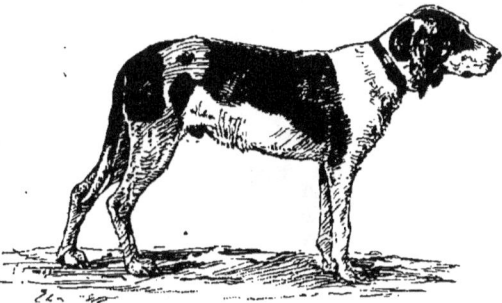

Fig. 126. — Chien de chasse.

d'arrêt (*Braque, Épagneul, Griffon, Setter, Caniche,* etc.), le Basset, le Lévrier.

2° Les *Chiens de berger* sont peu sociables et ressemblent aux Loups par leur forme générale ; mais ils sont obéissants et dévoués à leur maître ; ils sont pour les Moutons qu'on leur confie d'actifs surveillants et de courageux défenseurs.

3° Les *Chiens de garde*, grâce à leur odorat, savent reconnaître même au milieu de la nuit l'approche d'un étranger, qu'ils signalent en aboyant, tandis qu'ils restent silencieux si c'est le maître qui vient. Ils comprennent les *Danois*, les *Dogues*, les *Bouledogues*, les *Roquets*, les *Carlins*, etc.

Il existe une catégorie de Chiens qu'on pourrait appeler *Chiens sauveteurs* ; tels sont le Chien du Mont Saint-Bernard et le Terre-Neuve. Le *Chien du Mont Saint-Bernard* (fig. 127) est le type du Chien de montagne : il est d'une remarquable intelligence et apprend facilement à découvrir au milieu des neiges les voyageurs égarés. Le *Chien de Terre-Neuve* a les doigts palmés ; aussi c'est un excellent nageur ; sa taille est considérable et peut atteindre jusqu'à 80 centimètres au garot.

Depuis quelques années les armées européennes ont essayé d'utiliser le Chien. En Allemagne, en particulier, les Chiens sont enrôlés dans les bataillons de chasseurs à pied. Le *Chien de guerre* est surtout recruté parmi les Chiens de berger et les Chiens d'arrêt. A ce propos on peut se demander ce que deviendraient ces derniers si, en temps de guerre, ils venaient à traverser un pays giboyeux : ces militaires à quatre pattes pourraient bien redevenir de simples chasseurs. Ces chiens sont utilisés

pour porter des dépêches ou des munitions aux avant-postes et pour
signaler les blessés. C'est pourquoi on les dresse à porter des objets, à se
coucher et à se relever sur un signe du maître et à aboyer au comman-
dement. Le rôle le plus délicat du Chien de guerre est celui d'ambu-
lancier : aux termes du règlement, en effet, un Chien qui découvre un
blessé doit poser la patte droite de devant sur la poitrine de l'Homme et
aboyer à plein gosier pour appeler du secours ; si cet appel n'est pas
entendu, le Chien doit prendre la casquette du blessé entre ses dents et
l'apporter à son supérieur hiérarchique, c'est-à-dire à son instructeur.
En France, le Chien militaire n'est qu'à l'état d'essai.

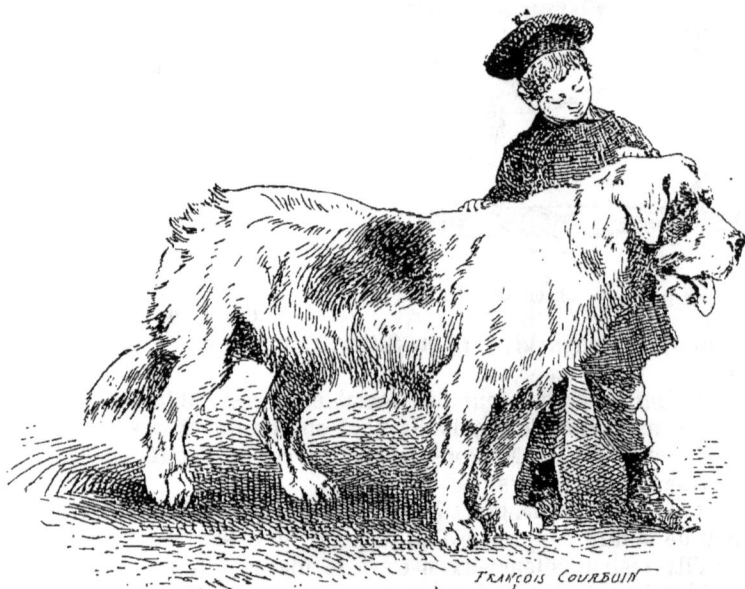

Fig. 127. — Chien du Mont Saint-Bernard.

Enfin le Chien est utilisé dans certains pays comme bête de trait. Dans
le nord de la France, en Belgique et en Hollande, la petite voiture de
la laitière est traînée par un Chien d'assez forte taille. Chez les Esqui-
maux et en Sibérie, on attelle 6 ou 8 Chiens à un traîneau et l'on peut
faire ainsi 60 à 80 kilomètres en six heures sur la neige glacée. Dans
l'Alaska, le Chien traîne les voyageurs et les provisions, il charrie les
déblais aurifères, il pompe de l'eau ; et pour lui éviter l'usure de la
plante des pieds, on lui met de petites bottes en peau de Cerf.

Le *Loup* (*fig.* 128) ressemble beaucoup au Chien, mais il a la queue
touffue et généralement pendante, les oreilles droites et pointues, et le
museau allongé. Pendant l'hiver il chasse en troupes et s'attaque aux
Moutons, aux Chevaux, parfois même à l'Homme. Devenu assez rare en

France, il est très abondant en Europe orientale et en particulier en Russie, où il poursuit les traîneaux, sur la neige, avec une redoutable audace. Dans cette course, les Loups qui tombent sous les coups de

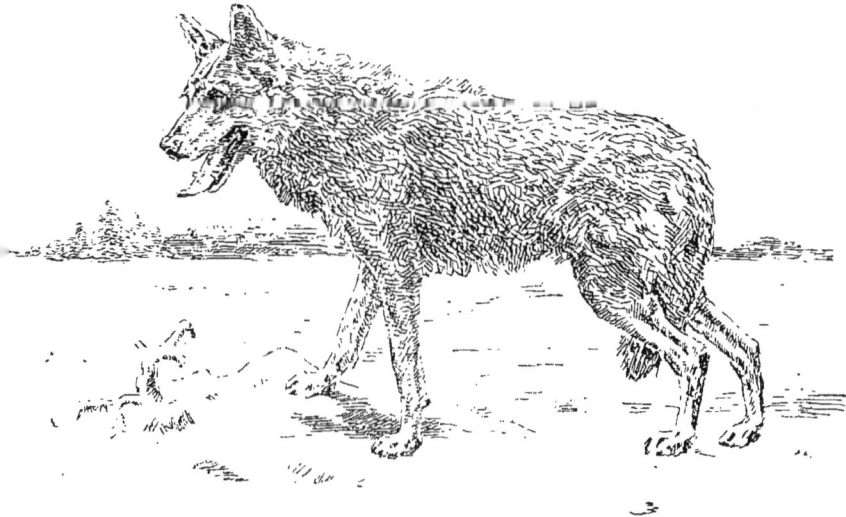

Fig. 128. — Loup.

fusil sont mangés par quelques camarades (ce qui fait mentir le proverbe), tandis que les autres continuent leur ardente poursuite. Comme le Chien, le Loup peut contracter la rage et ses morsures sont terribles.

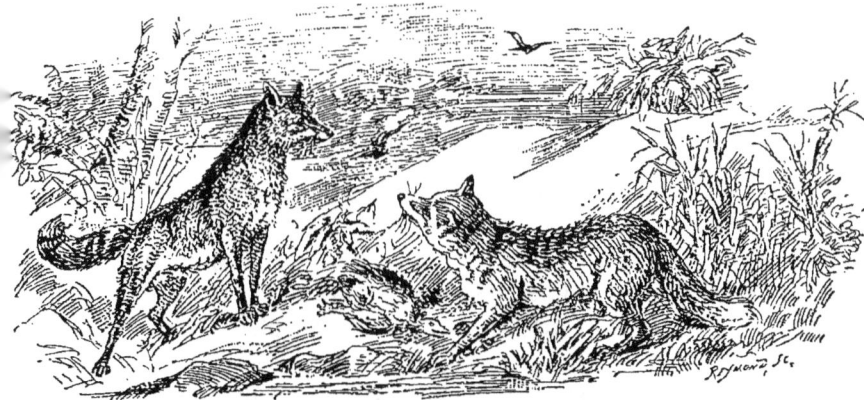

Fig. 129. — Renards.

Le Renard (fig. 129) se distingue du Chien et du Loup par sa queue longue et touffue et par ce qu'il habite dans un terrier. Comme le Loup, il exploite rarement le voisinage de sa demeure; il se nourrit de Lapins, de Lièvres et de volailles qu'il cherche principalement la nuit; il est très rusé et d'une grande prudence. C'est un astucieux chasseur sachant utiliser merveilleusement l'affût. Les chasseurs qui le considèrent, à juste titre, comme le plus redoutable des braconniers, l'exécutent le plus souvent par le poison. Il sait en effet reconnaître facilement le piège qu'on lui tend. Si cependant il s'y laisse prendre, il peut avoir l'intelligence et le courage de se couper avec les dents la partie retenue par le piège et de s'enfuir ainsi mutilé. Il existe quelques variétés

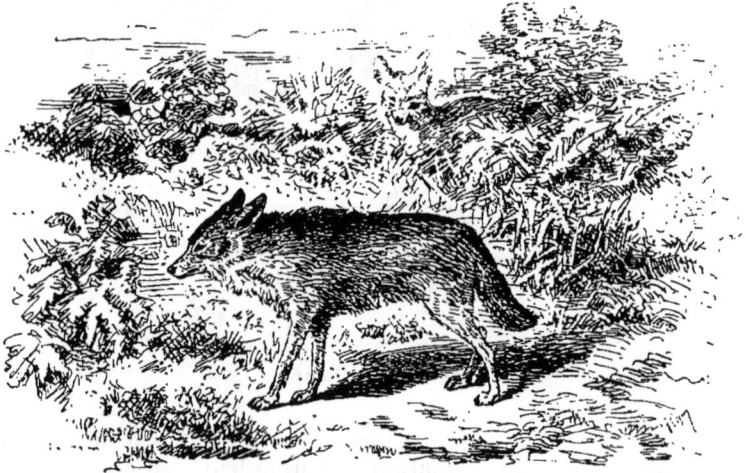

Fig. 130. — Chacal.

recherchées pour leur pelage : le *Renard bleu* de Sibérie, et le *Renard noir* de l'Amérique du Nord dont la fourrure peut valoir 1.500 francs.

Le *Chacal* (*fig.* 130) ressemble au Loup ; il vit en Afrique, et souvent comme l'Hyène, il va la nuit déterrer les cadavres. Il est sociable et vit en troupes nombreuses.

II. — Carnivores plantigrades.

Ce sont des Carnivores qui marchent en s'appuyant sur la plante entière du pied; aussi leur démarche est lente et lourde. Ils comprennent surtout l'Ours, le Blaireau et le Glouton.

L'*Ours* est le moins carnassier des Carnivores, car il ne se nourrit pas exclusivement de chair; il mange aussi des fruits, des racines, du miel. Son corps est trapu et lourd, et sa queue très courte. Il est doué d'une grande force musculaire et grimpe parfaitement aux arbres.

Il y a plusieurs espèces d'Ours : L'*Ours brun* (*fig.* 131) qui habite les hautes montagnes d'Europe (Alpes, Pyrénées) et d'Asie. Il se nourrit de fruits, de jeunes branches et de miel ; parfois cependant il s'attaque aux Moutons et aux Bœufs. Il s'endort pendant l'hiver pour ne se réveiller qu'au printemps. L'*Ours blanc* habite les régions polaires ; il

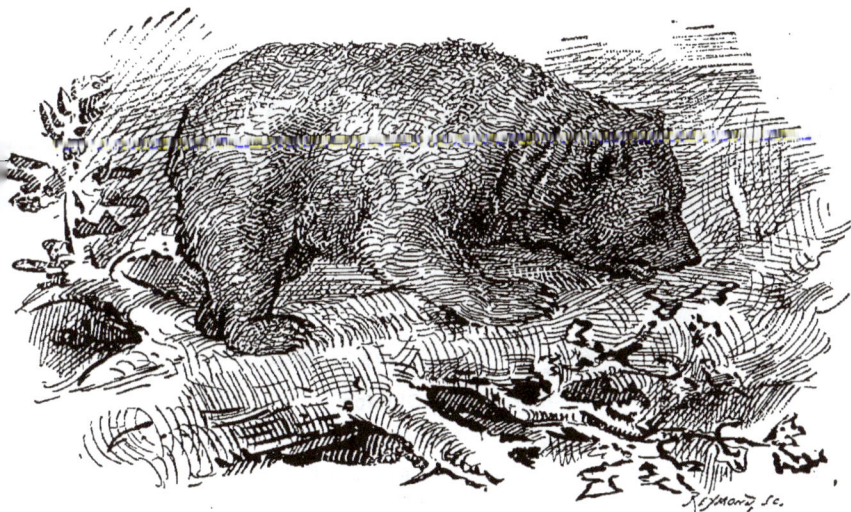

Fig. 131. — Ours brun (beaucoup plus gros qu'un Chien Terre-Neuve).

est exclusivement carnivore et mange les Morses, les Phoques et les Poissons. Il est excellent nageur et ne craint pas de s'attaquer à l'Homme.

Le *Blaireau* (*fig.* 132) est plus petit que l'Ours ; ses pattes sont courtes et sa démarche est rampante. Son pelage est gris sur le dos, noir sous le ventre ; sa tête est blanche avec une bande noire. Il creuse un terrier communiquant avec l'extérieur par plusieurs couloirs et au fond duquel il reste endormi tout le jour. Le Blaireau est fort propre, mais cette propreté est indignement exploitée par le Renard lorsque celui-ci veut déloger le Blaireau de son terrier.

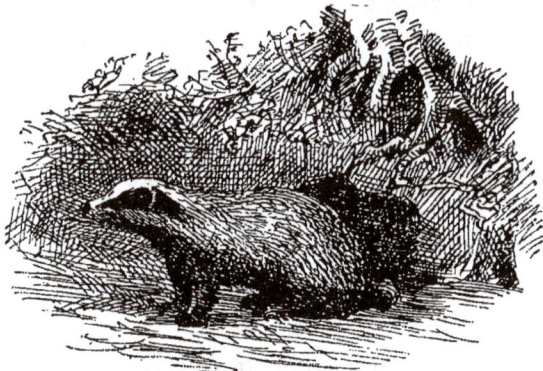

Fig. 132. — Blaireau (taille d'un Chien basset).

Le Renard vient alors déposer ses ordures dans les couloirs du Blaireau, et celui-ci, suffoqué par l'odeur fétide, déménage laissant la place libre au Renard qui s'y installe sans façon. La nuit le Blaireau va à la chasse, cherchant des fruits, du raisin et des pommes dont il est friand ; mais n'hésitant pas à manger des œufs de Perdrix ou de Fai-

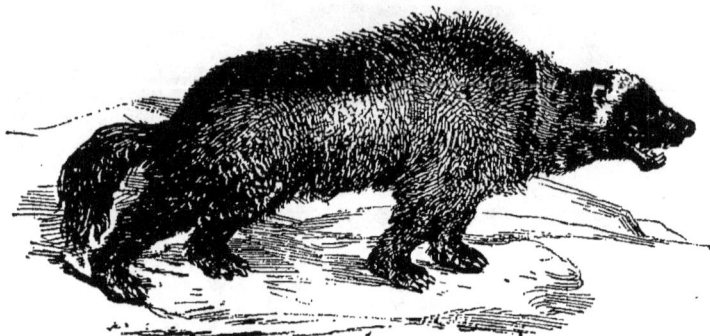

Fig. 1**. — Glouton.

sans, ou à croquer quelques jeunes Lapereaux. Les longs poils de son dos et de sa queue servent à fabriquer des pinceaux.

Le *Glouton* (*fig.* 133) est un carnassier des régions arctiques ; il se tient souvent perché sur les arbres, surprenant ainsi facilement ses victimes.

ORDRE DES AMPHIBIES

Caractères généraux. — Les *Amphibies* sont des Carnivores adaptés à la vie aquatique. Ils vivent dans l'air et dans l'eau, d'où leur nom. Leur dentition est la même que celle des Carnivores ; comme eux, en effet, ils se nourrissent de chair. Les pattes antérieures élargies en forme de palettes fonctionnent comme des rames ; les pattes postérieures dirigées en arrière agissent plutôt à la façon d'un gouvernail. Ils se meuvent difficilement à terre, car leurs pattes antérieures très courtes ne peuvent leur servir qu'à ramper.

Principaux genres. — Ils comprennent le Phoque, l'Otarie et le Morse.

Le *Phoque* (*fig.* 134) a le corps tout d'une venue, le cou très court ; le pavillon de l'oreille manque ; sa fourrure épaisse et soyeuse est l'objet d'un commerce considérable ; la longueur de son corps varie de 4 à 8 mètres. Les Phoques vivent en bandes nombreuses dans les régions glaciaires ; et c'est là que les chasseurs viennent les surprendre et les assommer à coups de gourdin; en d'autres régions on les prend avec des harpons. La plus importante des pêcheries de Phoques est celle de Terre-

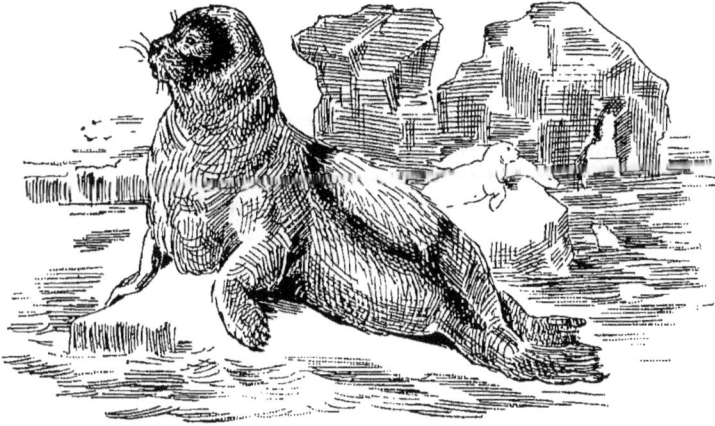

Fig. 134. — Phoque.

Neuve, où l'on tue par an plus de 500.000 Phoques, représentant en huile et en peaux une valeur d'environ 8 millions de francs. Ces massacres

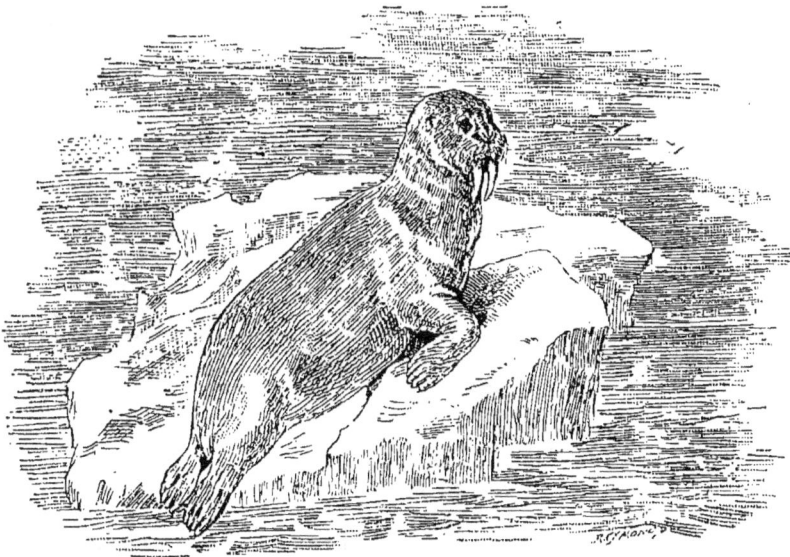

Fig. 135. — Morse.

auraient amené rapidement la disparition de cette espèce, si une régle-mentation de cette pêche n'était intervenue entre les différentes nations.

L'*Otarie* se distingue du Phoque par un cou plus long et par ses oreilles qui portent un pavillon ; on le chasse surtout pour sa fourrure, qui est très estimée dans le commerce.

Le *Morse* (*fig.* 135) porte à la mâchoire supérieure une paire de dents canines énormes dirigées vers le bas ; ces défenses, qui peuvent atteindre 60 à 80 centimètres de longueur et peser 10 kilogrammes, servent à l'animal pour se hisser sur les bancs de glace. A cause de ses défenses, il est parfois appelé *Éléphant de mer*. Les Morses vivent par troupes sur les côtes du Groenland et dans tout le nord de l'Océan pacifique ; on les chasse pour leur huile, leur peau et l'ivoire de leurs défenses. A terre on les tue à coups de lance ou de fusil ; en mer, on les harponne comme les Baleines. Cette chasse est dangereuse, car le Morse blessé est secouru par ses compagnons qui se précipitent sur la barque et peuvent la faire chavirer. Chaque année il est vendu sur le marché de Londres environ 10,000 kilos d'ivoire de Morse.

ORDRE DES ÉDENTÉS

Caractères généraux. — Les *Édentés* sont encore des Onguiculés, car ils ont des griffes bien développées ; mais leur bouche peut être complètement dépourvue de dents, ou bien n'en posséder que dans le fond. Ils se nourrissent d'Insectes et de végétaux, et vivent surtout en Amérique.

Principaux genres. — Ils comprennent le Fourmilier, le Tatou, le Pangolin et le Paresseux.

Le *Fourmilier* (*fig.* 136) a une longue queue touffue ; sa langue est allongée et enduite d'une salive gluante, ce qui lui permet, en la plongeant dans une fourmilière, de ramener ensuite dans sa bouche les Fourmis capturées.

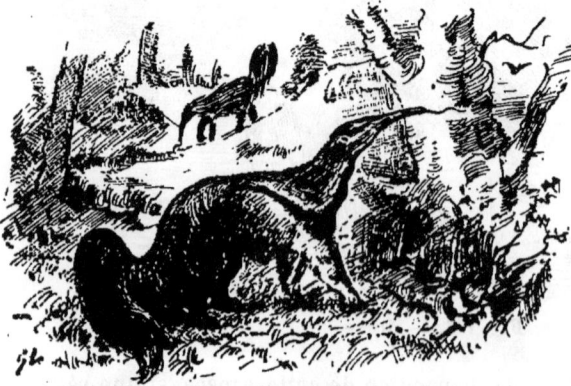

Fig. 136. — Fourmilier (taille d'un Epagneul).

Le *Tatou* (*fig.* 137) a la partie dorsale du corps recouverte d'écailles qui forment une sorte de carapace disposée de telle façon que l'animal peut se rouler en boule au moindre danger. Il vit dans l'Amérique du Sud.

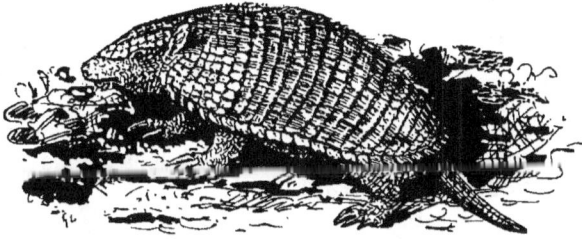

Fig. 137. — Tatou (taille d'un Lapin).

Le *Pangolin* habite l'Afrique ; il a le corps garni d'écailles se recouvrant comme les tuiles d'un toit.

Le *Paresseux* (*fig.* 138), ainsi appelé parce qu'il se meut avec une extrême lenteur, est presque toujours suspendu aux arbres, dont il mange les feuilles, car il est herbivore. Il peut même dormir dans cette singulière position, car ses mains sont disposées de telle façon qu'il n'a aucun effort à faire pour se tenir accroché.

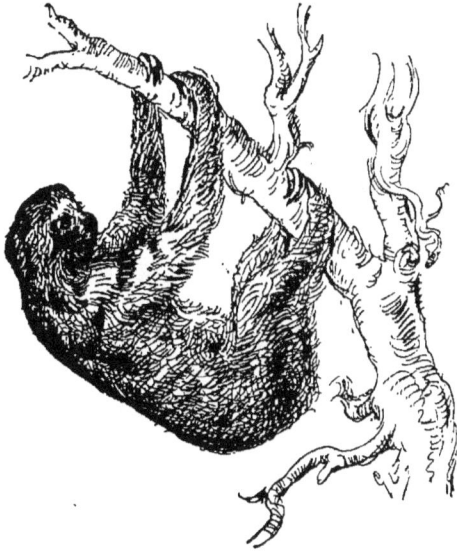

Fig. 138. — Paresseux (taille d'un gros Chat).

RÉSUMÉ

Carnivores. — Les *Carnivores* sont caractérisés par leur dentition : *incisives* petites, *canines* développées en forme de *crocs, molaires* aiguës et tranchantes. Le condyle est transversal et la mâchoire inférieure ne peut se mouvoir que de haut en bas et de bas en haut. Leurs doigts portent des *griffes* puissantes.

Deux groupes: *Digitigrades* et *Plantigrades*.

1° Les *Digitigrades* marchent sur le bout des doigts ; ils comprennent: les *Félins*, pourvus de *griffes rétractiles* (Lion, Tigre, Panthère, Chat, Lynx, Guépard, Hyène); les *Carnivores rampants*, qui ont les pattes courtes, le corps allongé et l'échine souple (Putois, Furet, Belette, Martre, Fouine, Zibeline, Loutre, Civette); les *Canidés*, qui n'ont pas de griffes rétractiles et qui ont de longues pattes (Chien, Loup, Renard, Chacal).

2º Les *Plantigrades* marchent en s'appuyant sur la plante du pied ; sont moins carnassiers que les autres (Ours, Blaireau, Glouton).

Amphibies. — Les *Amphibies* sont des Carnivores adaptés à la vie aquatique ; leurs pattes sont tranformées en nageoires (Phoque, Morse, Otarie).

Édentés. — Les *Édentés* sont des Onguiculés complètement dépourvus de dents, ou bien en possèdent seulement dans le fond de la bouche (Fourmilier, Tatou, Pangolin, Paresseux).

CHAPITRE VI

LES MAMMIFÈRES ONGULÉS

Les *Mammifères ongulés* ont l'extrémité des doigts entourée d'une sorte d'ongle très épaissi appelé *sabot*. Ce sont des animaux herbivores, c'est-à-dire se nourrissant de végétaux; aussi leur dentition est en rapport avec ce régime alimentaire : leurs *molaires* très grosses et recouvertes de lignes saillantes d'émail sont bien faites pour broyer les herbes ; les *canines* manquent souvent ou ne servent que d'organes de défense.

On peut partager ces animaux en deux groupes d'après le nombre de leurs doigts :

1º Les *Paridigités*, qui ont un nombre de doigts *pair* ; 4 chez les *Porcins*, 2 chez les *Ruminants* ;

2º Les *Imparidigités*, qui ont un nombre de doigts impair: 5 chez les *Proboscidiens* (Éléphants), 3 chez les *Rhinocéros*, 1 chez les *Solipèdes* (Cheval).

Le nombre des doigts est d'autant plus réduit que l'animal est meilleur coureur. En étudiant ces différents groupes, nous verrons la disparition progressive de certains doigts, en particulier de ceux qui sont plus courts que les autres et qui ne reposent pas à terre, pour arriver aux coureurs les plus parfaits qui n'ont plus que deux doigts, comme

Gazelle, ou un seul, comme le Cheval. En même temps leurs jambes
s'allongent : tout le monde sait, en effet, que pour courir vite il faut de
longues jambes. Aussi tous ces animaux se tiennent sur l'extrémité de
leurs doigts, comme nous nous tenons sur la pointe de nos pieds lorsque
nous voulons grandir nos jambes.

ORDRE DES PORCINS

Caractères généraux. — Les *Porcins* sont des Ongulés qui
ont quatre doigts terminés par des sabots; les deux
doigts du milieu seuls reposent sur le sol (*fig.* 139),
les deux autres latéraux, plus petits, ne tou-
chent pas à terre et ne servent à rien dans la
marche.

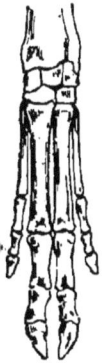

Leur dentition comprend des incisives, des
canines très développées en forme de *défenses* et
recourbées vers le haut, des molaires dont la forme
rappelle celles de l'Homme.

Leur forme est massive, et ils ont la peau épaisse
et couverte de *soies*.

Fig. 139. — **Principaux genres** — Le Cochon, le Sanglier,
Patte de Porc. le Babiroussa, l'Hippopotame.

Le *Cochon* ou *Porc* est caractérisé par son nez, appelé *groin*, qui est
très mobile, tronqué et sensible ; aussi le Cochon se sert de ce groin
pour fouiller la terre et en retirer les tubercules ou les racines dont il
se nourrit. Il descend du Sanglier, qu'on a domestiqué. La domestication l'a rendu paresseux en le parquant dans une étable trop étroite,
sale en le laissant trop souvent croupir sur un fumier infect, glouton
en encourageant sa voracité pour qu'il devienne vite gros et gras. Cependant il est le seul de tous les animaux domestiques qui ne souille pas
sa litière de ses ordures. Il est surtout remarquable par la rapidité avec
laquelle il croît et s'engraisse ; sa chair est excellente et saine, à la con-
dition qu'elle soit bien cuite, car elle peut contenir des parasites comme
le Ver solitaire ou la Trichine, qu'il est nécessaire de tuer par la cuisson. L'élevage du Cochon a une importance considérable pour les petits
cultivateurs qui le considèrent non sans raison comme une machine à
fabriquer du lard et de la viande; comme on l'a dit, le Cochon est le
Bœuf du pauvre. Il existe actuellement en France environ 6 millions 1/2
de Porcs; mais c'est surtout aux États-Unis que cet élevage prend des
proportions énormes ; le nombre de ces animaux y était en 896 d'environ 43 millions. Leurs poils ou *soies* sont utilisées pour faire des brosses

et des pinceaux et donnent lieu à un commerce important ; ainsi le seul marché de Leipzig a importé, en 1893, près de 5 millions de kilo-

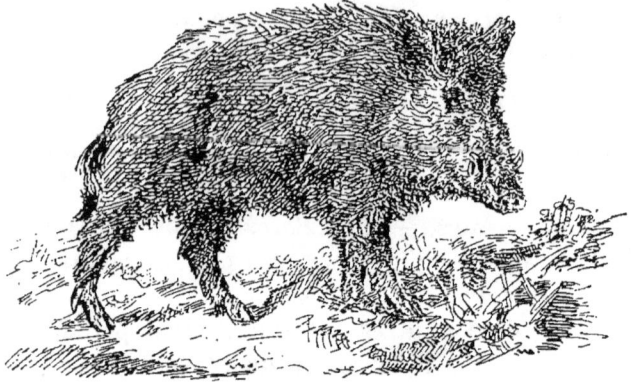

Fig 140. — Sanglier.

grammes de soies, d'une valeur d'environ 20 millions de francs.

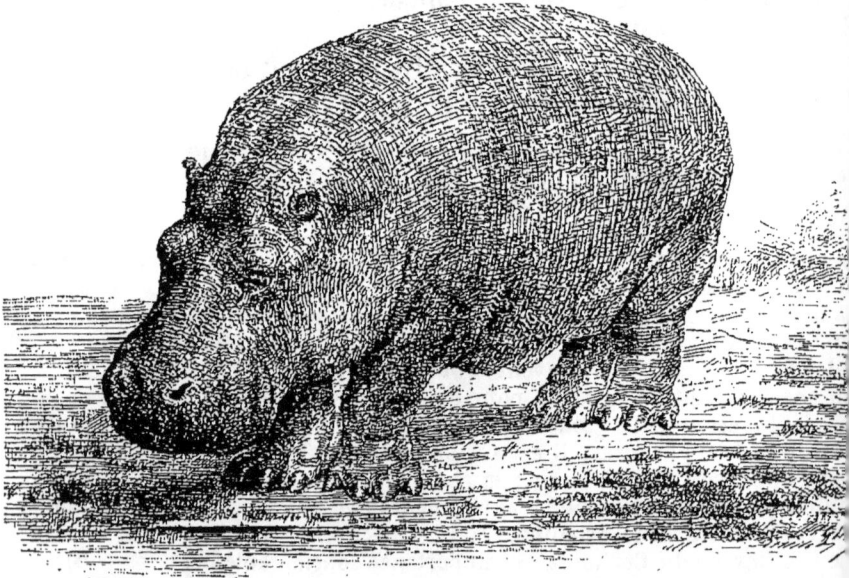

Fig. 141. — Hippopotame.

La femelle ou *truie* donne de nombreux petits, parfois une douzaine par portée.

Le *Sanglier* (*fig.* 140) est un Cochon sauvage : il peut être considéré

omme la souche du Cochon domestique. Ses canines très développées
ont de redoutables défenses ; les soies du dos forment une crinière hé-
issée. Le mâle est appelé *solitaire*, la femelle, *laie*, et les jeunes, *mar-
assins*. Il est encore abondant dans certaines forêts de France, malgré
a chasse qui lui est faite. Il cause de grands dégâts dans les cultures,
'autant plus que dans ses évolutions rien ne l'arrête : ni les fourrés les
lus épais, ni les haies les plus épineuses ; il va droit devant lui d'un
rain égal et soutenu pendant des heures. Il tient tête à une meute avec
n courage peu ordinaire, et lorsqu'il va livrer sa dernière bataille et
harger ses ennemis, il est superbe d'audace et de résolution.

Le *Babiroussa* vit dans l'Inde ; ses canines sont recourbées sur elles-
nêmes de façon à protéger la tête.

L'*Hippopotame* ou *Cheval de rivière* (*fig.* 141), qui vit dans les fleuves
t les lacs de l'Afrique centrale, a 4 doigts presque égaux à chaque pied.
a forme est massive et il peut peser jusqu'à 3.000 kilogrammes ; il
nage fort bien et vient paître la nuit sur le rivage. On le chasse pour
a chair et pour l'ivoire de ses canines ; cet ivoire est recherché, à cause
e sa blancheur et de sa dureté, pour fabriquer de fausses dents.

ORDRE DES RUMINANTS

Caractères généraux. — Les *Ruminants* sont nettement
caractérisés par leur *den-
tition*, leur *estomac*, leurs
pattes et enfin leur tête
qui porte des *cornes*.

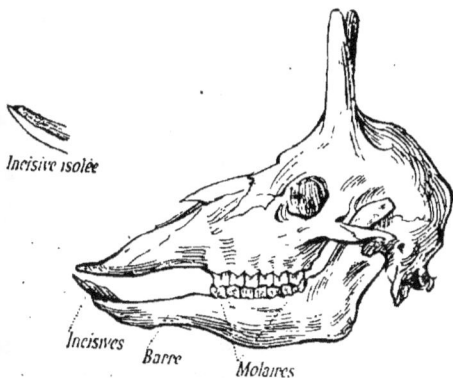

Fig. 142. — Tête de Ruminant (*Antilope*)
et incisive isolée.

1° **Dentition.** — Ils n'ont
pas d'incisives à la mâ-
choire supérieure, et celles
de la mâchoire inférieure
sont allongées et aplaties
en forme de pelles (*fig.*
142) ; pas de canines ;
leurs molaires sont hérissées de lignes d'émail
saillantes et dures qui, en
rottant les unes contre les autres, écrasent les aliments à la
açon d'une meule ; c'est pour cette raison que la mâchoire
nférieure se meut de gauche à droite et de droite à gauche.

2° **Estomac.** — L'estomac des Ruminants (*fig.* 143) est composé de quatre poches : la *panse*, le *bonnet*, le *feuillet* et la *caillette* qui est le véritable estomac, car c'est elle qui sécrète le suc gastrique. C'est de la caillette du jeune Veau que l'on retire la *présure* qui sert à faire cailler le lait.

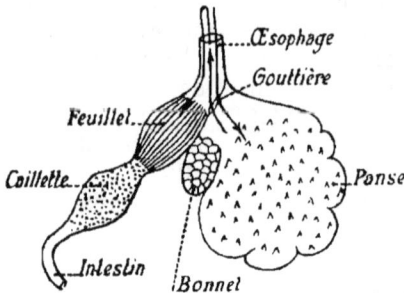

Fig. 143. — Estomac d'un Ruminant.

Voyons comment cet estomac fonctionne : dans la prairie, le Mouton par exemple mange rapidement l'herbe, et celle-ci mâchée grossièrement se rassemble dans la panse comme dans un sac à provisions ; puis rentré à la bergerie, le Mouton va faire revenir à la bouche l'herbe mise en boules par le bonnet ; c'est alors que couché et les yeux mi-clos, il va mâcher et triturer avec lenteur les aliments qui vont s'imprégner de salive et redescendre ensuite directement, sous forme de bouillie épaisse, dans le feuillet et la caillette. C'est cet acte de mâcher plusieurs fois les aliments qu'on appelle *ruminer*.

L'intestin des Ruminants est très long, comme chez tous les animaux qui se nourrissent d'aliments difficiles à digérer. Ainsi tandis que l'intestin du Chien (carnivore) n'a que 3 ou 4 mètres, celui du Mouton (herbivore) a 30 mètres, et celui du Bœuf 40 mètres.

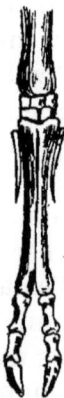

3° **Pattes.** — Leurs membres sont terminés par deux doigts qui portent chacun un sabot et qui sont d'égale longueur (*fig.* 144). On dit qu'ils ont le *pied fourchu*. Souvent il existe encore deux autres petits doigts latéraux, rappelant les doigts latéraux de la patte du Cochon, et qui sont représentés seulement par deux petits stylets osseux. Les deux os métacarpiens sont soudés pour donner un seul os, l'*os canon*.

4° **Cornes.** — La plupart des Ruminants portent sur le front des prolongements ou *cornes* qui peuvent être *persistantes* comme chez le Bœuf, ou *caduques* comme chez le Cerf.

Fig. 144.
Patte d'un
Ruminant.

Principaux genres. — On partage les Ruminants

en deux groupes : les *Ruminants ordinaires,* comme le Bœuf ; les *Caméliens,* comme le Chameau.

I. — Ruminants ordinaires.

Les principales familles sont celles des Bovidés, des Cervidés, des Chèvres, des Girafes et des Chevrotains.

Les Bovidés. -- Leurs cornes sont creuses et recouvrent un prolongement osseux du crâne appelé *cornillon* ; ces cornes sont persistantes. Les Bovidés comprennent :

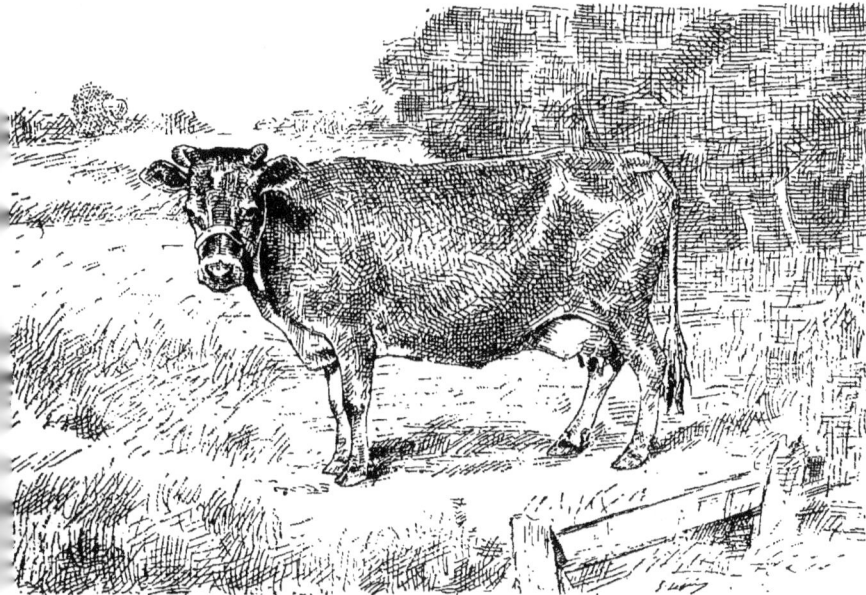

Fig. 145. — Vache.

Le *Bœuf,* qui a des cornes arrondies et en forme de croissant ; il porte au-dessous du cou un repli de la peau appelé *fanon ;* le museau ou *mufle* est nu et humide. La domestication du Bœuf remonte à la plus haute antiquité, car il est déjà représenté dans les monuments d'Assyrie et d'Égypte ; le Dieu Apis des Égyptiens était figuré sous la forme d'un Bœuf, de même que des cornes de Vache ornaient la tête de la déesse Isis. L'Homme, pour ses besoins, a créé de nombreuses races de Bœufs, qu'on peut ramener à trois catégories : **les** *races de travail,* les *races de boucherie* et les *races laitières,* **chacune** ayant des qualités qui correspondent aux trois produits : *travail,* *viande*, *lait.* C'est ainsi par exemple que certaines Vaches normandes ou hollandaises peuvent fournir jusqu'à 20 litres de lait par jour;

Le *Zébu* ou *Bœuf de l'Inde* (fig. 146), qui porte sur le dos une bosse de graisse. Il grogne comme le Yack et ne mugit pas comme notre Bœuf. Il vit à l'état sauvage, mais on le domestique facilement et il devient alors une excellente bête de trait qui peut trotter comme un Cheval; il est très abondant dans notre colonie de Madagascar, où il constitue une des principales richesses naturelles;

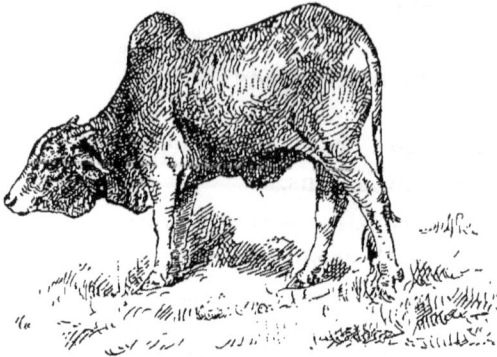

Fig. 146. — Zébu de Madagascar.

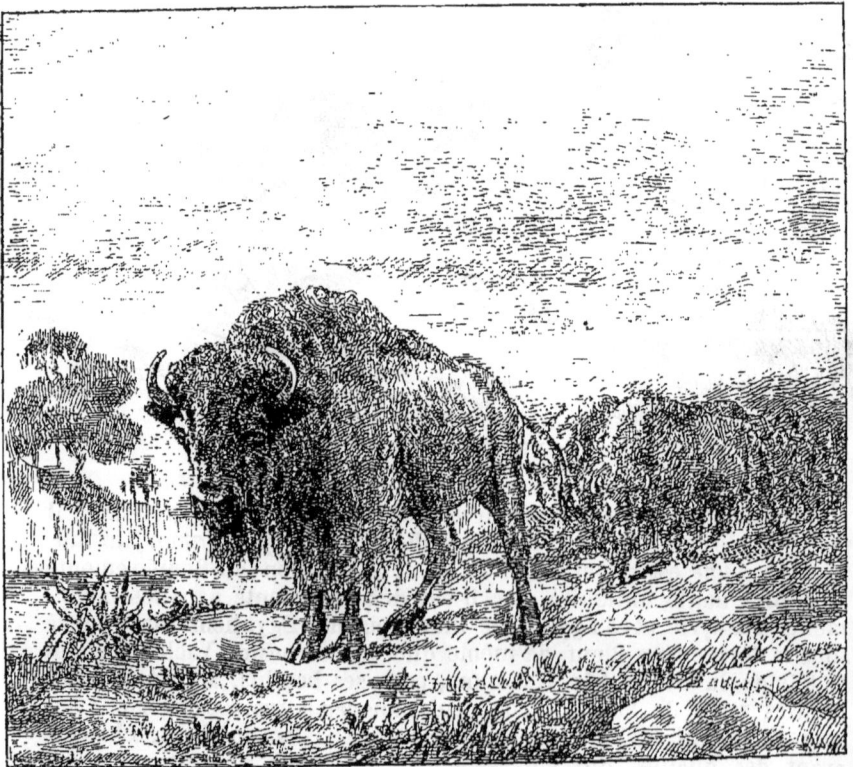

Fig. 147. — Bison.

Le *Bison* (*fig.* 147), qui vit dans le nord des deux continents. Il est surtout abondant dans l'Amérique du Nord, où il vit en troupes nombreuses. Sa tête est large, son front bombé; il porte sur le cou et les épaules une épaisse toison, et sur le dos une masse charnue; il tend à disparaître à cause de la chasse active qui lui est faite pour sa chair et sa peau;

Le *Buffle* a le front bombé et les cornes noires dirigées sur le côté; originaire de l'Inde, il a été acclimaté dans le sud de l'Europe; il est commun dans les Marais Pontins près de Rome; il aime l'eau, nage bien, et se nourrit volontiers de roseaux;

Le *Yack* a une queue semblable à celle du Cheval; il a les flancs et le dessus du corps recouverts de longs poils; il vit dans les montagnes du Thibet et il est parfois désigné sous le nom de Vache grognante de Tartarie.

Les Cervidés. — Ils sont caractérisés par leurs cornes pleines et ramifiées appelées *bois*. Les bois sont d'abord recouverts d'une peau velue qui se dessèche et tombe. Ce bois est d'abord simple, puis il porte des branches appelées *cors* ou *andouillers* (*fig.* 148). Chaque année les bois tombent et sont remplacés par des bois portant un andouiller de plus; de sorte qu'on peut reconnaître l'âge de l'animal

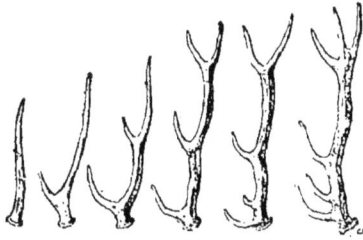

Fig. 148. — Bois de Cerf.

au nombre des andouillers. Ces animaux ont une forme gracieuse, la tête petite, les jambes fines et spécialement aptes à la course. Les femelles ou *Biches* ne portent pas de bois; les jeunes sont appelés *Faons*.

On connaît en France trois espèces du genre Cerf: le Cerf commun, le Chevreuil et le Daim.

Le *Cerf commun* (*fig.* 149) est de grande taille; ses bois sont pointus et très ramifiés; son pelage est brun grisâtre

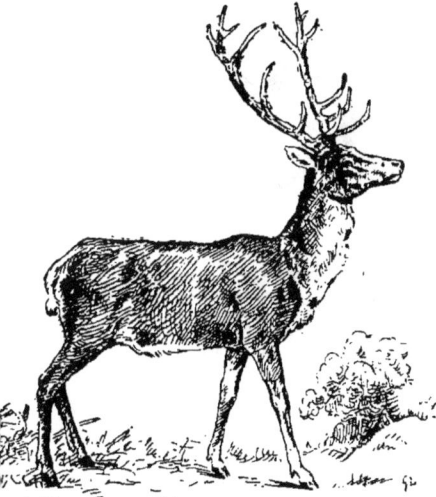

Fig. 149. — Cerf commun.

en hiver, avec une rangée de taches blanches sur les flancs en été;

il habite les bois de haute futaie où il vit en troupes avec ses petits.

Le *Chevreuil* (*fig.* 150) est plus petit et a les bois arrondis, fourchus et peu ramifiés ; il n'a que deux andouillers ; il vit par paires dans les bois et non par troupes comme les Cerfs.

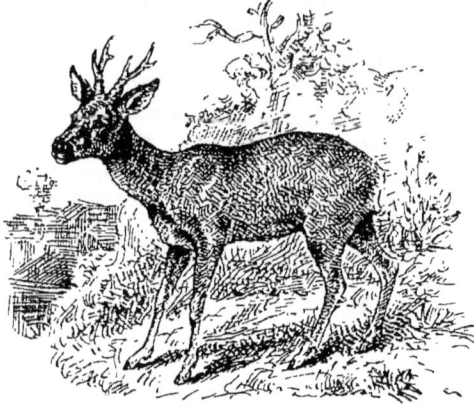

Le *Daim* et l'*Elan* ont les bois palmés.

Le *Renne* (*fig.* 151) est voisin de notre Cerf dont il a la taille ; mais il est moins beau : il est plus trapu, ses pattes sont moins fines et son poil plus grossier. La femelle porte aussi des cornes. Le Renne habite le nord des deux continents ; il a été domestiqué et rend de grands services comme bête de trait et de boucherie ; son lait est aussi très apprécié. Bien dressé, il s'attelle sans difficulté et court sur la

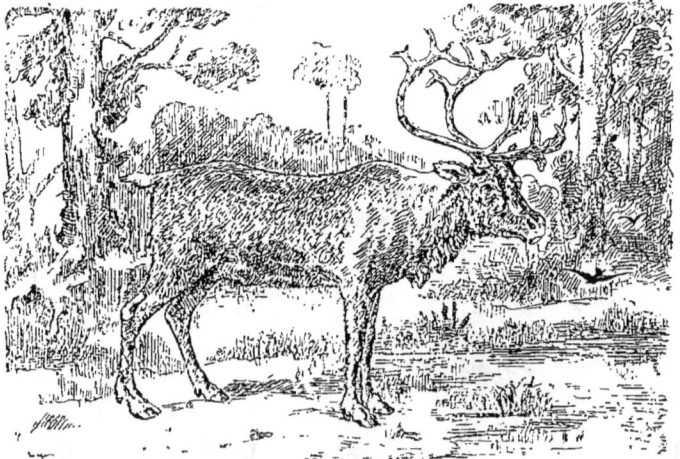

Fig. 150. — Chevreuil.

Fig. 151. — Renne.

neige avec une grande vitesse ; il se nourrit facilement, car il peut se contenter d'une espèce de Lichen qui pousse sur les rochers et qu'il sait trouver sous la neige. Le Renne existait dans nos pays à l'époque préhistorique, mais il s'est retiré vers le nord.

Les Ovidés. — Ils comprennent les Moutons et les Chèvres ; ils ont les cornes creuses et courbées en arrière.

Le *Mouton* est un des premiers animaux que l'Homme ait domestiqués ; il est d'une grande utilité, pour sa chair qui est excellente et qui ne contient pas de parasites, et pour sa laine. Le *Mouton de prés salés* élevé sur les bords de la mer a une chair exquise ; et celui qui est le plus recherché pour sa laine fine et abondante est le *Mouton mérinos*. Le lait de Brebis est utilisé pour fabriquer certains fromages comme le Roquefort. Le Mouton résiste aux grandes altitudes ; aussi il peut être utilisé comme bête de somme sur les hauts plateaux de l'Asie centrale, alors que le Cheval, le Chameau et le Mulet peuvent mourir d'hémorragie à cause du manque d'air.

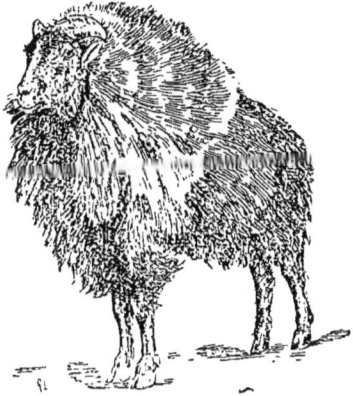

Fig. 152 — Chèvre Jharal (de l'Himalaya).

La *Chèvre* a les cornes peu enroulées et le menton garni de barbe.

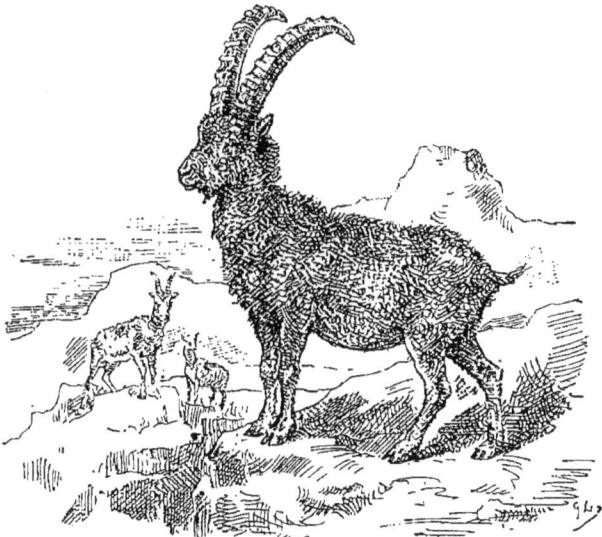

Fig. 153. — Bouquetin.

Il existe plusieurs espèces de Chèvres domestiques qui sont très utiles comme races laitières dans les montagnes. Certaines Chèvres sauvages (*fig.* 152), souvent d'aspect et de caractère belliqueux, vivent sur les hautes montagnes, et quelques-unes, comme celles du Thibet et de Cachemire, ont le poil long et soyeux qui est utilisé pour fabriquer de belles étoffes. Le *Bouquetin* (*fig.* 153), qui vit sur les hautes montagnes d'Europe, est une sorte de Chèvre dont les cornes très grandes sont recourbées en arrière ; pourchassé de tous côtés, il ne tardera pas à disparaître.

Les *Antilopes* (*fig.* 154) ressemblent aux Chèvres et aux Moutons, mais

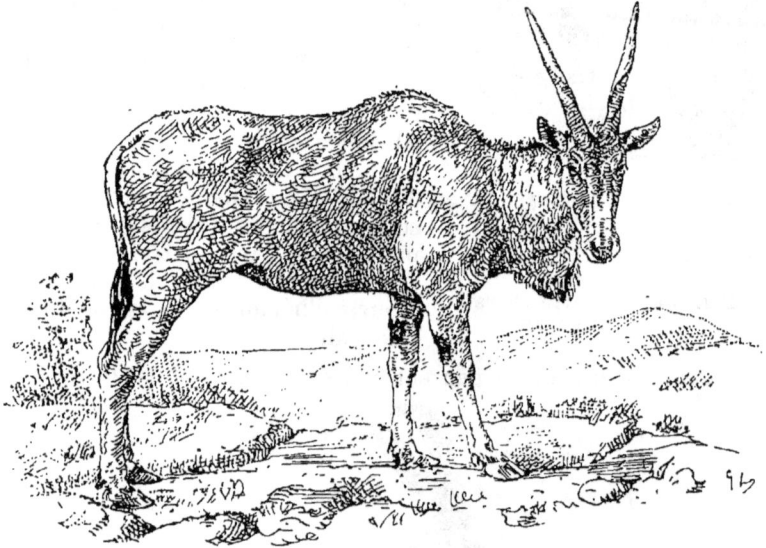

Fig. 154. — Antilope Canna.

leurs cornes sont presque droites et peu divergentes. De nombreuses espèces d'Antilopes habitent l'Afrique centrale, parmi lesquelles la *Gazelle* (*fig.* 155), petite Antilope fort gracieuse, au corps svelte porté sur de fines et longues jambes, et dont les cornes annelées sont en forme de lyre. Une seule espèce d'Antilope est européenne, c'est le *Chamois* (*fig.* 156), qui est d'une grande agilité et qui vit sur les hautes montagnes ; il est

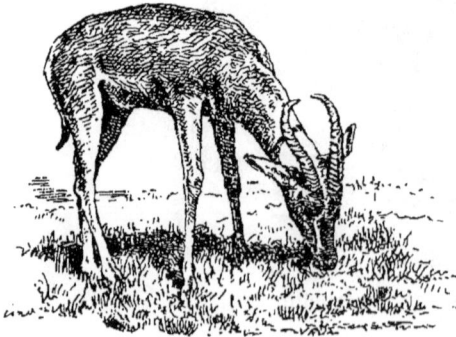

Fig. 155. — Gazelle.

connu dans les Pyrénées sous le nom d'*Isard*.

La *Girafe* (*fig.* 157) porte sur la tête trois petits cornillons recouverts par une peau velue : un médian, et deux autres placés symétriquement un peu au-dessus. Elle est remarquable par la longueur du cou et l'inclinaison du dos ; celle-ci est due non pas aux jambes qui sont d'égale longueur, mais à la longueur décroissante des apophyses épineuses des vertèbres. C'est le plus haut des Mammifères connus ; elle peut atteindre 6 mètres. Elle se nourrit de feuillages et d'herbes et ne peut brouter

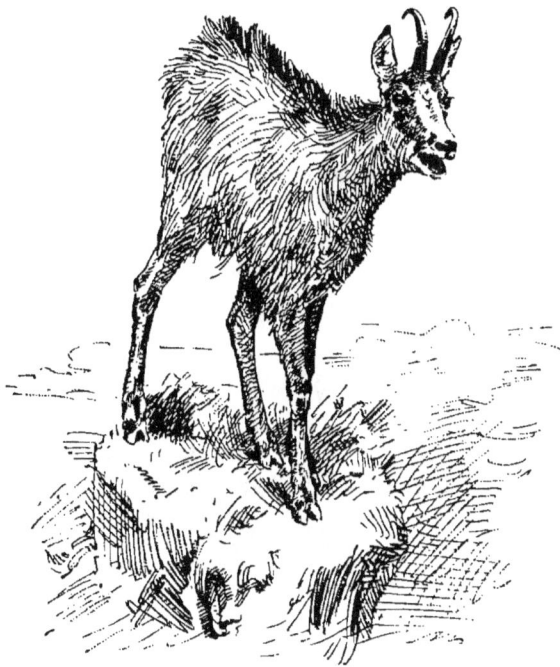

Fig. 156. — Chamois.

celles-ci qu'en écartant les jambes de devant. Elle vit dans les régions boisées et chaudes de l'Afrique centrale, où elle devient du reste de plus en plus rare.

Le *Chevrotain porte-musc* n'a pas de cornes, mais le mâle porte à sa mâchoire supérieure deux longues canines en forme de défense. Il a la taille du Chevreuil et porte sous le ventre une poche où se produit une matière grasse odorante, le *musc*, utilisée en parfumerie. Il vit sur les montagnes de l'Himalaya.

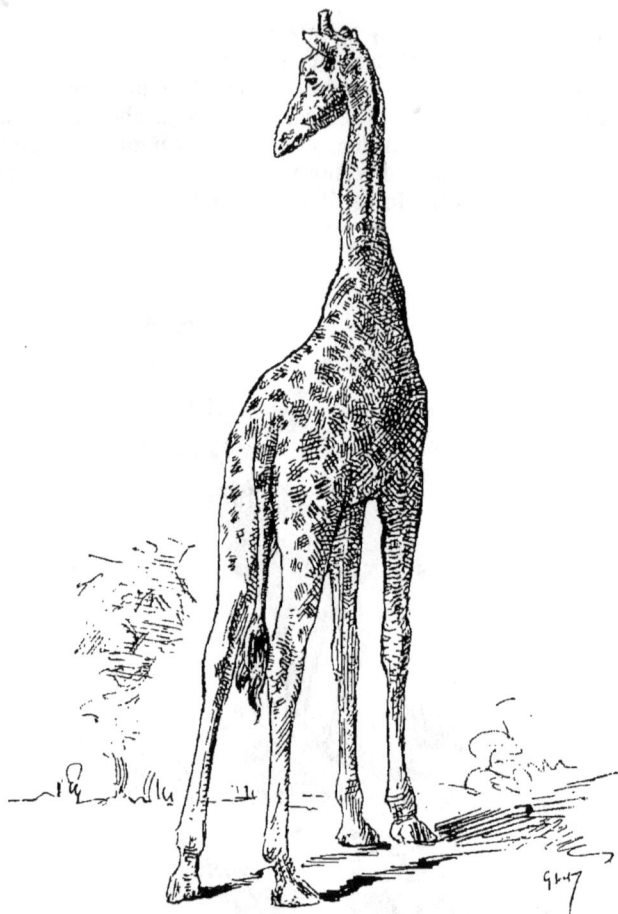

Fig. 157. — Girafe (Hauteur : 4ᵐ,50).

II. — Caméliens.

Les *Caméliens* sont des Ruminants dépourvus de cornes, mais ils ont des incisives et des canines aux deux mâchoires.

Ils comprennent le Chameau et le Lama.

Le *Chameau* (*fig.* 158) a les pieds garnis d'une sorte de large semelle qui l'empêche de s'enfoncer dans le sable. Il porte sur le dos une ou deux *bosses* qui ne sont pas dues à une malformation de la colonne vertébrale, mais bien à de la graisse qui s'est accumulée dans cette région et qui sert de réserve à l'animal lorsqu'il est obligé de jeûner longtemps ; c'est alors qu'on voit cette bosse diminuer et devenir flasque, tandis

qu'une bonne alimentation lui fait reprendre ses dimensions normales.
L'espèce commune du nord de l'Afrique et qui est appelée *Dromadaire*
n'a qu'une seule bosse ; le *Chameau* d'Asie a deux bosses, mais il est
moins bien conformé pour courir.

La vitesse du Chameau est légendaire ; aussi on l'appelle parfois le
navire du désert ; et certes de tous les animaux de trait ou de selle, c'est
lui qui détient le record de la vitesse: bien entraîné il peut franchir
200 kilomètres par journée, et peut marcher 9 ou 10 jours de suite, sans
boire ni manger, et parcourir 1200 à 1500 kilomètres. Il faut dire que

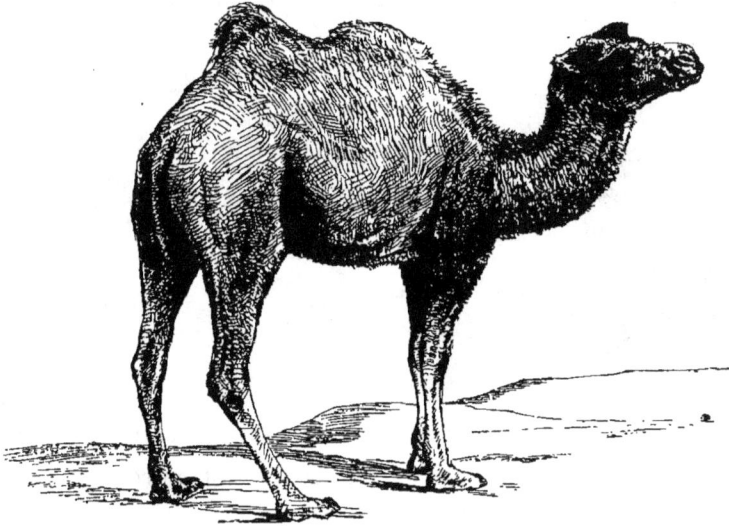

Fig. 158. — Chameau.

le Chameau coureur ou *Mehari* est seul capable de donner cette vitesse,
qui peut aller jusqu'à 30 kilomètres à l'heure, pendant quelques heures ;
il est au Chameau de caravane ce que le Cheval pur sang est au Cheval
de trait. On pense de quelle utilité est cet animal dans les vastes solitudes du désert, lorsqu'on est séparé pendant des jours, même des semaines, de tout être humain et dépourvu de toutes provisions. Grâce à
son estomac qui emmagasine de l'eau dans ses nombreux replis, il peut
résister à la soif pendant une dizaine de jours, mais au bout de la course
il absorbe rapidement 6 à 7 seaux d'eau (*fig.* 159). Lorsque le Chameau
est forcé ou surmené, il s'agenouille et ne bouge plus : il meurt. Enfin,
il faut dire que l'Arabe se nourrit de sa chair, se rafraîchit de son lait,
s'habille et se meuble avec son poil fin et moelleux qu'une mue complète renouvelle chaque année : aussi l'Arabe regarde-t-il comme un animal sacré celui que Buffon disait être « le plus utile et le plus précieux
des animaux ». Il rend aussi d'immenses services en Asie et même dans
le sud de la Russie où on l'attelle souvent à des chars ; le Chameau

russe ainsi attelé peut parcourir 90 kilomètres en 24 heures et traîner

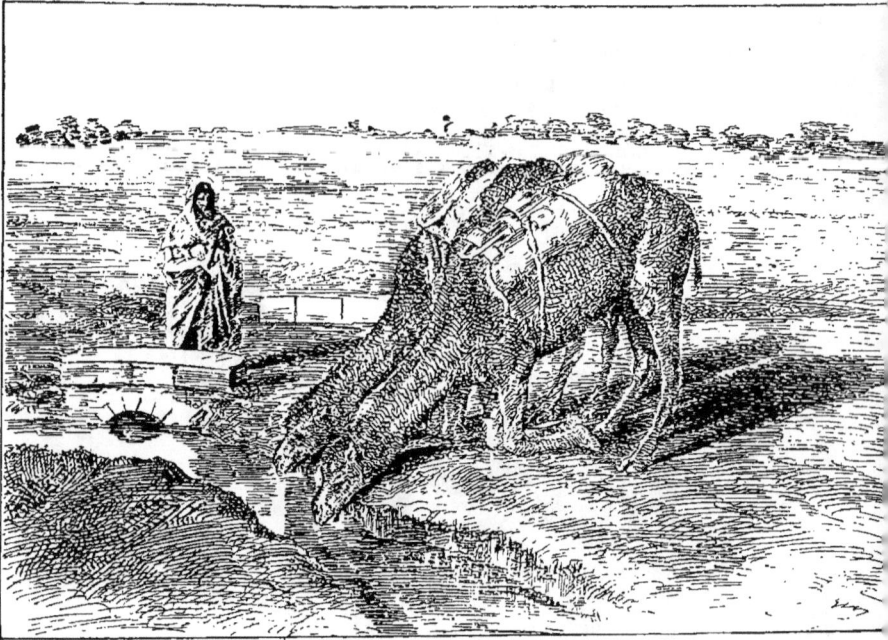

Fig. 159. — Chameaux de caravane buvant dans un ruisseau.

800 kilogrammes. Son maximum d'activité est entre 6 et 18 ans.

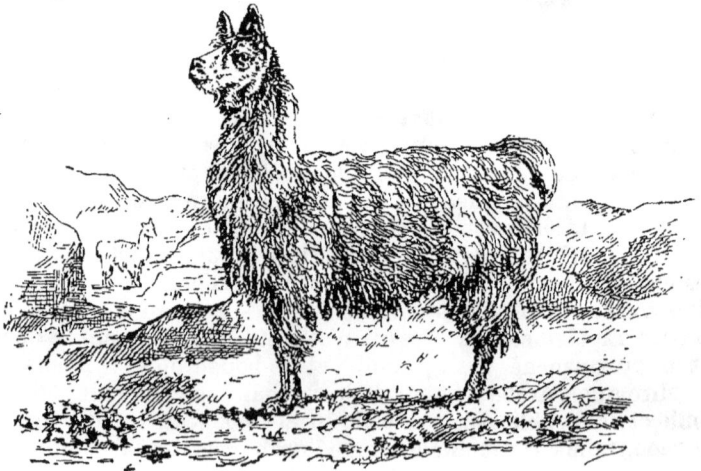

Fig. 160. — Lama.

Le *Lama* (*fig.* 160) est un Chameau qui n'a pas de bosse et qui habite les montagnes des Andes en Amérique. Par une sorte de crachement il lance sa salive contre ses ennemis. Il est domestiqué, et certaines espèces comme la *Vigogne* et l'*Alpaca* fournissent des poils utilisés pour fabriquer des étoffes. Il est plus petit que le Chameau.

RÉSUMÉ

Les *Mammifères ongulés* ont les doigts terminés par des *sabots*. Ils peuvent être divisés en deux groupes: 1° ceux qui ont un nombre de doigts *pair* (Porcins, Ruminants) ; 2° ceux qui ont un nombre de doigts *impair* (Éléphants, Rhinocéros, Solipèdes).

Porcins. — Ils ont 4 doigts : les 2 du milieu reposent sur le sol, les 2 latéraux sont plus petits et ne posent pas à terre (Cochon, Sanglier, Babiroussa, Hippopotame).

Ruminants. — Ils sont caractérisés :
1° par leur *dentition* : pas d'incisives à la mâchoire supérieure, pas de canines (*barre*), molaires avec collines d'émail ;
2° par leur *estomac*, composé de 4 poches : la *panse*, le *bonnet*, le *feuillet*, la *caillette* ; ils mâchent deux fois leurs aliments, c'est l'acte de *ruminer* ;
3° par leurs *pattes*, terminées par deux doigts portant des sabots ;
4° par les *cornes*, qui peuvent être *persistantes* (Bœuf) ou *caduques* (Cerf).
Ils comprennent : 1° les *Ruminants ordinaires* (Bœuf, Zébu, Bison, Buffle, Cerf, Chevreuil, Renne, Mouton, Chèvre, Antilope, Girafe) ; 2° les *Caméliens*, qui n'ont pas de cornes (Chameau, Lama).

CHAPITRE VII

ORDRE DES PROBOSCIDIENS

Caractères généraux. — Les *Proboscidiens* ou *Eléphants* sont caractérisés par leurs membres terminés par 5 *doigts*, dont chacun porte un petit sabot, et par le nez prolongé sous forme d'une longue *trompe*. Cette trompe (*fig.* 161) est creusée de deux canaux qui sont les prolongements des deux narines et qui

viennent s'ouvrir dans l'arrière-bouche ; de sorte qu'avec sa
trompe l'animal peut pomper de l'eau sans se baisser, ce qui lui
est utile car son cou trop court l'obligerait à s'accroupir pour
boire. La trompe est terminée par une sorte de doigt très mobile et d'une sensibilité exquise, ce qui lui permet de saisir
facilement les objets et de cueillir les feuilles ou les fruits dont
il se nourrit.

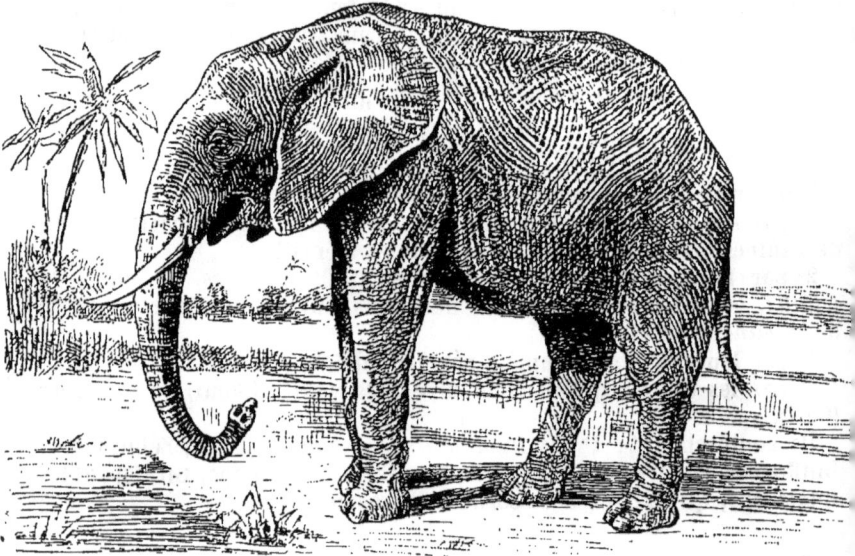

Fig. 161. — Éléphant d'Afrique.

Le corps est recouvert par une peau très épaisse (environ
4 centimètres) et qui ne porte que de rares poils ; c'est le plus
gros des animaux terrestres, car son poids peut atteindre 5.000
et même 6.000 kilogrammes.

La dentition comprend : 1° 2 incisives à la mâchoire supérieure formant les *défenses* qui fournissent l'ivoire ; 2° 4 énormes molaires (une par chaque moitié de mâchoire) dont la face
supérieure est garnie de crêtes d'émail.

L'Éléphant est adulte vers 15 ans, il est dans toute sa force à
35 ans, et peut travailler jusqu'à 80 ans et vivre 150 ans.

Les deux espèces. — Il existe deux espèces distinctes ; l'Éléphant d'Asie et l'Éléphant d'Afrique.

1° L'Eléphant d'Asie ou des *Indes* (*fig.* 162) a le front concave et les oreilles petites ; les crêtes d'émail qui recouvrent ses dents ont une forme elliptique, tandis que celles de l'Éléphant d'Afrique ont une forme losangique (*fig.* 163). Il habite l'Inde, l'Indo-Chine et Ceylan. Il y est domestiqué et on l'emploie aux travaux agricoles et industriels, aux transports et à la chasse aux fauves.

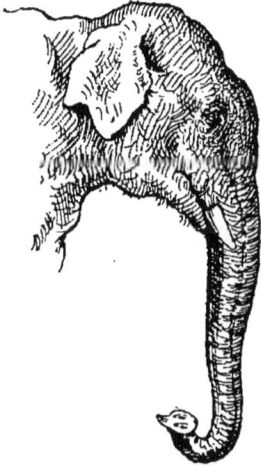

2° L'Eléphant d'Afrique (*g.* 161) a le front incliné, la tête plate, et d'énormes oreilles couvrant le cou et les épaules ; il habite surtout la région équatoriale de l'Afrique ; il a disparu du nord et du sud de l'Afrique ; partout il recule devant la marche envahissante de l'Homme, qui le chasse pour sa chair et surtout pour son ivoire. Il en est de lui comme des autres grandes espèces africaines et bientôt si l'on n'y prend garde, ces espèces animales qui peuplaient jadis les vastes solitudes de l'Afrique, n'existeront plus qu'à l'état de souvenir historique.

Fig. 162. — Tête d'Éléphant des Indes.

Mœurs et domestication de l'Éléphant. — Les Éléphants vivent en troupes nombreuses formées parfois de plusieurs centaines d'animaux ; ils s'approchent souvent des rivières ou des lacs, où ils viennent se baigner, et parfois même se doucher avec leur trompe. Ils marchent en file indienne, le chef de troupe en tête et la trompe

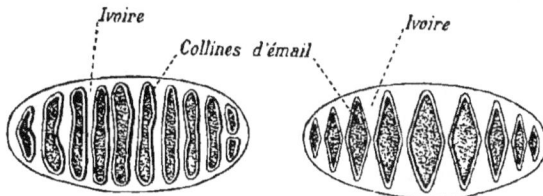

Ivoire *Ivoire* *Collines d'émail*

Eléphant d'Asie. Éléphant d'Afrique.
Fig. 163. — Molaires d'Éléphant.

levée. Doués d'un odorat merveilleux, ils peuvent en effet sentir l'Homme à de grandes distances ; dès lors, ils s'enfuient. Leur chasse est dangereuse, car lorsqu'ils sont blessés, ils chargent le chasseur avec une rapidité incroyable. La vitesse ordinaire d'un troupeau d'Éléphants correspond au pas accéléré de l'Homme ; leur trot équivaut au galop du Cheval ; quant à la charge, c'est une locomotive lancée à toute vapeur.

La chasse aux Éléphants se fait avec des pièges (fosses creusées et dissimulées sur leur passage) ou avec des armes. Les indigènes les chassent pour leur chair et leur graisse, et les Européens pour leur ivoire qui a une grande valeur. Les défenses qui fournissent l'ivoire peuvent atteindre 2 mètres de longueur et peser jusqu'à 50 et même 70 kilogrammes. Comme il arrive chaque année environ 800 000 kilogrammes d'ivoire sur les marchés européens, et qu'une défense pèse en moyenne 10 kilogrammes, il en résulte que ce chiffre représente 80.000 défenses et par suite 40.000 Eléphants tués. Donc, si l'on ne met un frein à ce massacre, l'Éléphant disparaîtra bientôt de la surface du globe. On cite un chasseur qui, d'avril 1895 à avril 1896, a tué à lui seul 113 Éléphants et 101 Hippopotames. Pour retarder cette disparition il suffirait de domestiquer l'Eléphant d'Afrique. Cet Eléphant a été domestiqué dès la plus haute antiquité, car il servait dans les armées carthaginoises ; mais actuellement l'Éléphant indien seul est utilisé et obéit à son conducteur ou *cornac*.

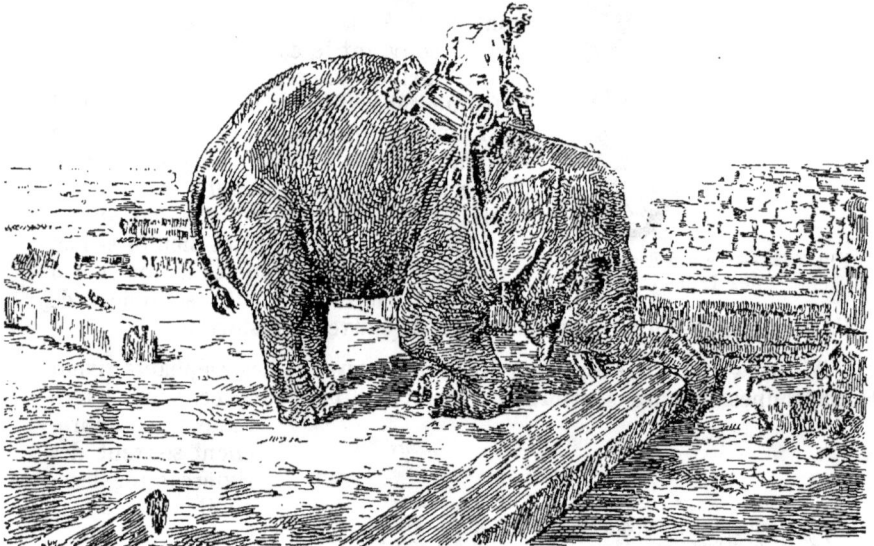

Fig. 164. — Éléphant s'apprêtant à soulever une pièce de bois dont l'autre extrémité sera portée par un autre Éléphant.

Les Anglais ont su tirer un merveilleux parti de l'intelligence de cet animal. Ils utilisent l'Eléphant indien dans leur armée coloniale pour transporter l'artillerie ; mais c'est surtout dans la riche vallée de l'Iraouaddy qu'il faut le voir travailler : ici il apporte dans la rivière, pour les faire flotter, des pièces de bois, des arbres ; là, il les pousse vers le rivage. Et quand la pièce est trop lourde, ils se mettent à deux pour enlever le fardeau (*fig.* 164). Ils vont ensuite empiler ces pièces de bois en un tas régulier, remettant d'aplomb avec un léger coup de défense ou de trompe la pièce qui n'est pas à l'alignement. Certains Éléphants plus habiles travaillent dans les scieries mécaniques et savent présenter aux lames des scies les bois à débiter. Ce sont d'excellents ouvriers, mais lorsque la cloche de l'atelier annonce l'heure du repas, il faut voir avec quel empressement ils courent au réfectoire, c'est-à-dire au râtelier. La femelle est souvent chef d'équipe, conduisant les autres avec une certaine autorité, et ne dédaignant pas toujours les moyens rigoureux : on cite une femelle qui aurait cassé d'un coup de trompe la défense d'un autre animal.

En somme, l'Éléphant d'Afrique pourrait être domestiqué de la même façon ; c'est ce qu'on va essayer prochainement dans notre colonie française du Congo, et d'excellentes raisons font prévoir la réussite de cette entreprise. Cette domestication de l'Éléphant africain aura une grande importance dans ces régions équatoriales où ni le Cheval, ni le Mulet, ni le Chameau ne savent résister à la fièvre et à l'anémie ; elle aurait un double avantage, car elle conserverait l'animal et, par suite, l'ivoire, et de plus elle faciliterait l'exploitation de nos colonies africaines. La science et la colonisation trouveraient chacune son compte dans l'utilisation de cette intelligente bête, qui a bien mérité ces vers du poëte :

> L'admirable éléphant, dont le colosse énorme
> Cache un esprit si fin dans sa masse difforme
> Que, pour son rare instinct dans un corps si grossier,
> Presque pour ses vertus, adore un peuple entier,
> L'éléphant, en un mot, qui sait si bien connaître
> L'injure, le bienfait, ses tyrans et son maître !

ORDRE DES RHINOCÉROS

Caractères généraux. — Les *Rhinocéros* peuvent être placés

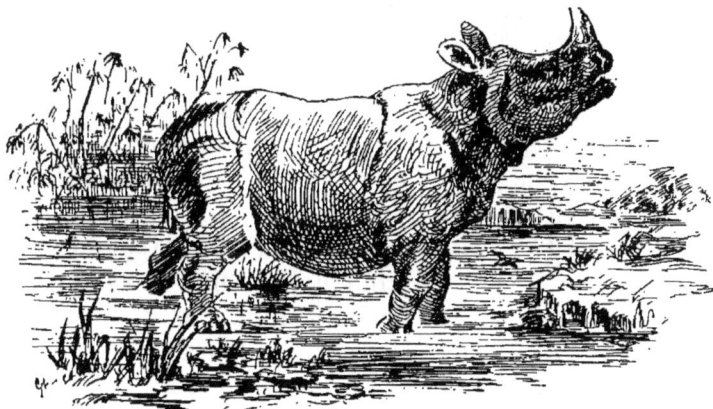

Fig. 165. — Rhinocéros.

à côté des Éléphants, auxquels on les réunit souvent sous le nom de *Pachydermes*, c'est-à-dire d'animaux à peau épaisse constituant une véritable cuirasse. Ils sont caractérisés par leurs pattes terminées par trois doigts.

Principales espèces. — Le *Rhinocéros* et le *Tapir*.

Le *Rhinocéros* (*fig.* 165) est un animal aux formes lourdes; c'est le plus gros des animaux terrestres, après l'Éléphant ; sa longueur est de 3^m à $3^m,50$ et son poids peut atteindre 2.500 à 3.000 kilogrammes. Il porte sur le nez une ou deux cornes qui peuvent avoir jusqu'à 60 centimètres de longueur et qui ne sont formées que de poils soudés entre eux. Il est un des rares animaux qui attaquent l'Homme ; l'odeur humaine qui généralement fait fuir les animaux le fait accourir, et c'est un animal redoutable car sa peau épaisse se laisse difficilement entamer par les projectiles. Il vit dans les régions tropicales de l'Afrique et de l'Inde et cause de grands dégâts dans les plantations. Le Rhinocéros de l'Inde n'a qu'une corne, celui d'Afrique en a deux.

Le *Tapir* a trois doigts aux pattes de derrière et 4 à celles de devant ; il ressemble un peu au Cochon, mais il porte une petite trompe. Il vit dans les régions marécageuses de l'Inde et de l'Amérique du Sud.

ORDRE DES SOLIPÈDES

Caractères généraux. — Les *Solipèdes* sont ainsi appelés parce que leurs pattes sont terminées par un *seul doigt* garni d'un sabot unique. Les os du métacarpe sont soudés pour donner l'*os canon* (*fig.* 166) et derrière cet os se trouvent deux stylets qui représentent les deux doigts latéraux bien développés chez un ancêtre du Cheval des époques géologiques, l'Hipparion. On a trouvé que les ancêtres du Cheval (*fig.* 167) avaient cinq doigts bien développés, puis peu à peu, dans la suite des temps, les doigts latéraux se réduisent, s'atrophient, disparaissent ; seul, le doigt du milieu est bien développé et persiste Le sabot (*fig.* 168) qui enveloppe l'extrémité de ce doigt unique n'est qu'un ongle très épais

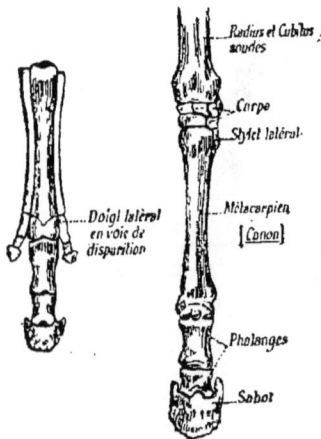

Radius et Cubitus soudés

Carpe

Stylet latéral

Doigt latéral en voie de disparition

Métacarpien [Canon]

Phalanges

Sabot

A. — De l'Hipparion. B. — Du Cheval.
Fig. 166. — Extrémité d'un membre de Solipède.

il comprend la *muraille* ou partie externe, la *sole* ou partie inférieure, la *fourchette* et la *barre*. Pour protéger le sabot contre une usure trop rapide on le *ferre*.

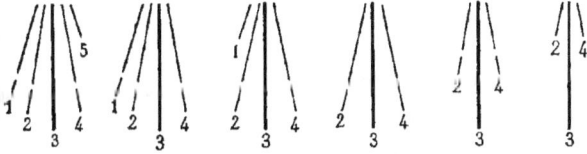

Fig. 167. — Extrémités des membres des ancêtres géologiques du Cheval.

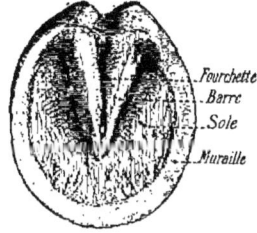

Fig. 168. — Sabot du Cheval vu par la face inférieure.

La *dentition* du Cheval (*fig.* 169 et 170) comprend : 6 incisives portant des saillies d'émail et dont le degré d'usure permet aux maquignons de connaître l'âge de l'animal; 2 canines très petites

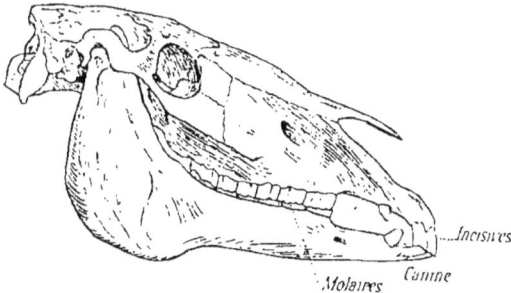

Fig. 169. — Tête de Cheval.

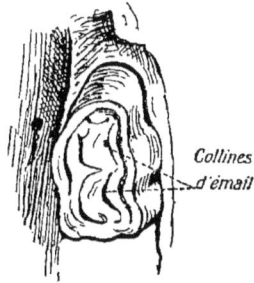

Fig. 170. — Une molaire du Cheval et ses collines d'émail.

manquant souvent chez la Jument; enfin 12 molaires à couronne aplatie. C'est dans l'espace compris entre les incisives et les molaires, appelé *barre,* qu'on introduit le *mors* muni d'une bride et qui sert à guider l'animal.

Principales espèces. — Le Cheval, l'Ane, le Zèbre.

Le *Cheval* (*fig.* 171) a la tête allongée, les oreilles courtes, le cou garni d'une crinière longue et flottante, la queue portant des crins fort longs. Le Cheval a été domestiqué depuis la plus haute antiquité. Comme l'a dit Buffon, c'est « la plus noble conquête que l'Homme ait jamais faite »; son histoire est liée à celle de la civilisation, et il est certain qu'aujour-

d'hui le Chemin de fer, la bicyclette, l'automobile et la traction électrique ont singulièrement diminué son rôle au point de vue utilitaire.

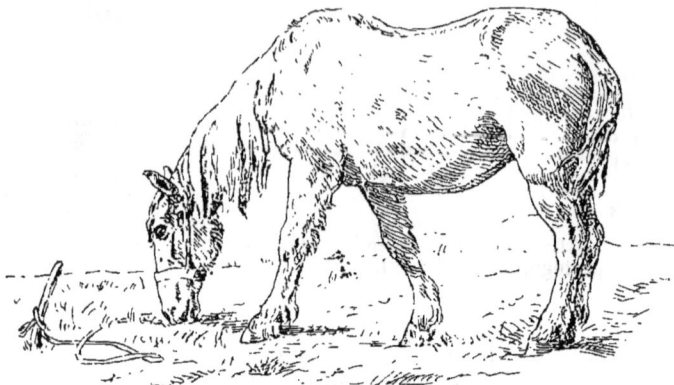

Fig. 171. — Cheval de trait.

Il sert surtout à porter (*Cheval de selle*) et à traîner (*Cheval d'attelage*)

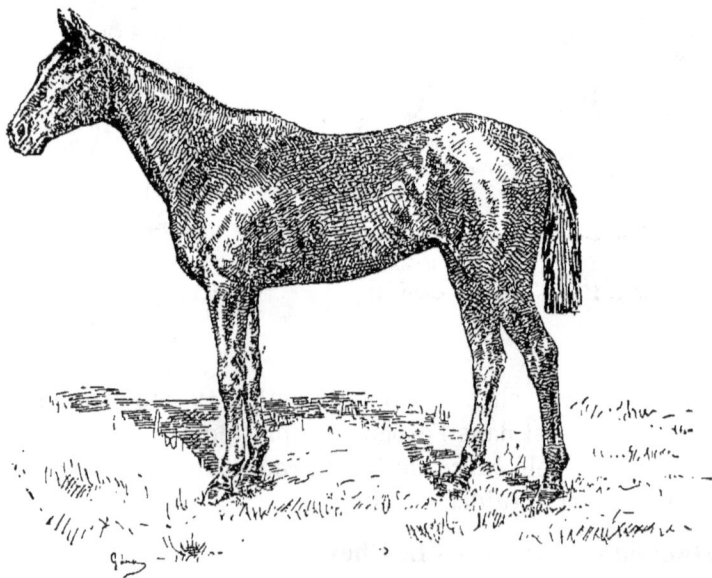

Fig. 172. — Cheval ae course.

les fardeaux. Sa viande saine et d'un prix modique est entrée dans
l'alimentation moderne, surtout dans celle des grandes villes.

Les races de Chevaux sont très nombreuses : certains Chevaux des régions basses et humides, en Flandre par exemple, atteignent une grande taille, surtout lorsque pendant une série de générations ils ont été abondamment nourris ; tels sont les Chevaux de brasseurs. D'autres, au contraire, sont remarquables par l'élégance de leurs formes, la finesse de leurs pattes et la rapidité de leurs allures, tels sont les Chevaux de course (*fig.* 172) et les Chevaux arabes.

Le Cheval existe encore à l'état sauvage dans certaines plaines de

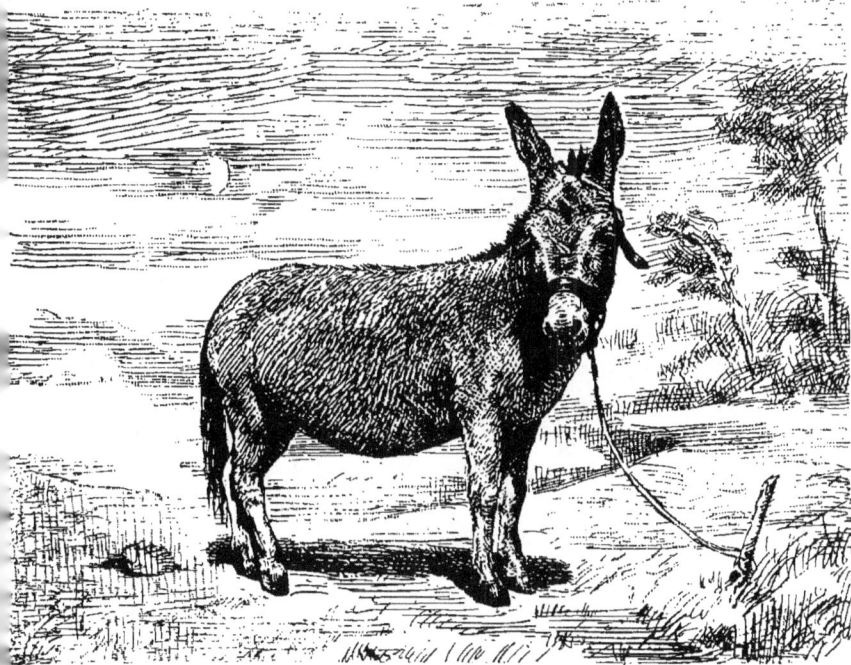

Fig. 173. — Ane.

l'Amérique du Sud, de l'Asie, de la Russie ; mais c'est un descendant du Cheval domestique redevenu sauvage.

L'*Ane* (*fig.* 173) se distingue du Cheval par la longueur de ses oreilles, la crinière dressée, la queue courte et pourvue de poils à son extrémité ; son pelage présente sur le dos une croix noire ; enfin le son de sa voix est particulier. Il est sobre et facile à nourrir, aussi il est un des animaux les plus utiles à l'Homme : il est le Cheval du pauvre ; et c'est bien à tort qu'on le ridiculise à cause de son entêtement et de sa lenteur.

Le *Mulet*, intermédiaire entre le Cheval et l'Ane, tient de l'Ane par les oreilles, la sobriété et la sûreté du pied, et du Cheval par sa taille et sa

force. Le Mulet rend de grands services surtout dans les régions montagneuses et aussi dans nos expéditions coloniales. Dans le Poitou, où
l'on fait en grand son élevage, la production atteint annuellement le
chiffre de 15.000 Mulets.

Le *Bardot*, autre intermédiaire entre le Cheval et l'Ane, se trouve
communément en Sicile.

Enfin l'*Hémione* qui vit en Asie peut aussi être placée entre le Cheval
et l'Ane.

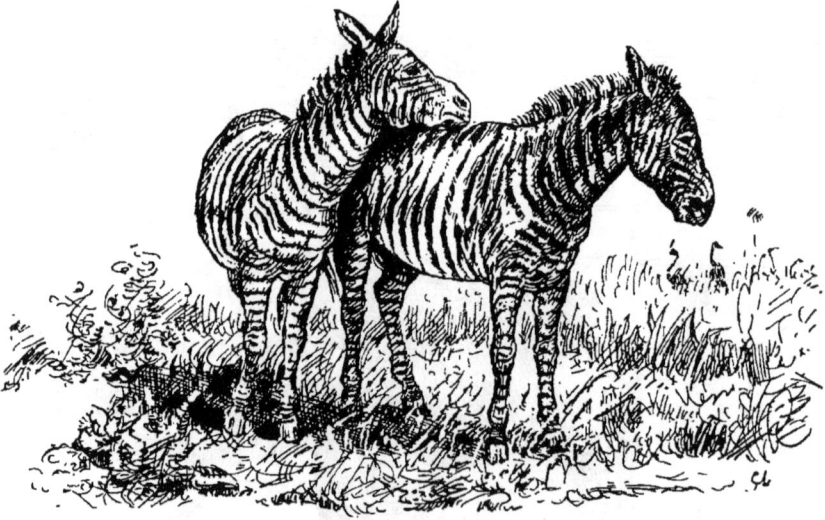

Fig. 174. — Zebres.

Le *Zèbre* (*fig.* 174) est voisin de l'Ane, mais sa robe est élégamment
rayée de noir sur un fond gris ou jaune ; ses jambes sont annelées. Il vit
dans l'Afrique méridionale ; il est peu facile à domestiquer ; on l'utilise
cependant dans le sud africain en l'attelant avec des Chevaux. A Paris
même on a pu voir ces animaux conduire des voitures et circuler sur
les boulevards.

RÉSUMÉ

Proboscidiens. — Les *Proboscidiens* ou *Éléphants* ont *5 doigts* ; leur
nez est prolongé en forme de *trompe* ; leur peau est épaisse ; les incisives de la mâchoire supérieure forment les *défenses*. (Éléphant d'Asie,
Éléphant d'Afrique.)

Sont intelligents et peuvent être domestiqués.

Rhinocéros. — Les *Rhinocéros* ont *3 doigts* ; la peau très épaisse ; une
ou deux cornes massives sur le nez. (Le Rhinocéros, le Tapir.)

Solipèdes. — Les *Solipèdes* n'ont plus qu'*un seul doigt*, terminé par un sabot très développé ; incisives et molaires avec collines d'émail. (Cheval, Ane, Mulet, Zèbre.)

———

CHAPITRE VIII

———

LES MAMMIFÈRES PISCIFORMES

Caractères généraux. — Destinés à vivre dans l'eau, ces Mammifères ont, comme les Poissons, la forme d'un fuseau. Mais ce sont bien de véritables Mammifères, car ils ont des mamelles pour allaiter leurs petits, ils respirent par des poumons et sont obligés de venir à la surface de l'eau pour respirer.

Les membres antérieurs sont transformés en nageoires, et les membres postérieurs sont disparus. Ces animaux présentent aussi une nageoire caudale disposée horizontalement et une nageoire dorsale, mais ces nageoires ne sont que de simples replis de la peau.

On les partage en deux groupes : les *Cétacés* et les *Sirénidés*.

1° Cétacés. — Les *Cétacés* sont caractérisés par leurs narines qui viennent s'ouvrir sur le dessus de la tête par des orifices appelés *évents*. Pendant longtemps on a cru que les Cétacés pouvaient rejeter par ces orifices un véritable jet d'eau ; en réalité, c'est l'air provenant de la respiration et contenant beaucoup de vapeur d'eau qui se condense en un brouillard au contact de l'air froid, qui produit ce panache au-dessus de la tête de ces animaux. On les avait appelés *souffleurs* précisément à cause de cette croyance qu'ils pouvaient rejeter par les évents l'eau avalée par la bouche.

Les Cétacés sont carnivores ; ils se nourrissent de Poissons, de Mollusques, de Crustacés, etc. Ils sont dépourvus de dents, ou lorsqu'ils en ont elles sont toutes semblables.

Ils comprennent : la *Baleine*, le *Cachalot*, le *Narval*, le *Dauphin*, le *Marsouin*.

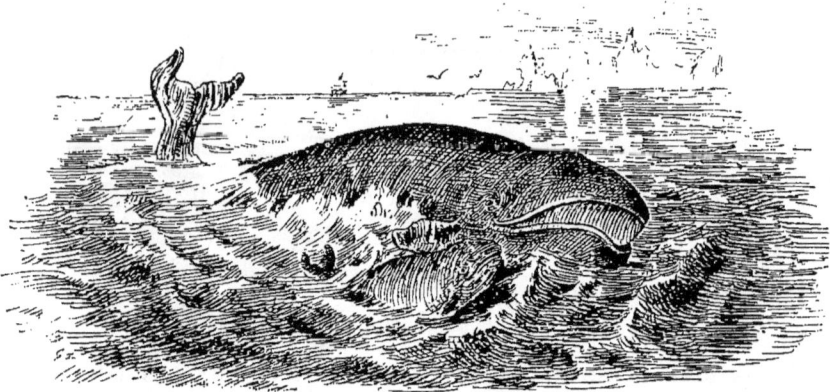

Fig. 175. — Baleine.

La *Baleine* (*fig.* 175) est le plus grand des Mammifères actuellement vivants ; elle peut avoir 20 et même 25 mètres de long et peser 150.000 kilogrammes, ce qui équivaut au poids de 30 Éléphants ! Malgré son poids énorme, elle est plus légère que l'eau qu'elle déplace, de sorte qu'elle se meut avec une grande agilité, se servant surtout, pour battre l'eau, de sa queue, dont la force prodigieuse est suffisante pour faire chavirer une barque de pêche. Sortie de l'eau, lorsqu'elle échoue, elle ne tarde pas à mourir, écrasée pour ainsi dire sous sa propre masse.

La Baleine est dépourvue de dents, mais elle porte à la mâchoire supérieure deux rangées de lamelles cornées élastiques appelées *fanons* (*fig.* 176) et connues dans le commerce sous le nom de *baleines*. Lors-

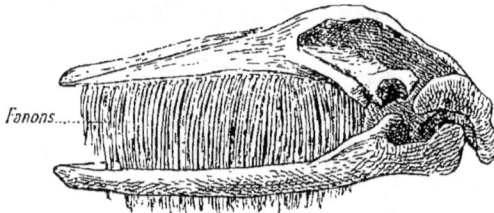

Fig. 176. — Tête de Baleine.

que la Baleine ouvre la bouche, elle avale une quantité énorme d'eau qu'elle rejette ensuite, et c'est alors que les fanons constituent une sorte de crible qui retient les petits animaux dont cet animal se nourrit. La Baleine, en effet, a un œsophage de faible dimension, elle ne peut donc avaler de proies volumineuses ; elle mange des petits Poissons, des petits Crustacés ou des Mollusques. On a pu trouver dans l'estomac d'une Baleine près de 600 litres de Crevettes.

La Baleine est obligée de venir respirer à la surface de l'eau, puis elle replonge et peut rester une heure sous l'eau.

La peau de la Baleine est complètement dépourvue de poils, mais elle est doublée d'une couche de graisse appelée *lard*, qui par place peut avoir 40 centimètres d'épaisseur. Une Baleine de taille moyenne peut fournir 25.000 kilos de graisse ou huile. C'est pour se procurer ces fanons et cette huile qu'on pêche activement la Baleine. Cette pêche est fort intéressante, mais la place nous manque pour en parler comme il conviendrait. Disons seulement qu'un harpon est lancé sur l'animal pour l'*amarrer*, c'est-à-dire pour rattacher la Baleine à l'embarcation ; de cette façon on l'attire vers la barque de pêche et on l'achève à coups de lance ou d'autres armes. Cette pêche fournissait aux Américains, il y a une trentaine d'années, un revenu de plus de 40 millions; mais elle est considérablement réduite aujourd'hui que la Baleine n'existe plus guère que dans les régions boréales.

Dès la naissance le petit de la Baleine atteint 6 mètres de long. Pour s'alimenter, le jeune s'approche de la mère qui se met un peu sur le côté ; il ouvre la bouche, saisit le mamelon et reçoit un jet de lait lancé par les muscles qui compriment les mamelles. Le jeune est donc allaité sans téter. L'amour de la Baleine pour son petit est bien développé : c'est ainsi qu'elle recouvre de sa nageoire le jeune qu'on essaie d'atteindre.

Le *Cachalot* est caractérisé par un énorme dépôt de matière grasse au-dessus de la tête. La mâchoire inférieure seule est pourvue de dents qui viennent se loger dans des cavités de la mâchoire supérieure. La matière grasse appelée encore *blanc de Baleine* est liquide; elle sert à la fabrication des bougies de luxe. On trouve à l'intérieur de l'instestin du Cachalot un des parfums les plus recherchés l'*ambre gris* ; ce parfum n'est que le résidu de la digestion des Cachalots qui se nourrissent de Céphalopodes (Pieuvre). On trouve parfois des morceaux de cette précieuse substance qui flottent à la surface de la mer. Les pêcheurs peuvent en recueillir pour plusieurs milliers de francs dans un seul individu.

Le *Narval* ou *Licorne de mer* a 4 ou 5 mètres de long ; il vit dans les mers boréales. Le mâle a une canine qui prend un développement considérable et forme une sorte de lance tordue sur elle-même et faite d'ivoire.

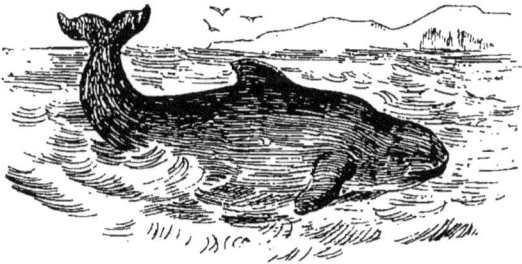

Fig. 177. — Marsouin.

Le *Dauphin* vit dans nos mers par troupes ; son museau est allongé en forme de bec; les deux mâchoires portent des dents fines et aiguës. Il suit le sillage des navires avec une agilité surprenante.

Le *Marsouin* (fig. 177) est encore appelé *Cochon de mer*, parce qu'on trouve sous sa peau une épaisse couche de lard ; il est fréquent sur nos côtes et remonte parfois les rivières : on en a vu dans la Seine à Paris. Il est le moins grand de tous les Cétacés ; il a environ 1 mètre de longueur.

2° Sirénidés. — Les *Sirénidés* sont semblabes aux Cétacés ; ils en diffèrent seulement par leurs narines qui viennent s'ouvrir, comme à l'ordinaire, à l'extrémité du museau. Ils sont herbivores.

Ils comprennent : le *Lamentin*, qui vit dans la zone tropicale de l'Atlantique ; et le *Dugong*, qui habite l'Océan indien et la Mer rouge.

ORDRE DES MARSUPIAUX

Caractères généraux. — Les *Marsupiaux* sont caractérisés par ce qu'ils portent sous le ventre une poche où se trouvent les mamelles et dans laquelle les petits, venant au monde très faibles, viennent achever leur développement (*fig.* 178). Là les petits restent attachés aux mamelles ; et au bout d'un certain temps, même lorsqu'ils sont assez grands pour courir, ils viennent encore se loger pendant quelque temps dans cette *poche marsupiale* ; c'est aussi là qu'ils se réfugient

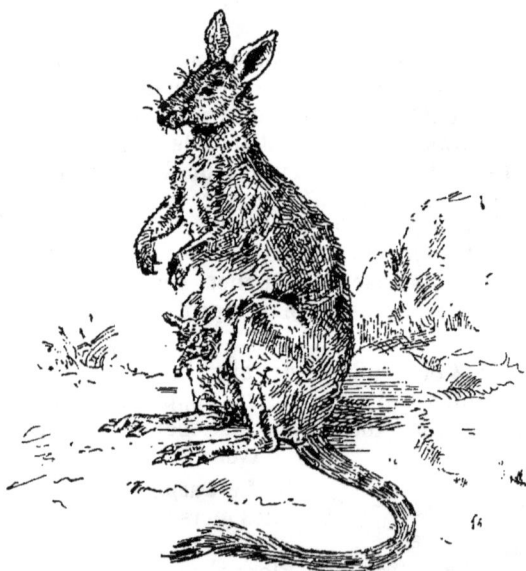

Fig. 178. — Pétrogale, avec un petit dans sa poche marsupiale.

dès qu'un danger les menace. Cette poche est soutenue par deux os appelés *os marsupiaux*.

Le régime de ces animaux est variable, les uns sont *carnivores*, les autres *insectivores* comme la Sarigue, enfin d'autres sont *herbivores* comme le Kangourou, etc. On pourrait donc ranger les Marsupiaux dans les divers ordres de Mammifères.

Presque tous habitent l'Australie, sauf la Sarigue qui vit dans l'Amérique du Sud.

Principales espèces. — Le *Kangourou* et la *Sarigue*.

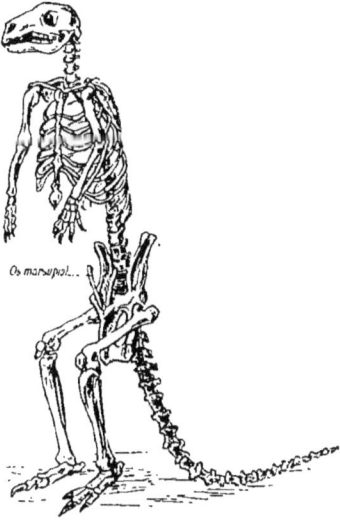

Fig. 179. — Squelette de Kangourou.

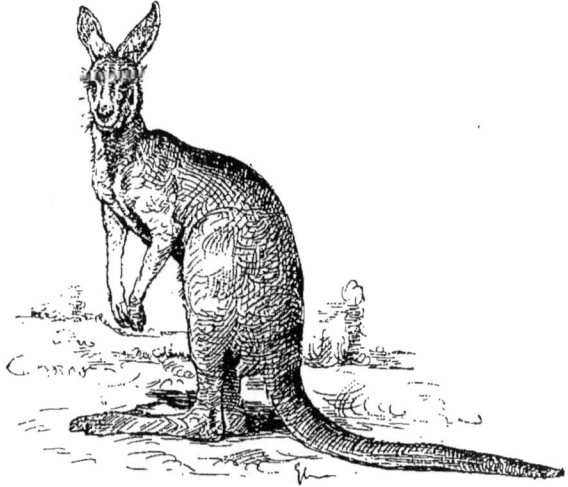

Fig. 180. — Kangourou (presque de la hauteur d'un Homme).

Le *Kangourou* a la dentition d'un herbivore ; ses pattes postérieures

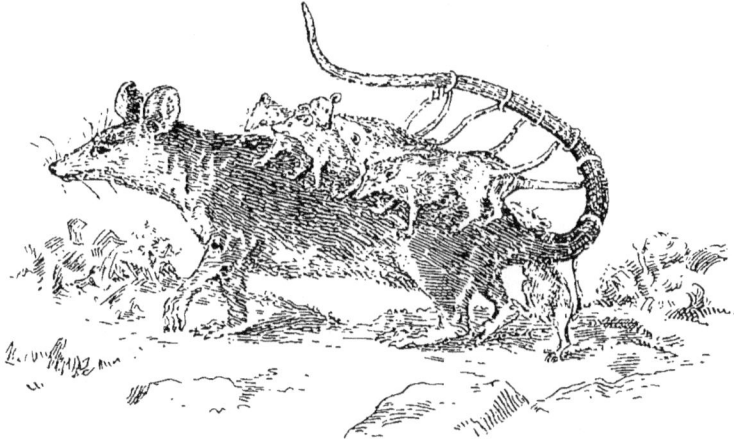

Fig. 181. — Sarigue (taille d'un Renard).

sont plus longues (*fig.* 179) et plus puissantes que ses pattes antérieures qui semblent atrophiées. Aussi il se tient souvent sur les pattes postérieures et sur sa forte queue comme sur un trépied (*fig*. 180). Il peut faire des bonds prodigieux. Les plus grands de ces animaux peuvent atteindre 1^m,40 à 1^m,50 de hauteur. Le Kangourou constitue le principal gibier d'Australie.

La *Sarigue* (*fig*. 181) vit dans l'Amérique du Sud ; c'est un animal nocturne, nichant sur les arbres, se nourrissant d'Insectes, d'œufs et de fruits. Son amour maternel a été merveilleusement décrit par Florian. Certaines Sarigues dont la poche est rudimentaire portent sur le dos leurs petits qui enroulent leur queue autour de celle de la mère.

ORDRE DES MONOTRÈMES

Caractères généraux. — Les *Monotrèmes* sont caractérisés par ce qu'ils *pondent des œufs*, par leur *bec corné* et leur intestin qui vient déboucher dans une cavité appelée *cloaque* où aboutissent aussi les voies urinaires, comme chez les Oiseaux. Par d'autres caractères, tels que les membres rejetés sur les côtés, ils se rapprochent des Reptiles.

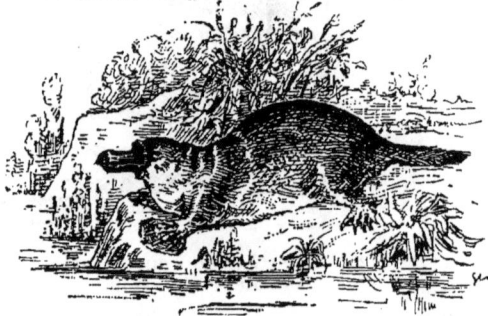

Fig. 182. — Ornithorhynque (taille d'un Lapin).

Principales espèces. — L'*Ornithorhynque* et l'*Echidné.*

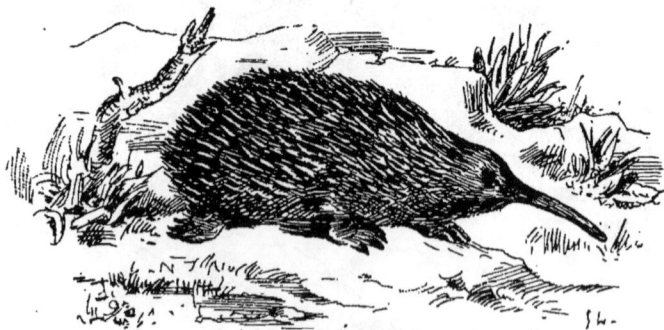

Fig. 183. — Échidné (taille d'un Lapin).

L'*Ornithorhynque* (*fig*. 182) vit sur le bord des cours d'eau d'Australie, où il se nourrit de Larves, de Vers et de Poissons; son bec est élargi comme celui d'un Canard, et ses pattes sont palmées. Il pond un seul œuf.

L'*Echidné* (*fig.*183) a le corps couvert d'épines et le bec aminci et allongé. Sa langue longue et visqueuse, comme celle du Fourmilier, lui permet de prendre des Insectes pour sa nourriture. Ses griffes sont puissantes et disposées pour fouir. Il pond deux œufs.

RÉSUMÉ

Mammifères pisciformes. — Les *Mammifères pisciformes* ont la forme des Poissons; mais ils ont des mamelles et respirent avec des poumons. Les membres antérieurs sont transformés en *nageoires*, et les membres postérieurs sont disparus.

Ils comprennent : 1° les *Cétacés*, dont les narines s'ouvrent sur le dessus de la tête et qui sont carnivores (Baleine, Cachalot, Narval, Dauphin, Marsouin); 2° les *Sirénidés*, dont les narines s'ouvrent au-dessus de la bouche et qui sont herbivores (Lamantin, Dugong).

Marsupiaux. — Les *Marsupiaux* sont caractérisés par une poche ventrale dans laquelle leurs petits achèvent leur développement. Ils vivent en Australie (*Kangourou*) ou dans l'Amérique du Sud (*Sarigue*).

Monotrèmes. — Les *Monotrèmes* pondent des *œufs* (*ovipares*) et on un *bec corné*, ce qui les rapproche des Oiseaux, mais ils ont les membres rejetés sur les côtés et rampent sur le sol, ce qui les rattache aux Reptiles.

LES MAMMIFÈRES UTILES ET NUISIBLES A L'AGRICULTURE

Nous croyons bon de résumer en un double tableau les noms : 1° des *espèces utiles* à l'Agriculture et que certains préjugés font considérer à tort comme nuisibles; 2° des *espèces nuisibles* les plus communes. Nous n'indiquons dans ce tableau que les espèces communes habitant nos régions.

Mammifères utiles :

Chauve-Souris. *Hérisson.* *Musaraigne.* *Taupe* (nuisible dans les jardins).	détruisent une grande quantité d'Insectes et de larves nuisibles à l'Agriculture.

Mammifères nuisibles :

Rat, Souris, Mulot, Campagnol.	dévorent les récoltes.
Martre, Fouine, Putois, Renard.	ravagent les basses-cours.
Loir, Lérot.	mangent les fruits dans les jardins et les vergers.

TABLEAU RÉSUMANT LES CARACTÈRES DES ORDRES DES MAMMIFÈRES

I. — Onguiculés (ongles ou griffes)

- **des mains** — *Primates*
  - pouce opposable à la main seulement . . . . . . *Hommes.*
  - pouce opposable à la main et au pied . . . . *Singes.*
- **pas de mains**
  - bras transformés en ailes . . *Chéiroptères* ou *Chauves-Souris.*
  - Pattes ordinaires
    - molaires hérissées de pointes . . . *Insectivores.*
    - griffes et canines puissantes . . . *Carnivores.*
    - dentition incomplète
      - pas de canines . *Rongeurs.*
      - ni incisives, ni canines. *Édentés.*
    - Pattes transformées en nageoires *Amphibies.*

II. — Ongulés (des sabots)

- **nombre pair de doigts**
  - 4 doigts . . . . *Porcins.*
  - 2 doigts, estomac composé. *Ruminants.*
- **nombre impair de doigts**
  - 5 doigts, trompe . . . . . { *Proboscidiens* ou *Éléphants.*
  - 3 doigts. . . . . *Rhinocéros.*
  - 1 doigt . . . . *Solipèdes.*

III. — Mammifères pisciformes
forme de Poissons,
membres antérieurs transformés en nageoires,
pas de membres postérieurs,

- narines s'ouvrant au-dessus de la tête . . . *Cétacés.*
- narines s'ouvrant au-dessus de la bouche . . . *Sirénidés.*

IV. — Marsupiaux : poche marsupiale ; dentition variable suivant les régimes

V. — Monotrèmes : ovipares, bec corné.

CHAPITRE IX

CLASSE DES OISEAUX

LEUR ORGANISATION

Caractères généraux. — Les *Oiseaux* sont des Vertébrés dont le corps est couvert de *plumes* et qui sont adaptés à la vie aérienne ; ils ont un *bec corné* et sont *ovipares*, c'est-à-dire qu'ils pondent des œufs.

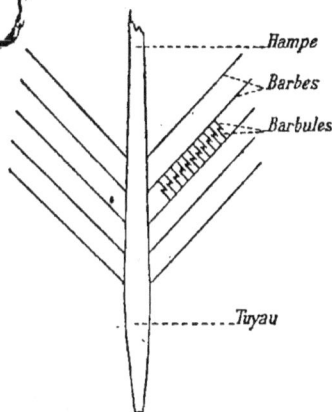

Fig. 184. — Plume d'Oiseau.

Les plumes. — Comme les poils, les plumes sont des productions de la peau. Une plume d'Oiseau (*fig.* 184) se compose d'un axe ou *hampe* dont la partie inférieure ou *tuyau* est creuse. Sur les côtés de cet axe sont régulièrement disposées des franges ou *barbes* portant à leur tour de petits prolongements ou *barbules* qui peuvent s'accrocher avec les barbules de la rangée voisine et former ainsi une lame mince, légère et élastique.

Il existe plusieurs sortes de plumes : 1° les grandes plumes ou *pennes*, qui se distinguent en plumes de l'aile ou *rémiges* parce qu'elles servent à l'Oiseau pour ramer dans l'air, et en plumes de la queue ou *rectrices* parce qu'elles servent à l'Oiseau, à la fois de balancier pour se maintenir en équilibre, et de gouvernail pour se diriger ; 2° le *duvet*, qui recouvre le reste du corps et qui est formé de plumes fines et à barbes indépendantes.

Les plumes, comme les poils chez les Mammifères, ont pour rôle de conserver la chaleur animale et par suite de maintenir constante la température du corps des Oiseaux, laquelle est plus élevée que chez les Mammifères car elle peut atteindre 44 degrés. Elles ont aussi pour rôle de constituer de puissants organes de locomotion sans diminuer la légèreté de l'animal.

Si l'on chasse certains Mammifères pour leurs fourrures, on détruit aussi un nombre considérable d'Oiseaux pour leurs plumes, qui servent dans la parure. L'industrie française a vendu environ pour 50 millions de francs de plumes en 1891. On cite un plumassier de Londres qui en une seule année reçut environ 800.000 dépouilles d'Oiseaux. Si l'on tient compte d'autre part des Oiseaux tués pour l'alimentation, on peut se faire une idée de cet inquiétant et formidable massacre.

Appareil digestif. — Les Oiseaux ont un *bec corné* dont la forme varie avec le régime alimentaire, mais qui est toujours dépourvu de dents. Les Oiseaux qui ont vécu à certaines époques géologiques portaient des dents. A la suite de le bouche vient l'œsophage (*fig.* 185), qui présente un renflement appelé *jabot* servant de réservoir pour les graines ; chez certains Oiseaux, comme les Pigeons, ce jabot fournit une matière crémeuse semblable au lait des Mammifères et qui sert à l'alimentation des jeunes.

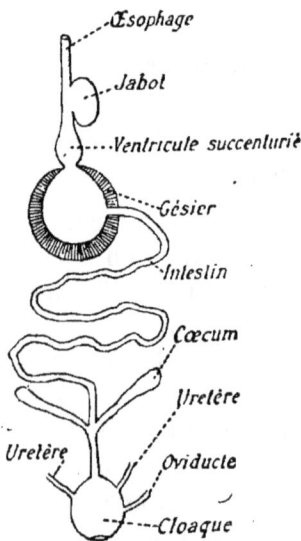

Fig. 185. — Tube digestif d'Oiseau.

L'œsophage vient s'ouvrir dans le *ventricule succenturié*, qui est l'estomac, car les graines vont y subir l'action du suc gastrique.

Enfin, vient le *gésier*, dont les parois musculeuses sont très épaisses et qui est destiné à écraser les aliments ; cette trituration est facilitée par les corps durs, les petits cailloux, que l'Oiseau avale avec les aliments.

L'*intestin* est court et vient déboucher dans une poche, le *cloaque*, qui reçoit les deux conduits urinaires ou *uretères* et le canal amenant les œufs ou *oviducte*.

L'urine épaisse entoure les excréments d'une couche blanchâtre. Dans certaines îles du Pacifique où les Oiseaux abondent, ce mélange d'urine et d'excréments forme des amas considérables qui constituent le *guano*.

Appareil circulatoire. — L'*appareil circulatoire* est semblable à celui de l'Homme et des Mammifères. La circulation du sang est très active, ce qui explique la température élevée de ces animaux, qui est de 42 à 44 degrés.

La région ventrale de l'Oiseau est surtout très riche en vaisseaux sanguins ; elle est donc chaude ; aussi c'est cette partie du corps qui repose sur les œufs lorsque l'Oiseau couve, de façon à donner à ces œufs le plus de chaleur possible.

Appareil respiratoire. — L'Oiseau *respire* avec des *poumons*, mais ceux-ci communiquent avec de vastes poches remplies d'air, les *sacs aériens*, qui envoient à leur tour des prolongements à l'intérieur des os. Ces sacs aériens servent de réservoirs à air en même temps qu'ils allègent l'Oiseau. Il est certain qu'à volume égal, l'Oiseau est moins lourd que le Mammifère.

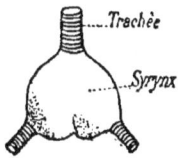

Fig. 186. — Le syrinx des Oiseaux chanteurs.

A la partie supérieure de la trachée-artère se trouve le *larynx*, qui est dépourvu de cordes vocales et qui ne produit aucun son. C'est le larynx inférieur ou *syrinx* (*fig.* 186), situé à la bifurcation de la trachée, qui est le véritable organe du chant chez les Oiseaux. Cette disposition explique pourquoi un Canard peut continuer à crier pendant quelques instants après qu'on lui a tranché la tête.

Squelette. — Le *squelette* (*fig.* 187) est caractérisé par les os qui sont *creux* ; de cette façon le corps est allégé considérablement tout en conservant sa solidité.

Le *crâne* repose sur la colonne vertébrale par un seul condyle, ce qui permet à la tête de tourner avec plus de facilité.

Le squelette du cou comprenant un grand nombre de vertèbres est très flexible. Dans les parties lombaire et sacrée les vertèbres sont soudées entre elles. Les côtes sont reliées par des prolongements osseux dirigés en arrière, les *apophyses uncinées*. Enfin le sternum présente une crête saillante appelée *bréchet*, semblable à la quille d'un navire, et sur laquelle viennent s'attacher les muscles qui font mouvoir les ailes et qui constituent le *blanc* de la volaille. Le rôle de ce bréchet est si important dans le vol qu'il est naturel de le voir disparaître chez les Oiseaux qui ne volent pas, l'Autruche par exemple.

Les *membres antérieurs* sont transformés en *ailes* : on y distingue encore le bras (*humérus*), l'avant-bras (*radius* et *cubitus*), mais la main est modifiée, généralement réduite à trois doigts immobiles et formés d'un petit nombre de phalanges. Les ailes se rattachent au tronc par l'épaule qui est formée de trois os : la *clavicule* soudée à celle du côté opposé pour donner un seul os appelé *fourchette*, l'os *coracoïde*, et l'*omoplate*, allongé en forme de sabre.

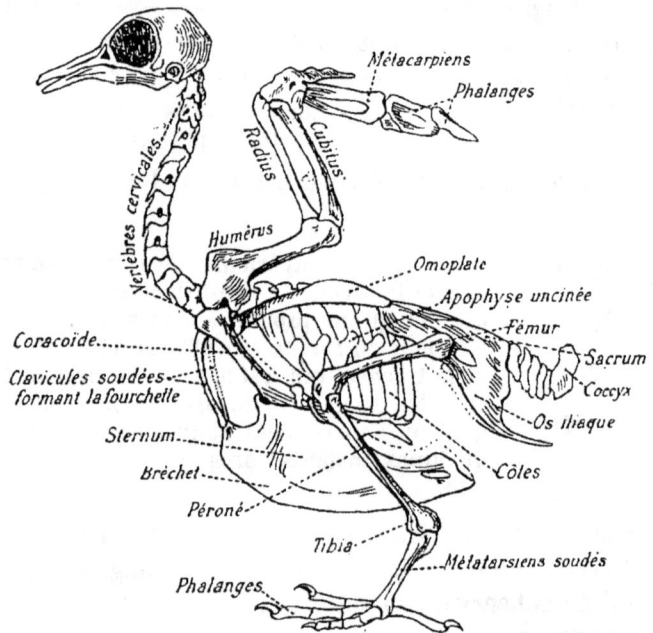

Fig. 187. — Squelette d'un Oiseau (*Pigeon*).

Les *membres postérieurs* ou *pattes* sont peu modifiés ; ils comprennent la cuisse (*fémur*), la jambe (*tibia* et *péroné*), le tarse ou plutôt l'*os canon* formé par la soudure des *Métatarsiens*, enfin les doigts, souvent au nombre de uatre et disposés de façons variables.

Système nerveux et organes des sens. — Le *système nerveux* est à peu près semblable à celui des Mammifères ; le cerveau (*fig.* 188) est cependant moins volumineux et n'est pas plissé.

L'odorat et le goût sont peu développés.

L'oreille est dépourvue de pavillon ; cependant les Oiseaux nt l'ouïe fine.

L'œil (*fig.* 189) est très sensible, surtout chez les Oiseaux de oie dont la vue est perçante.

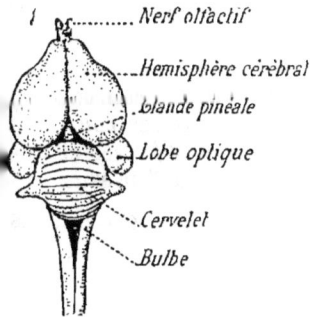

Fig. 188. — Cerveau d'un Oiseau (*Dindon*).

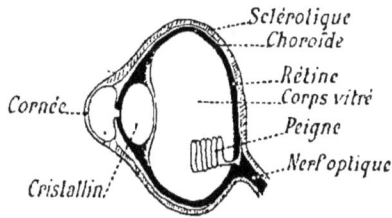

Fig. 189. — Œil d'un Oiseau.

Les œufs. — Les Oiseaux pondent des *œufs* à l'intérieur des- els se forment et se développent les jeunes ; on dit qu'ils sont *ipares* ; tandis que les Mammifères donnent naissance à des unes qui viennent au monde tout formés : ce sont des *vipares*.

L'œuf d'Oiseau *(fig.* 190) comprend : 1° une *coquille calcaire*

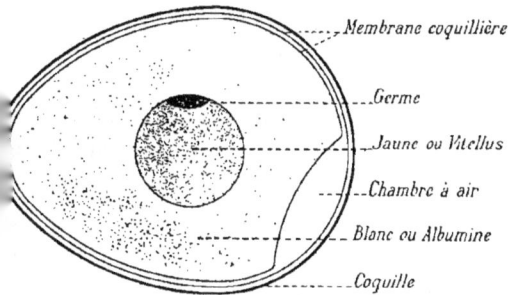

Fig. 190. — Œuf d'Oiseau.

percée de petits trous ou pores des- tinés à laisser pas- ser l'air nécessaire à la respiration du jeune Oiseau ; si, en effet, on vernit une coquille, on bouche les pores, l'air ne passe plus et le petit Oiseau eurt asphyxié ; 2° deux *membranes coquillières* laissant entre les, au gros bout de l'œuf, un réservoir ou *chambre à air* ; une substance appelée *blanc* qui durcit par la chaleur, c'est l'*albumine* ; 4° au centre une masse sphérique appelée *jaune* ou *vitellus*, formée de matières grasses, et présentant en un point une petite tache blanche ou *cicatricule* : c'est le *germe* du petit Oiseau qui va grandir et se développer aux dépens du jaune et du blanc.

On verra ainsi apparaître successivement le cœur, la tête, et les membres du jeune Oiseau ; mais pour que ce travail puisse se faire il faut que l'œuf soit maintenu à une température voisine de celle du corps de l'Oiseau. C'est pour cette raison que la mère ou le père sont obligés de rester accroupis sur les œufs : on dit qu'ils les *couvent*. On peut obtenir le même résultat en plaçant les œufs dans des *couveuses artificielles*, c'est-à-dire dans des sortes de chambres ou d'étuves chauffées et maintenues à une température voisine de celle de l'Oiseau.

Quand le petit Oiseau a consommé toutes les provisions

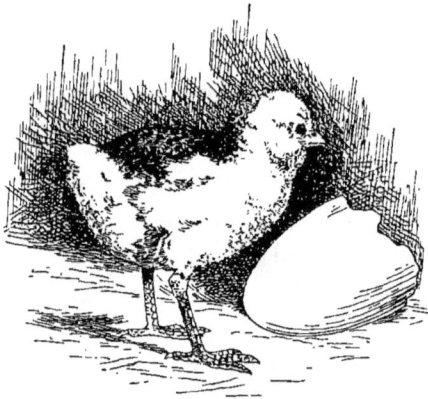

Fig. 191. — Poussin à sa sortie de l'œuf ; il peut marcher.

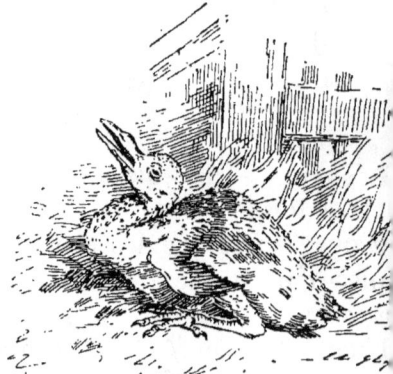

Fig. 192. — Pigeon aussitôt l'éclosion il ne peut encore marcher.

contenues dans l'œuf, il commence à s'agiter, et à l'aide d'une dent cornée située sur son bec, il brise sa coquille, sort de sa prison et fait son premier pas dans le monde. Certains Oiseaux comme le petit Poulet ou *poussin* (*fig.* 191), sortent de l'œuf les yeux ouverts, le corps couvert de légères plumes, et déjà capables de courir et de chercher leur nourriture.

D'autres, comme les petits Pigeons (*fig.* 192), naissent incomplètement développés : le corps nu, les yeux fermés, les pattes trop faibles pour soutenir le corps, incapables par conséquent de chercher eux-mêmes leur nourriture ; aussi sont-ils nourris par leurs parents, qui viennent dégorger dans leur bec une sorte de lait fourni par le jabot.

La durée du développement du jeune Oiseau à l'intérieur de l'œuf ou *incubation* varie avec les dimensions de l'œuf et de l'Oiseau : elle est de 12 jours pour l'Oiseau-Mouche, 18 jours pour le Pigeon, 21 jours pour le Poulet, 25 jours pour le Canard, 42 pour le Cygne, 56 pour le Casoar qui est un des plus gros Oiseaux.

Les nids. — La plupart des Oiseaux donnent à leurs petits des soins touchants ; et déjà pour recevoir leurs œufs ils préparent une sorte de berceau, un *nid* (*fig.* 193), dont la forme varie suivant les espèces, mais qui est toujours construit avec un art admirable. Il y a tous les intermédiaires, depuis le nid grossier du Rapace fait de branchages entrelacés, jusqu'au nid élégant, chaud et moelleux du Chardonneret ou du Roitelet, fait de brins d'herbe, de mousse, de plumes et de duvet.

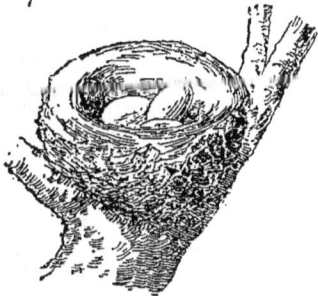

Fig. 193. — Un nid d'Oiseau.

Certains Oiseaux, comme la Fauvette couturière de l'Inde (*fig.* 194), font preuve d'une grande ingéniosité en plaçant leur nid entre des feuilles verticales, soigneusement cousues ensemble au moyen d'un fil que l'Oiseau étire avec son bec et qu'il fabrique lui-même en tortillant dans son bec des toiles d'Araignées, des filaments de coton ou de petits bouts de laine. L'important est de mettre la couvée à l'abri des petits Carnivores, des Serpents et des gros Oiseaux qui lui sont redoutables. Enfin certains Moineaux de l'Afrique méridionale, les *Républicains*, élèvent de véritables édifices (*fig.* 195) ; ils s'associent pour construire autour d'un tronc d'arbre un vaste parasol, imperméable, au-dessous duquel ils établissent leurs nids dont les ouvertures sont tournées vers le bas ; on peut compter jusqu'à 300 nids sous le même toit.

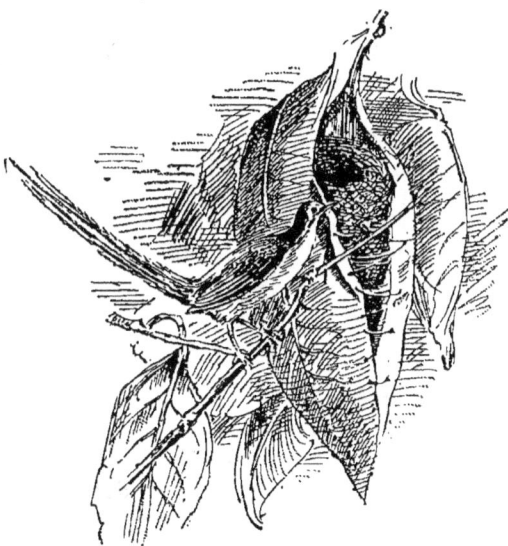

Fig. 194. — Nid de Fauvette couturière.

L'Oiseau est très attaché à ses œufs, car une mère n'accepte jamais un œuf étranger mis à la place d'un des siens; même lorsque cet œuf est pris parmi ceux de son espèce, avec une coloration presque identique, jamais elle ne se laisse tromper : elle rejette l'œuf étranger avant de continuer à couver les siens. Les Oiseaux domestiques cependant peuvent couver d'autres œufs que les leurs.

L'amour maternel est particulièrement développé chez les Oiseaux. Tout le monde sait avec quel soin farouche et avec quelle sollicitude éclairée la Poule veille sur ses Poussins. Tous les chasseurs connaissent l'admirable tactique de la Perdrix pour sauver sa couvée, laquelle a inspiré à La Fontaine une de ses fables les plus charmantes et qui est dans toutes les mémoires ; pour sauver ses petits,

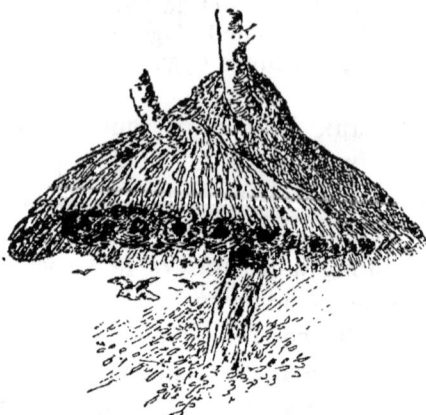

Fig. 195. — Nids des Républicains.

> Elle fait la blessée et va tirant de l'aile,
> Attirant le Chasseur et le Chien sur ses pas,
> Détourne le danger, sauve ainsi sa famille.
> Et puis, quand le chasseur croit que son chien la pille,
> Elle lui dit adieu, prend la volée et rit
> De l'homme qui, confus, des yeux en vain la suit.

Parfois l'Oiseau va jusqu'à sacrifier sa propre existence pour le salut de sa progéniture. « Qui n'a pas vu, dit un naturaliste, la Poule, la Dinde, la Perdrix ou la Caille défendre leurs petits ne peut avoir qu'une médiocre idée de l'héroïsme. » Nous verrons plus loin que le Coucou lui-même, qui ne construit pas de nid, n'est pas, comme on le dit à tort, dépourvu de cet instinct maternel.

Migrations ou voyages des Oiseaux. — Parmi les instincts si curieux des Oiseaux, il en est un qui mérite d'être signalé, c'est celui des voyages. Avec le changement de saison, certains Oiseaux éprouvent le besoin de changer de résidence; c'est pourquoi ils entreprennent ces voyages périodiques désignés sous le nom de *migrations*. A l'approche de l'hiver, dans nos régions tempérées, le froid et le manque de nourriture mettraient l'Oiseau en danger de mort; aussi, comme nos malades, il quitte notre pays brumeux et s'en va sur les bords de la Méditerranée retrouver les fleurs et le soleil.

C'est ainsi que les Hirondelles, en messagères du printemps, arrivent chez nous en Avril, pour s'envoler, dès qu'arrivent les premiers froids, vers le Midi, parfois vers l'Afrique. Quelle délicieuse consolation ça doit être pour l'Hirondelle parisienne que de quitter le portail trop froid de Notre-Dame pour aller se réchauffer dans les frises du Parthénon !

Au contraire, d'autres Oiseaux, comme les Canards, les Oies, les Cygnes, nous viennent du Nord, en automne, et retournent au printemps vers les régions plus froides.

Pour accomplir ces voyages, les Oiseaux se réunissent en troupes nombreuses souvent dirigées par les individus les plus forts et les plus courageux. L'instinct de ces migrations est si puissant, qu'il s'empare même des Oiseaux conservés en cage depuis leur naissance et qui sont par conséquent bien nourris et bien chauffés : au moment du départ de leurs camarades, ces Oiseaux montrent une agitation particulière et pourraient se tuer contre les barreaux de leur cage si l'on ne prenait certaines précautions.

Tous les Oiseaux ne sont pas *migrateurs*; c'est ainsi que le Moineau nous reste fidèle toute l'année, et nulle part cet Oiseau si gai, si amusant, si effronté, n'est aussi en sûreté que dans nos grandes villes où il vient se mêler, pour ainsi dire, aux jeux des enfants, en gavroche ailé, en gamin du ciel.

Faculté d'orientation. — Cet instinct des voyages chez les Oiseaux migrateurs est merveilleusement complété par la *faculté d'orientation* qui leur permet de revenir chaque année au nid qu'ils ont habité l'année précédente. L'Hirondelle, par exemple, sait retrouver avec précision, non seulement le pays, mais la maison, la cheminée, le coin de fenêtre où elle avait établi son nid. Pour s'en assurer, il suffit d'attacher aux pattes de ces Oiseaux de petits rubans facilement reconnaissables.

Nous verrons plus loin, à propos des Pigeons, que l'Homme a su tirer parti de cette faculté d'orientation en utilisant ces animaux pour le transport des dépêches, soit sur terre, soit sur mer.

Cette faculté d'orientation, assez peu développée chez l'Homme civilisé, se retrouve chez d'autres animaux et notamment chez les Abeilles.

RÉSUMÉ

Caractères généraux. — Les *Oiseaux* ont le corps couvert de *plumes*, un *bec corné* et sont *ovipares*.

Les *plumes*, comme les poils, sont des productions de la peau. Elles sont de deux sortes : les *pennes* (rémiges et rectrices) et le *duvet*.

Caractères internes. — L'*appareil digestif* comprend: le *bec* dépourvu de dents, l'œsophage portant un renflement appelé *jabot*, le *ventricule succenturié*, le *gésier* et l'*intestin* qui vient aboutir à un *cloaque* où débouchent les *uretères*.

La *circulation* du sang est très active chez les Oiseaux, dont la température est de 42 à 44 degrés.

L'*appareil respiratoire* est composé de poumons qui communiquent avec de vastes réservoirs ou *sacs aériens*.

Le *squelette* est formé d'os qui sont *creux*; les membres antérieurs sont transformés en *ailes* et le sternum présente un *bréchet*.

Les *œufs* sont formés : 1° d'une *coquille calcaire*; 2° de deux *membranes coquillières* laissant entre elles la *chambre à air*; 3° du *blanc* ou *albumine*; 4° du *jaune* ou *vitellus* qui présente la *cicatricule* ou *germe* du petit Oiseau.

L'œuf doit être *couvé* pour que ce germe se développe. La durée d'*incubation* varie avec les espèces.

Mœurs et instincts. — Pour abriter ses œufs, l'Oiseau construit un *nid* avec une grande habileté.

Certains Oiseaux (Hirondelles) accomplissent des voyages périodiques ou *migrations*; et par une faculté d'*orientation* merveilleuse ils savent retrouver leur nid l'année suivante.

CHAPITRE X

CLASSIFICATION DES OISEAUX

La classe des Oiseaux est fort nombreuse en espèces : on en compte actuellement plus de 12.000 et on en découvre de nouvelles chaque jour. On a classé ces espèces en se basant surtout sur la conformation du *bec* et des *pattes*.

Les Oiseaux peuvent être répartis en huit ordres : les *Palmipèdes* et les *Échassiers*, qui recherchent leurs aliments dans l'eau et qui ont les pattes adaptées à la vie aquatique, les *Gallinacés*, les *Colombins*, les *Passereaux*, les *Grimpeurs*, les *Rapaces* et les *Coureurs*, qui vivent à terre et qui ont les pattes adaptées à la locomotion.

I. — Ordre des Palmipèdes.

Caractères. — Les *Palmipèdes* sont des Oiseaux nageurs
dont les pattes sont courtes et *palmées*, c'est-à-dire que leurs
doigts sont réunis entre eux par une membrane. Ils se nourrissent surtout de Poissons ou d'autres animaux aquatiques.
Leurs plumes sont ordinairement recouvertes d'une sorte
d'huile qui les empêche de se mouiller, même lorsque ces
animaux plongent.

Principaux genres. — On peut les diviser en quatre groupes :
*Lamellirostres, Grands voi-
liers, Palmipèdes complets*
et *Plongeurs*.

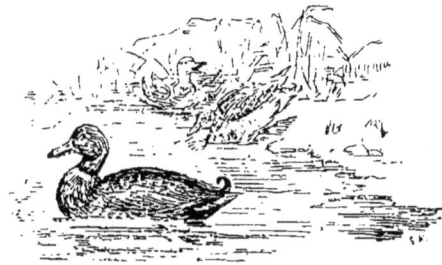

Fig. 196. — Canard.

1. **Lamellirostres.** —
Ils ont le bec large et
garni de lamelles trans-
versales qui leur permet-
tent de filtrer l'eau et de
retenir les Vermisseaux
qui se trouvent dans la
vase. Leurs pattes sont très écartées ; aussi nagent-ils bien,
mais ils marchent mal en se dandinant.

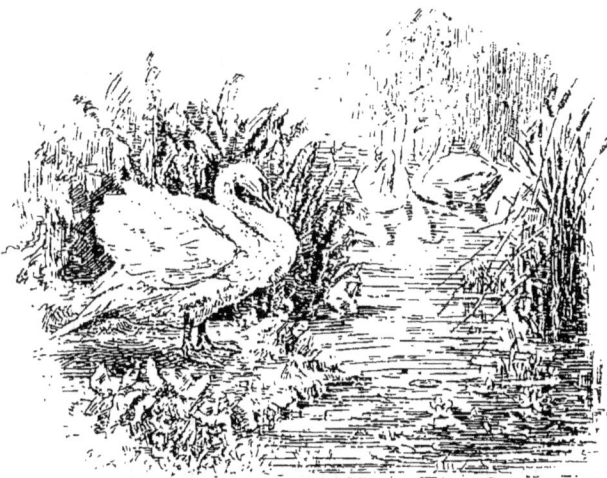

Fig. 197. — Cygnes.

Ils comprennent : le *Canard* (*fig.* 196), dont les variétés sauvages voyagent en bandes disposées en forme de V, conduites par un chef de file qui en occupe le sommet ; l'*Oie*, qui est aussi un Oiseau migrateur et dont l'espèce domestique est utile à l'Homme car elle est facile à nourrir ; en le gavant d'aliments et en l'immobilisant, on transforme son foie en une masse graisseuse, appelée *foie gras*, très appréciée des gourmets; enfin le *Cygne* (*fig.* 197), dont le cou allongé dessine des courbes gracieuses; il fait l'ornement de nos pièces d'eau. On peut encore citer : l'*Eider*, qui habite les côtes de Groënland et de Laponie et dont le duvet fournit l'édredon ; la *Sarcelle*, voisine du Canard et commune en France.

2. Grands voiliers. — Ils ont des ailes puissantes qui leur permettent de lutter contre les vents, même pendant les tempêtes ; ils volent au milieu des bourrasques les plus violentes et explorent rapidement de vastes étendues de mer : ce sont les meilleurs voiliers de tous les Oiseaux.

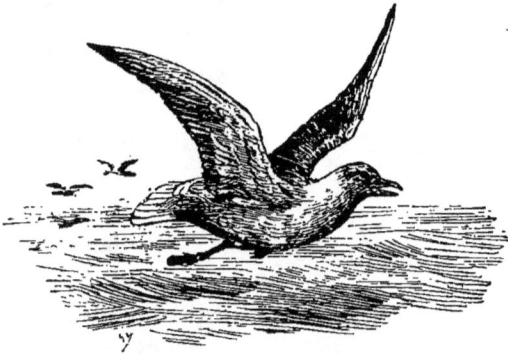

Fig. 198. — Mouette.

Tels sont : les *Albatros*, les *Pétrels* ou *Oiseaux des tempêtes*, les *Goëlands*, les *Mouettes* (*fig.* 198), abondantes sur nos côtes.

3. Palmipèdes complets. — Ils ont les quatre doigts réunis par la membrane natatoire, tandis que dans les autres groupes le pouce est libre. Ils comprennent le *Pélican*, le *Cormoran*, la *Frégate*, le *Fou*.

Le *Pélican* (*fig.* 199) est remarquable par la poche qu'il porte à sa mâchoire inférieure et qui lui sert de garde-manger pour les produits de sa pêche : 15 litres d'eau ou 30 livres de Poisson peuvent être contenus dans ce réservoir.

Pendant longtemps le Pélican fut considéré comme l'emblème de la tendresse maternelle. Les poètes ont chanté les louanges de ce Palmipède, et de Banville a dit :

> Lorsque le Pélican ouvre sa chair vivante
> Pour nourrir ses petits et qu'ils mordent son flanc,
> Avec une douceur dont l'homme s'épouvante,
> Il regarde leurs becs tout rouges de son sang.

Personne ne croit plus à cette légende du « grand Pélican blanc qui

se perce le flanc pour nourrir ses enfants du plus pur de son sang ».
L'origine de cette croyance populaire est que souvent la femelle dégorge
devant ses petits les Poissons contenus dans son sac, puis elle leur
donne à boire en pressant son bec contre cette poche et faisant sortir
ainsi de l'eau mélangée au sang provenant des Poissons blessés et
morts.

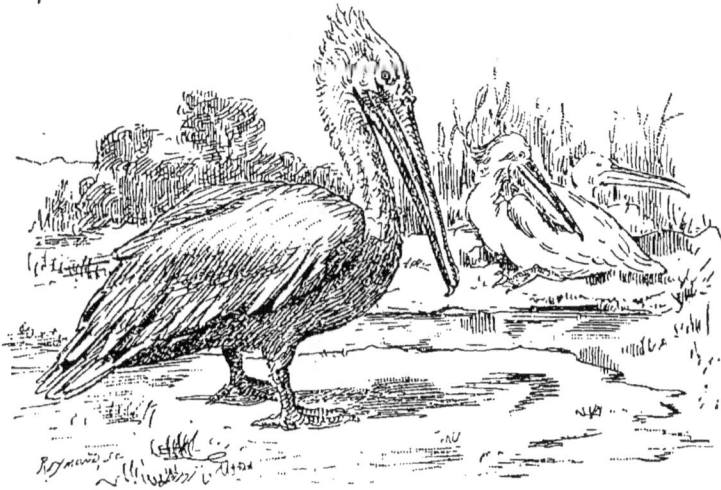

Fig. 199. — Pélican.

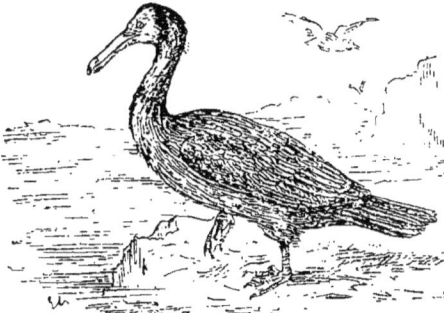

Fig. 200. — Cormoran.

Le *Cormoran* (*fig.* 200) a le bec long et crochu ; il vit sur les côtes de
France. Les Chinois l'ont domestiqué et l'ont dressé à pêcher, mais ils lui passent un anneau autour du cou pour l'empêcher d'avaler le Poisson qu'il prend.

La *Frégate*, qui vit dans les régions tropicales, est le plus infatigable des Oiseaux de mer. Enfin le *Fou*, qui doit son nom à ce qu'il se laisse stupidement ravir sa proie par la Frégate.

4. **Plongeurs.** — Leurs ailes très réduites sont transformées
en nageoires, et servent à ces Oiseaux pour nager sous l'eau
et poursuivre leur proie. Les pattes placées à l'extrémité posté-

rieure du corps obligent l'animal à se tenir dans une position verticale lorsqu'il est à terre. Ils vivent dans les mers froides et ils comprennent les *Pingouins* (*fig*. 201), les *Guillemots*, les *Macareux*, les *Manchots*.

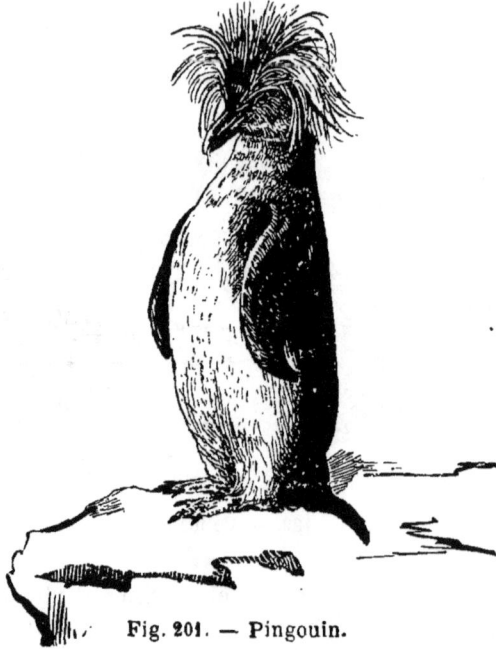

Fig. 201. — Pingouin.

II. — Ordre des Échassiers

Caractères. — Les *Échassiers* cherchent leurs aliments sur les rivages ; aussi ils ont les pattes très longues, ce qui leur permet d'entrer dans les eaux peu profondes sans mouiller leurs plumes. Ils se nourrissent de Mollusques, de Grenouilles, de Poissons, qu'ils capturent facilement avec leur « long bec emmanché d'un long cou ».

Principaux genres. — On peut les ranger en plusieurs groupes :

1° Les **Échassiers des rivages**, qui marchent au bord des eaux, leurs longues pattes touchant toujours le sol ; ils guettent le Poisson, pêchant pour ainsi dire à l'affût. Ce sont les vrais

Échassiers : ils s'envolent le cou tendu en avant et les pattes
allongées en arrière. Ils comprennent les Cigognes, les Grues et
les Hérons.

Les *Cigognes* (*fig.* 202) ont un bec très fort et restent souvent immobiles perchées sur une seule patte. Elles passent l'hiver en Afrique et
arrivent en France au printemps pour y établir leurs nids sur des clo-
chers, des édifices élevés, ou des cheminées. Elles sont vénérées en
Alsace presque au même titre que l'Ibis sacré de l'ancienne Egypte, et

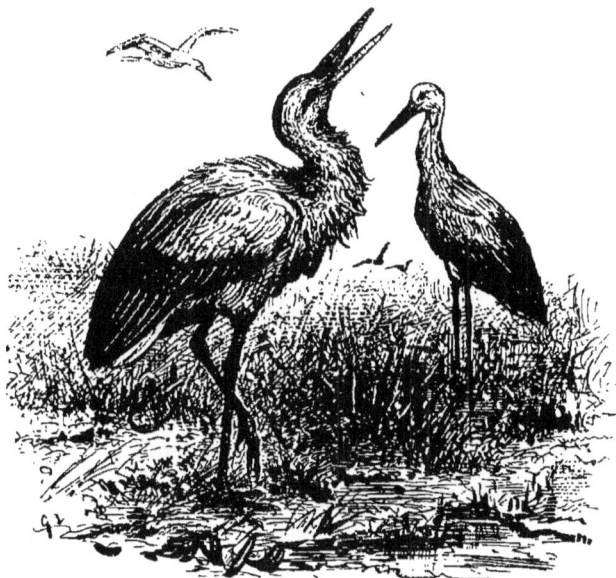

Fig. 202. — Cigognes

l'on croit qu'elles portent bonheur à la maison où elles établissent leurs
nids.

A côté des Cigognes on peut placer les *Marabouts* ou *Cigognes à sac*
(*fig.* 203), ainsi nommés parce qu'ils ont une sorte de sac pendu au cou ;
ils sont remarquablement laids, mais ils portent sous la queue des
plumes d'une légèreté extrême utilisées comme parure. Aussi on en
élève des troupeaux dans l'Afrique tropicale.

Les *Grues* (*fig.* 204) ont une forme svelte et le bec allongé et pointu ;
ce sont des Oiseaux essentiellement migrateurs. Elles ont la tête presque
nue et font entendre en volant un cri rappelant le son de la trompette.
La *Grue couronnée* et la *Demoiselle de Numidie* sont des espèces
africaines.

Les *Hérons* (*fig.* 205) ont le bec long et fendu ; ils vivent sur le bord

des eaux douces, se nourrissant de Poissons, de Grenouilles qu'ils guettent patiemment en restant immobiles. Une espèce très recherchée

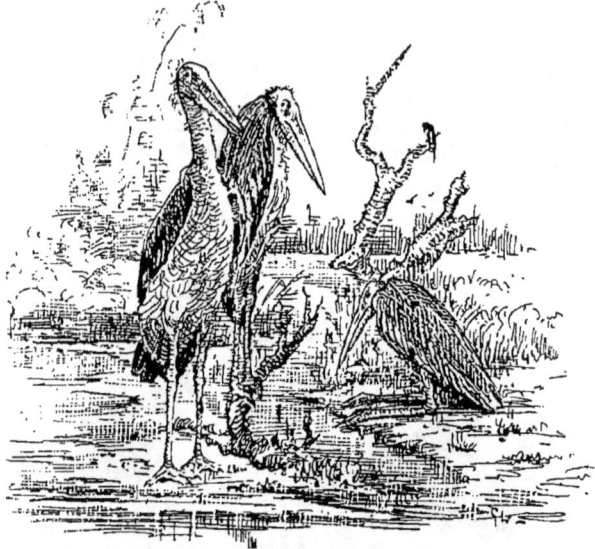

Fig. 203. — Marabouts d'Égypte

pour la beauté de ses plumes est le *Héron blanc* ou *Aigrette* (*fig. 206*).

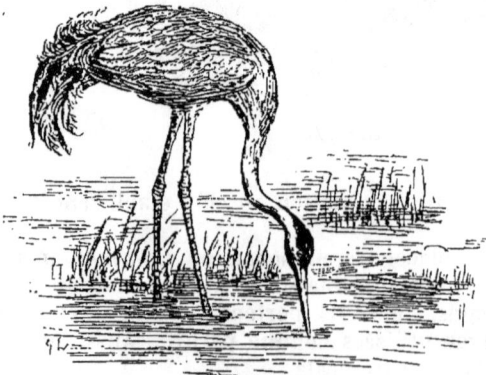

Fig. 204. — Grue.

Pour donner une idée de
la valeur de ces plumes
on peut citer le bouquet
d'Aigrettes ornant la couronne du Prince de Galles
qui a coûté 500.000
francs. La plume d'Ai-
grette est vendue jusqu'à
250 francs l'once, et il en
est arrivé, à Paris, en
1895, venant du Vénézuéla
environ 600 kilogram-
mes. Aussi depuis une
dizaine d'années la chasse
des Aigrettes dans l'Amé-
rique tropicale a été plus
productive que la recher-
che de l'or ou la récolte du caoutchouc. Comme chaque animal ne fournit que 3 à 5 grammes de plumes, on juge de l'importance du massacre.
En Indo-Chine, les marais du Tonkin, les rizières de l'Annam et du
Cambodge, hébergent des colonies de ces Oiseaux ; l'élevage des Aigrettes

y serait facile, car les indigènes intelligents seraient d'excellents gardiens et l'alimentation serait fournie sans frais par les marais très poissonneux. Du reste, à Hanoï, quelques négociants font ce commerce de plumes d'Aigrettes. A Madagascar également on voit ces Aigrettes suivre les

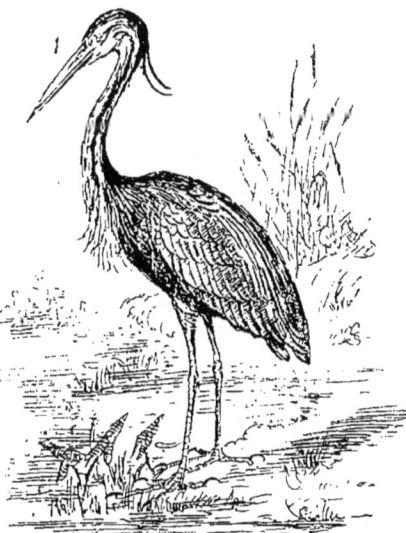

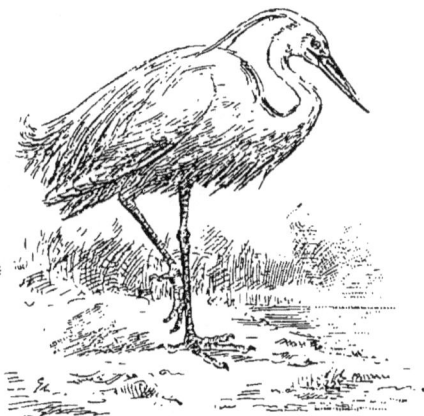

Fig. 205. — Héron.　　　　　　　　Fig. 206. — Aigrette.

troupeaux de Bœufs et de Moutons, dont elles recherchent la vermine. L'Aigrette peut être facilement domestiquée, car il existe depuis 1895, à Tunis, un parc contenant environ 400 de ces Oiseaux.

A côté de ces Échassiers, plaçons la *Spatule*, dont le bec aplati est élargi à l'extrémité.

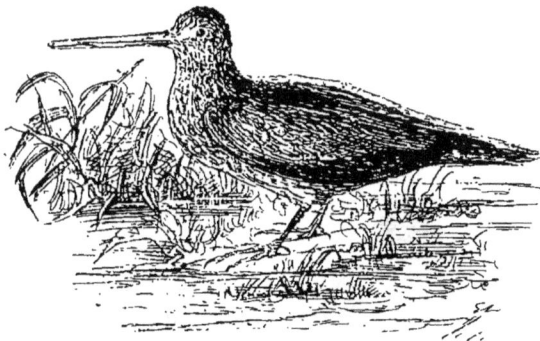

Fig. 207. — Bécassine.

2° Les **Échassiers nageurs,** qui nagent et plongent comme les Palmipèdes. Tels sont les *Râles*, les *Poules d'eau*, qui vivent au milieu des roseaux sur le bord des étangs et qui construisent des nids flottants.

3° Les Échassiers coureurs, qui ont un bec long et fin dont ils se servent pour fouiller dans la vase et y chercher les Vers et les Insectes dont ils se nourrissent.

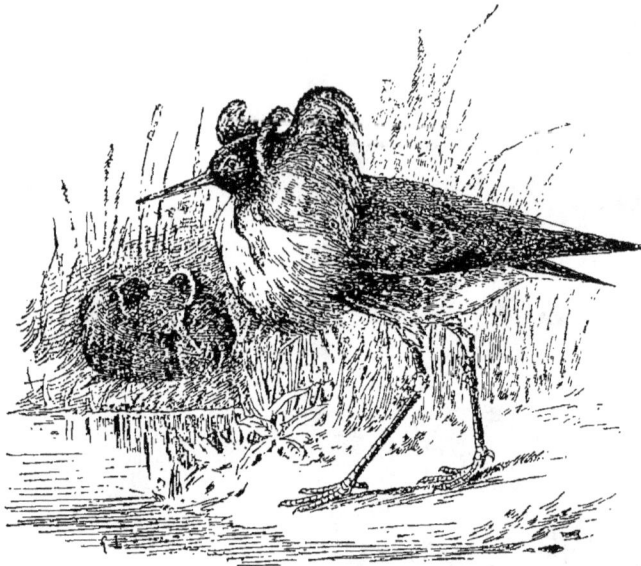

Fig. 208. — Chevalier combattant.

Ils comprennent la *Bécasse* et la *Bécassine* (*fig.* 207), gibiers estimés qu'on trouve au moment de leur passage, en automne, sur la lisière des bois et dans les marécages ; les *Combattants* (*fig.* 203), qui portent une sorte de collerette et qui se livrent entre eux des combats furieux ; le *Courlis* ; l'*Ibis*, animal sacré chez les anciens Égyptiens.

4° Les Échassiers des champs, qui peuvent vivre loin des cours d'eau, ressemblent aux Gallinacés

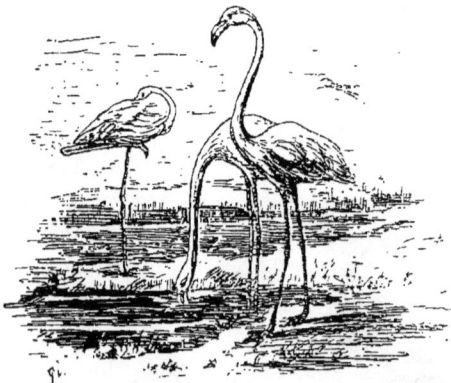

Fig. 209. — Flamants.

par leur forme massive. Telles sont les *Outardes*.

On peut classer à part les *Flamants* (*fig.* 209), qui sont des Échassiers par la hauteur de leurs pattes, la longueur de leur cou et la forme svelte de leur corps ; mais ils se rapprochent des Palmipèdes par la forme du bec et les pieds palmés. Leur plumage blanc est nuancé de rose ; leur bec recourbé est un excellent instrument de pêche. Ils vivent en troupes dans les régions chaudes, et à la moindre alerte ils font entendre un cri retentissant comparable à un appel de trompette. Les gourmets de l'antiquité estimaient la chair de ces animaux, qui à la vérité est exquise : Héliogabale se faisait servir des plats composés de langues de Flamants.

III. — Ordre des Gallinacés.

Caractères. — Les *Gallinacés* ont les membres trapus et disposés pour fouiller la terre : leurs doigts, au nombre de quatre, dont trois en avant et un en arrière, sont gros et portent des ongles larges ; leur bec est fort ; leurs ailes sont courtes, aussi leur vol est lourd et bruyant. Ils grattent la terre pour y trouver des graines, des Vers et des Insectes dont ils se nourrissent. Leur nom vient de ce qu'ils ressemblent au Coq, *Gallus* en latin.

Principaux genres. — Ils comprennent le Coq et la Poule, le Faisan, le Paon, le Dindon, le Coq de bruyère, la Perdrix, la Caille.

Le *Coq* et la *Poule* (*fig.* 210) sont de tous les Oiseaux domestiques les plus répandus et les plus utiles ; aussi les races de ces Oiseaux sont fort nombreuses, car les éleveurs cherchent chaque jour à améliorer les qualités de la chair et des œufs. Les joues du Coq sont nues, et la tête est ornée d'une crête charnue et rouge. Les pattes des Coqs portent un prolongement aigu appelé *ergot* et qui constitue une arme redoutable dans les combats terribles que ces animaux se livrent entre eux. En Belgique et en Angleterre des combats de Coqs ont lieu

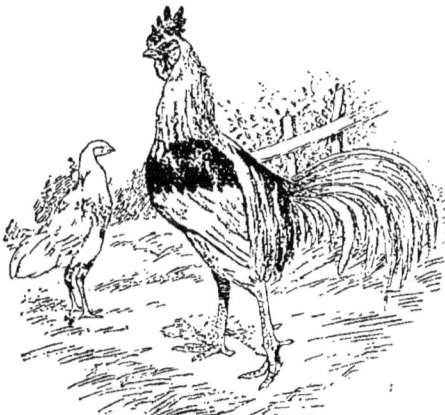

Fig. 210. — Coq et Poule.

devant le public, qui se passionne pour ces luttes.

Le *Faisan* (*fig.* 211), originaire de l'Asie centrale, est aujourd'hui acclimaté dans toutes nos forêts, où il constitue un excellent gibier. Son plumage est très beau, sa queue longue est en forme de toit. Il est surtout abondant au voisinage des étangs.

Le *Paon* (*fig.* 212) a la tête surmontée d'une aigrette de plumes raides ; les longues plumes de sa queue constituent un superbe ornement

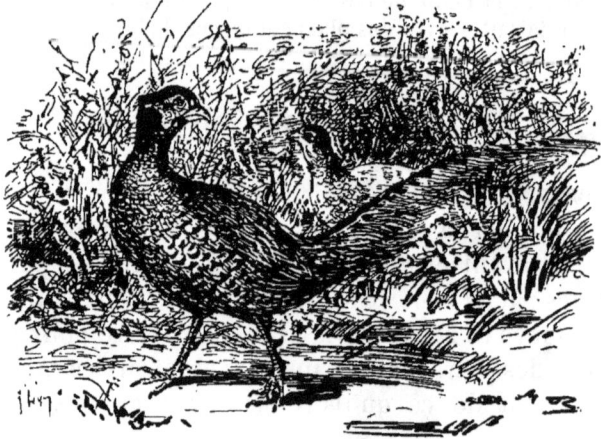

Fig. 211. — Faisan.

lorsque l'Oiseau les étale en éventail en *faisant la roue*. Aussi malgré son cri désagréable, il est devenu un Oiseau d'ornement pour nos parcs. Il est originaire de l'Inde, où il vit dans l'intimité du Tigre, car si le

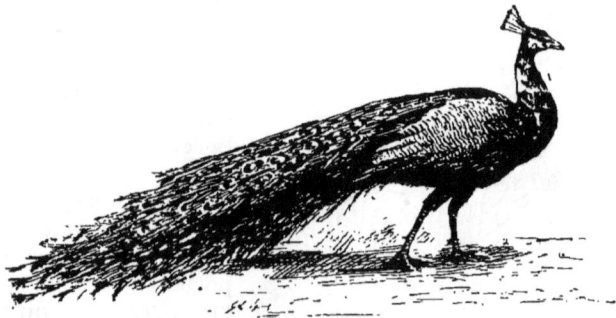

Fig. 212. — Paon.

Paon aime à chercher sa nourriture dans les restes du repas du Tigre ou même dans ses excréments, le Tigre, lui, est friand de la chair du Paon. Au Moyen-Age le Paon était recherché pour sa chair et pour ses plumes. Oublié un instant, il fut remis *à la mode* au siècle dernier par Marie-Antoinette, dont la *coiffure à la Minerve* consistait en un imier de dix plumes d'Autruche mouchetées de plumes de Paon et qui 'ajustait sur une coiffe brodée de paillettes d'or.

Le *Dindon* se reconnaît par la peau nue qui recouvre sa tête et le haut le son cou. Le mâle *fait la roue* en faisant entendre un *glouglou* particulier.

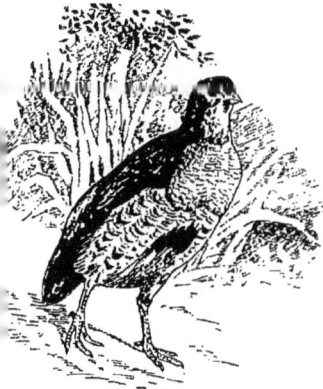

Fig. 213. — Perdrix grise.

La *Perdrix* (*fig.* 213) a la tête petite, la queue courte et pendante ; elle vit en *compagnies* et son vol est lourd et bas ; sa chair est exquise et recherchée des gourmets. On distingue la *Perdrix grise*, qui fait son nid dans les plaines cultivées du Nord de la France, et la *Perdrix rouge*, qui se plaît surtout sur les coteaux accidentés et rocailleux, gagnant au besoin la montagne, comme en Auvergne et dans le Jura ; cette dernière a le bec et les pattes rouges.

La *Caille* passe l'hiver en Algérie et revient au printemps ; elle est plus petite que la Perdrix.

Le *Coq de bruyère* a la taille du Dindon ; il habite les forêts de Pins les régions montagneuses de l'Europe.

IV. — Ordre des Colombins.

Caractères. — Les *Colombins* sont voisins des Gallinacés, nais ils en diffèrent par leur bec faible recouvert d'une membrane à la base ; par leurs ailes allongées qui leur permettent le voler avec une grande aisance, et enfin par leurs petits qui, u moment de l'éclosion, sont faibles et incapables de marcher. ussi ce sont les parents, comme nous l'avons vu (page 140), ui nourrissent les jeunes en dégorgeant dans leur bec une orte de lait que produit leur jabot.

Principaux genres. — Ils comprennent le Ramier, le Bizet, e Pigeon domestique et la Tourterelle.

Le *Ramier* et le *Bizet* vivent à l'état sauvage ; ce dernier peut être onsidéré comme ayant donné naissance à toutes les races de *Pigeons omestiques*. On peut placer à côté du Bizet le *Pigeon migrateur* de Amérique du Nord, célèbre par le nombre immense d'individus qui se éunissent pour voyager. Un naturaliste américain a évalué à 2 milards le nombre des Pigeons formant une de ces colonnes de marche ui a défilé au-dessus de sa tête

Les *Pigeons domestiques* (*fig.* 214) comprennent des races fort nombreuses ; certaines, comme les *Pigeons culbutants*, sont curieuses par leurs mœurs ; ils ont une sorte de maladie nerveuse rappelant la danse de Saint-Guy, et qui fait qu'après s'être élevés très haut, ils se laissent tomber en exécutant de gracieuses pirouettes ; d'autres races possèdent la faculté de s'orienter et de revenir à leur colombier même lorsqu'ils en sont très éloi-

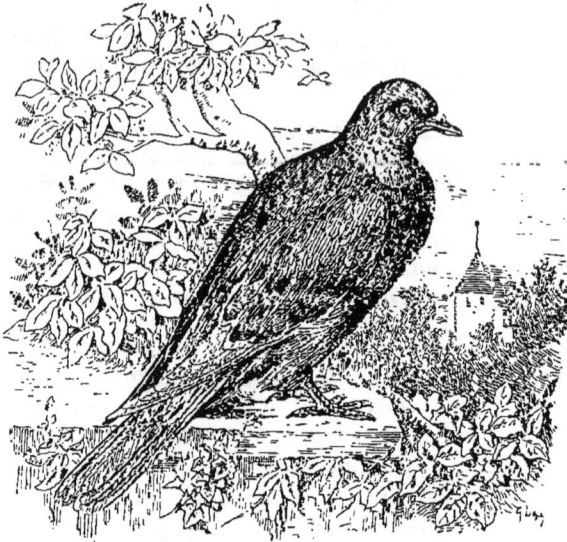

Fig. 214. — Pigeon domestique.

gnés : ce sont les *Pigeons voyageurs*. Ces Oiseaux, utilisés depuis la plus haute antiquité pour le transport des dépêches, ont rendu de remarquables services pendant la guerre franco-allemande de 1870, et aujourd'hui ils sont utilisés sur terre et sur mer. La dépêche est logée dans un tube léger qu'on attache solidement à l'une des plumes de la queue (*fig.* 215).

Parmi les principales races de Pigeons voyageurs (*fig.* 216) on peut citer l'*Anversois*, utilisé par les Colombiers militaires allemands, et le *Liégeois*, plus léger et plus courageux, qui est préféré en France. Pour dresser les Pigeons on les envoie d'abord à de petites distances dans des paniers spéciaux, puis on les lâche et ils rentrent au colombier (*fig.* 217); on recommence cet exercice en envoyant chaque fois les Pigeons un peu plus loin, de sorte qu'au bout d'un certain temps on a des Pigeons parfaitement entraînés, qui pourront faire en quelques heures le trajet de Paris à Bruxelles par exemple ; c'est ainsi qu'un Pigeon de Liège lâché à Saint-Sébastien, en Espagne, est rentré le même jour à son colombier, ayant parcouru 980 kilomètres en 16 heures, ce qui

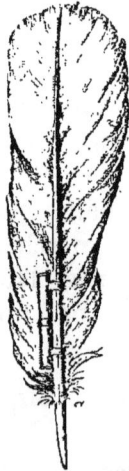

Fig. 215. — Plume de Pigeon avec le tube à dépêche.

fait environ 60 kilomètres à l'heure, la vitesse d'un train express.

On a pu faire accomplir aux Pigeons des voyages d'*aller et retour* entre Paris et Versailles ; pour cela on donne à manger au Pigeon à

Paris, mais pas à boire ; puis on le transporte à Versailles, où on lui donne à boire, mais pas à manger ; de sorte qu'il s'habitue à aller, dans la même journée, manger à Paris et boire à Versailles.

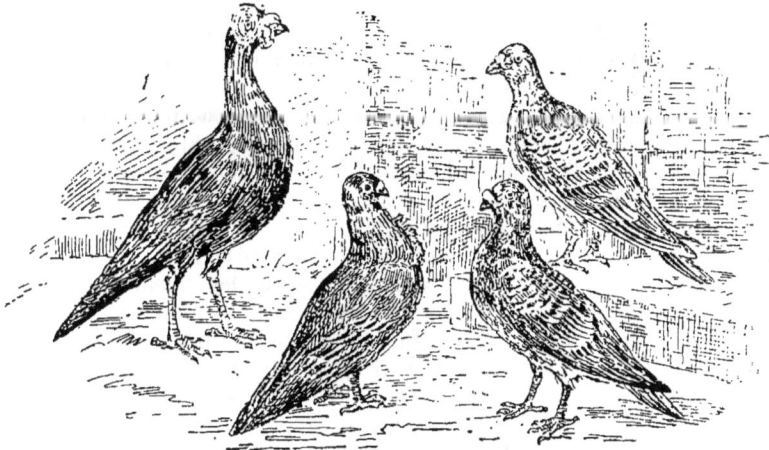

A gauche { en haut : Pigeon persan. en bas : Pigeon cravaté.   A droite { en haut : Pigeon anversois. en bas   Pigeon liégeois.

Fig. 216 — Types de Pigeons voyageurs

On a créé depuis 1870 de nombreux colombiers militaires, et des lois très sévères interdisent l'entrée de Pigeons voyageurs étrangers en

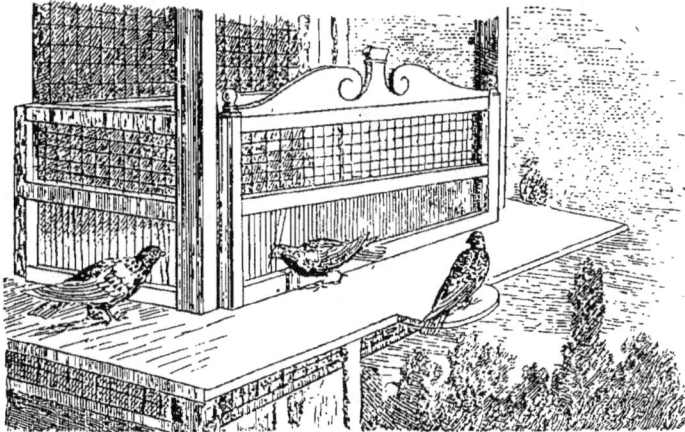

Fig. 217. — Colombier de Pigeons voyageurs dont les barreaux permettent l'entrée des Oiseaux.

France. Depuis quelques années on a essayé l'emploi du Pigeon en mer ; les résultats obtenus sont encourageants, car la plupart des Pigeons lâchés à 500 kilomètres rentrent au colombier. Les paquebots qui partent du Havre pour New-York emportent des Pigeons qu'ils lâchent à mi-route, c'est-à-dire à 3.000 kilomètres. Malheureusement ils luttent difficilement contre la tempête, et certains peuvent se perdre. On comprend l'importance des services que le Pigeon maritime peut rendre : 1° en annonçant qu'un navire est en danger ; 2° en apportant aux familles des nouvelles des passagers.

Le Pigeon ne se dirige pas par la vue ; car, à cause de la rotondité de la terre, il devrait s'élever à une hauteur considérable pour voir à de grandes distances (à 19.000 mètres pour voir à 500 kilomètres) ; or on sait que le Pigeon ne sait pas voler au-dessus de 400 à 500 mètres. C'est donc par un sens spécial qu'il se guide.

Le Pigeon voyageur est souvent victime des Oiseaux de proie ; aussi en Allemagne on a dressé des Faucons à enlever les Pigeons voyageurs. Les Chinois, qui sont de grands amateurs de Pigeons, emploient pour protéger ces animaux contre les Oiseaux de proie un procédé fort ingénieux : ils attachent à la queue du Pigeon un sifflet en bambou, très léger et convenablement disposé ; si le Pigeon se sent poursuivi par un ennemi, il accélère son vol et l'air vient frapper le sifflet en produisant un bruit aigu qui fait battre en retraite l'Oiseau de proie effrayé.

En somme, c'est l'Homme qui, en utilisant le merveilleux instinct de la douce et poétique Colombe, a su créer le *Pigeon voyageur*, comme il a su créer le *Cheval de course*.

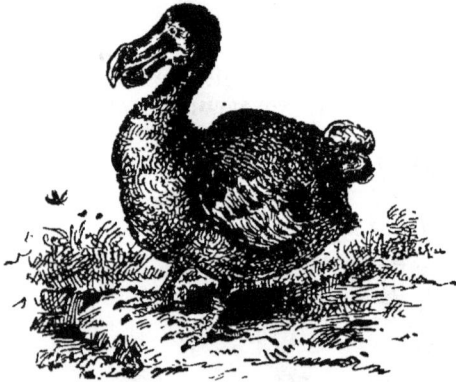

Fig. 218. — Dronte ou Dodo.

La *Tourterelle*, petite et élégante, est commune dans nos bois et s'élève facilement en domesticité.

On peut ranger parmi les Colombins une sorte de gros Pigeon, dont les ailes rudimentaires l'empêchent de voler, et qui vivait jadis à l'île Maurice : c'est le *Dronte* ou *Dodo* (*fig.* 218), dont quelques individus furent apportés vivants en Europe au XVIIe siècle. Il est aujourd'hui complètement disparu.

V. — Ordre des Passereaux.

Caractères. — Les *Passereaux* sont les *Oiseaux des arbres* ; généralement perchés, il sautent de branche en branche, et au lieu de marcher en avançant leurs pieds l'un après l'autre, ils vont toujours sautillant.

La forme de leur bec varie avec leur régime et permet de les diviser en cinq groupes : les *Conirostres*, les *Dentirostres*, les *Ténuirostres*, les *Fissirostres* et les *Syndactyles*.

Principaux genres. — 1° Les **Conirostres** ont le bec coni-que et robuste ; ils se nourrissent principale-ment de graines ; mais ils se nourrissent aussi d'Insectes, ren-dant ainsi de grands services à l'Agricul-ture.

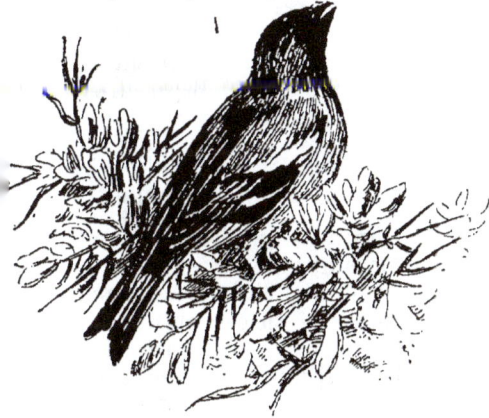

Fig. 219. — Pinson.

Parmi eux on peut ci-ter le *Pinson* (fig. 219), le *Moineau*, le *Serin*, l'*A-louette*, le *Bouvreuil*, la *Mésange*, le *Chardonneret*, etc.

Nous pouvons placer à part ceux qui, comme le *Corbeau*, la *Pie* (fig. 220), le *Geai* ont un bec plus long et plus fort ; ce sont des Oiseaux

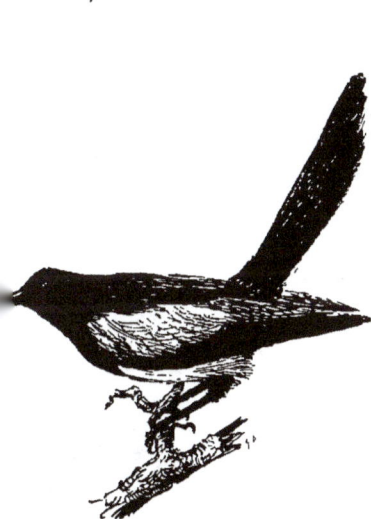

Fig. 220. — Pie.

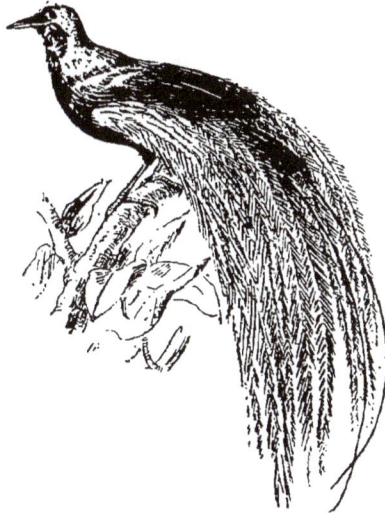

Fig. 221. — Oiseau de Paradis.

nuisibles, car ils détruisent les œufs des autres Oiseaux et le petit gibier. Le Corbeau, en particulier, est un hardi pilleur de nids : il avale les œufs et mange les petits. Il chasse même le Lièvre en s'adjoignant un aide. C'est ainsi qu'ils le lèvent au gîte, le poursuivent en volant et le tuent à coups de bec sur le crâne. Le Corbeau est difficile à tuer, car il sait parfaitement reconnaître si l'Homme est armé ou non ; s'il le voit porteur d'un fusil, il s'envole de fort loin.

Les *Paradisiers* ou *Oiseaux de Paradis* (*fig*. 221) sont des Conirostres qui habitent la Nouvelle-Guinée et qui sont remarquables par le luxe de leur plumage. Aussi c'est par centaines de mille qu'arrivent sur nos marchés les dépouilles de ces Oiseaux, qui pourront disparaître bientôt si leur massacre continue avec la même intensité.

2° Les **Dentirostres** ont le bec échancré à la mandibule supérieure, qui est dentée près de la pointe. Ils comprennent :

Le *Rossignol*, au plumage terne et qui nous quitte en automne pour revenir au printemps ; c'est pendant la nuit qu'il fait entendre sa voix pure, éclatante et veloutée, parcourant tous les tons de la gamme avec une souplesse merveilleuse, et donnant une succession de mélodies, agrémentées de roulades où les notes plaintives et joyeuses se succèdent avec art ; parfois même le chanteur lance ses harmonies avec une telle vigueur qu'il peut atteindre la syncope et mourir en un dernier effort.

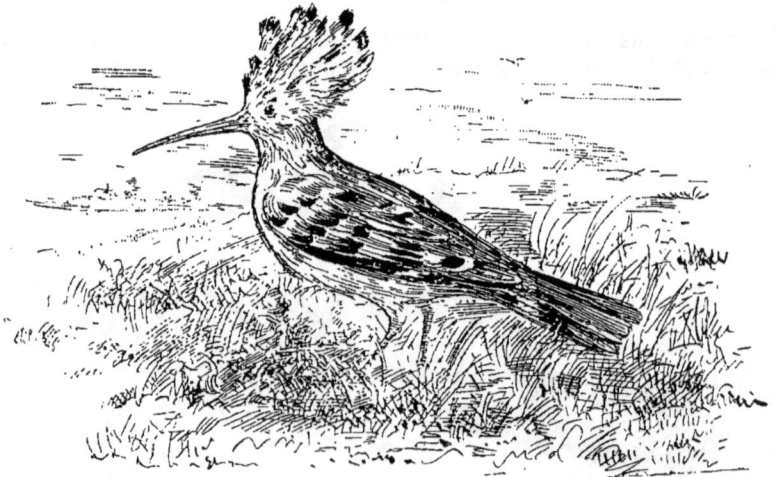

Fig. 222. — Huppe.

Il faut encore citer comme appartenant à ce groupe : la *Fauvette*, le *Roitelet*, le *Merle* et le *Loriot*. Tous sont des Oiseaux fort utiles, car ils se nourrissent d'Insectes. Enfin la *Pie-grièche*, qui se nourrit de petits Oiseaux et qu'à cause de cela on doit détruire sans pitié.

3° Les **Ténuirostres** se nourrissent d'Insectes qu'ils vont chercher dans les trous ; aussi leur bec est mince et allongé.

Tels sont : la *Huppe* (*fig.* 222), qui niche dans les trous d'arbres et qui porte sur la tête une double rangée de plumes ; l'*Oiseau-Mouche* et le *Colibri*, qui vivent dans l'Amérique tropicale et qui sont remarquables par la beauté de leur plumage souvent d'un éclat métallique et par leur extrême petitesse ; quelques-uns, en effet, ne dépassent guère la taille d'une Abeille.

4° Les **Fissirostres** prennent les Insectes au vol ; aussi ils ont un bec court et largement fendu, qu'ils tiennent grand ouvert en volant de façon à former une sorte de petit gouffre où viennent se précipiter les Insectes.

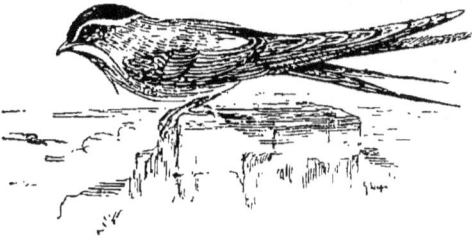

Fig. 223. Martinet à moustaches.

Tels sont : l'*Hirondelle*, qui passe l'hiver dans les pays chauds et qui revient au printemps ; du matin au soir elle sillonne l'air dans toutes les directions, à la poursuite des Insectes; elle fait son nid, en terre gâchée, dans le coin des fenêtres ou sous les toits.

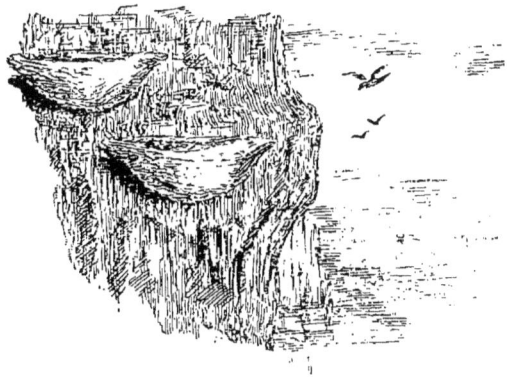

Fig. 224. — Nids de Salanganes.

Le *Martinet* (*fig.* 223), voisin de l'Hirondelle, a les ailes plus longues que la queue.

Enfin, le *Salangane*, voisin du Martinet, et qui abonde dans les îles de la Sonde ou de l'Indo-Chine où il est très recherché pour son nid (*fig.* 224), qui est comestible et fort apprécié des Chinois. Ce nid est fait d'une substance gélatineuse provenant des glandes salivaires ; cette substance translucide est disposée en filaments qui s'entrecroisent et forment une sorte de corbeille. Pour construire le nid, l'Oiseau applique sa langue contre le rocher, puis s'éloigne en décrivant un demi-cercle, pendant que ce mucus durcit. Plongés dans l'eau bouillante les filaments se dissocient et donnent une sorte de vermicelle : c'est la fameuse *soupe aux nids d'Hirondelle*. Ces nids, souvent situés dans les crevasses des rochers battus par les flots, sont difficiles à récolter. A Java, on en récolte pour un million de francs par an et on les exporte en Chine.

5° Les **Syndactyles** s'éloignent des arbres et vont souver
pêcher le long des cours d'eau ; leur doigt externe est soudé a
doigt médian.

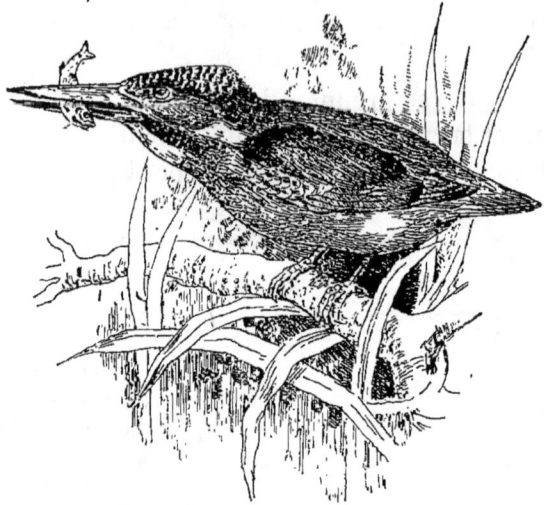

Fig. 225. — Martin-pêcheur.

On peut citer : le *Martin-Pêcheur* (*fig*. 225), se nourrissant de Poisson
qu'il prend en plongeant ; il vit sur le bord des cours d'eau ; le *Calao*
qui vit en Afrique et qui a un bec énorme surmonté d'un casque.

VI. — Ordre des Grimpeurs.

Caractères. — Les *Grimpeurs* vont chercher les Insectes sous
les écorces qui les cachent ; aussi leurs pattes sont disposées
pour grimper, c'est-à-dire qu'elles ont deux doigts en avant e
deux doigts en arrière.

Principaux genres. — Ils comprennent : le Pic, le Coucou,
le Toucan et les Perroquets.

Le *Pic* (*fig*. 226) a le bec droit, conique et robuste ; il frappe les arbres
avec son bec pour faire sortir les Insectes par les fentes de l'écorce,
et là, grâce à sa langue qu'il projette au dehors et qui est recouverte
d'une salive gluante, il capture sa proie. Il rend des services à l'agriculture en détruisant les Insectes, mais il cause certains dégâts dans
les forêts en creusant des trous dans les arbres ; on cite même une
espèce de Pic américain qui perce des trous dans les poteaux télégraphiques.

Le *Coucou* (*fig.* 227) vit solitaire dans les bois, où il arrive au mois d'avril, et nous fait entendre son chant bien connu. On accuse le Coucou

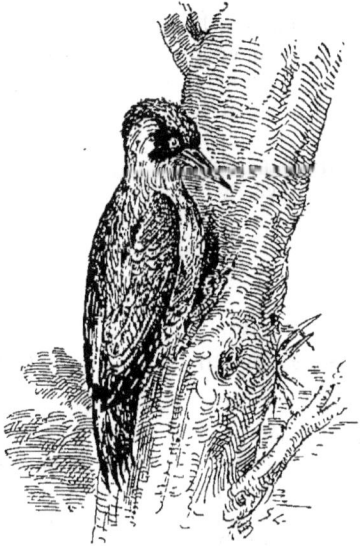

Fig. 226. — Pic vert commun.

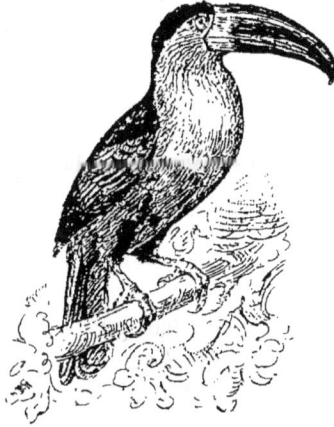

Fig. 228. — Toucan.

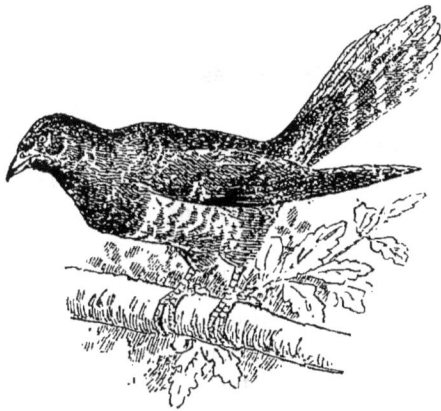

Fig. 227. — Coucou.

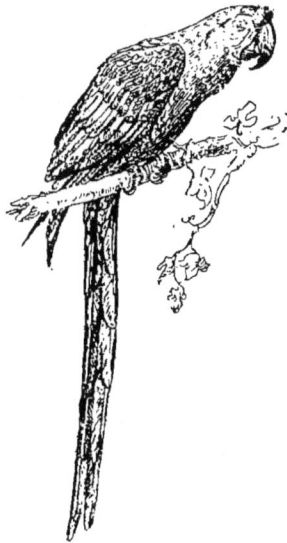

Fig. 229. — Perroquet (*Ara*).

d'aller placer ses œufs dans le nid d'un autre Oiseau et par suite de se désintéresser de sa progéniture. L'Oiseau étranger couve l'œuf du Coucou et à l'éclosion de celui-ci, le jeune Coucou, dit-on, tue ses frères d'adoption pour accaparer tous les soins de l'Oiseau qui l'a couvé et qui va le nourrir. En réalité, quand la femelle du Coucou dépose son œuf dans le nid étranger, elle a toujours soin d'enlever un autre œuf ; ce qui est déjà de l'instinct maternel, car s'il y avait trop d'œufs dans le nid l'incubation se ferait mal par manque de chaleur. Pendant la durée de cette incubation le Coucou reste dans le voisinage du nid, surveillant l'Oiseau qui couve son œuf. Enfin on a pu constater que c'était la femelle du Coucou qui tuait les petits de l'Oiseau étranger en brisant les œufs d'un coup de bec meurtrier ; de cette façon le jeune Coucou profite, sans partage, de la nourriture apportée par les parents adoptifs. On voit que le Coucou est loin d'être privé de l'instinct maternel, puisque celui-ci le pousse jusqu'au meurtre.

Le *Toucan* (*fig.* 228) est un Grimpeur du Brésil caractérisé par un bec énorme.

Il existe un groupe de Grimpeurs qu'on désigne souvent sous le nom de *Préhenseurs*, parce qu'ils se servent de leurs pattes pour prendre les objets.

Ce sont les *Perroquets* (*fig.* 229), caractérisés par un bec crochu et par une langue épaisse et charnue qui leur permet d'imiter la parole humaine et de répéter les mots souvent entendus. Ils vivent en sociétés dans les régions tropicales, et leur plumage est généralement riche en couleurs. Comme ils semblent les plus intelligents des Oiseaux, un naturaliste les a appelés *Singes ailés*.

Ils comprennent : le *Perroquet*, l'*Ara* (*fig.* 229), le *Cacatoès*, la *Perruche*, etc.

VII. — Ordre des Rapaces.

Caractères. — Les *Rapaces* ou *Oiseaux de proie* sont des carnassiers ; aussi leur bec est fort et crochu (*fig.* 230), et leurs pattes sont armées de griffes puissantes et pointues, bien faites pour s'enfoncer dans les chairs, et qu'on désigne sous le nom de *serres*.

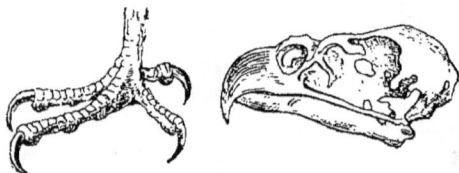

Fig. 230. — Bec et serres d'Oiseau rapace.

Principaux genres. — Ils forment deux groupes : les *Rapaces diurnes* et les *Rapaces nocturnes*.

1° **Rapaces diurnes.** — Ils chassent le jour ; ils ont les yeux placés sur les côtés de la tête, leurs ailes sont puissantes et leur vol bruyant.

Les principaux genres sont le *Vautour*, l'*Aigle* et le *Faucon*, le *Serpentaire*.

Le *Vautour* a la tête et le cou déplumés ; il est le moins carnivore des Oiseaux de proie, car il s'attaque rarement à des animaux vivants et se nourrit surtout de charognes, faisant ainsi une œuvre d'assainissement : aussi en Amérique la loi protège-t-elle ces Oiseaux. Le *Vautour Condor* (*fig*. 231) des Andes est le plus grand des Rapaces, ses ailes ont jusqu'à 4 mètres d'envergure et il peut s'élever à plus de 6,000 mètres dans les airs. Le *Vautour des Agneaux* ou *Gypaète* est le plus

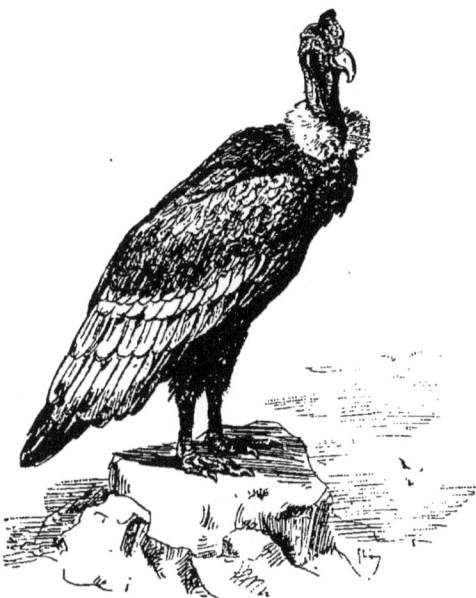

Fig. 231. — Vautour condor.   Fig. 232. — Aigle.

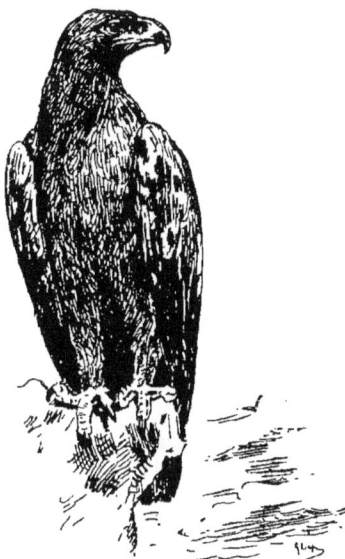

gros des Rapaces européens, et par ses mœurs il ressemble aux Aigles : il saisit et enlève avec ses serres des Chèvres, des petits Chamois pour les transporter dans son nid et les dévorer à loisir ou les donner en pâture à ses jeunes ; il est assez fréquent dans les Alpes et les Pyrénées. Il est très friand de Tortues, dont il brise la carapace en les enlevant très haut et en les laissant retomber sur une pierre. On raconte même qu'en Grèce où il est abondant, chaque Gypaète fait choix d'un rocher sur lequel il vient exécuter les Tortues capturées. Peut-être était-ce au-dessous d'un de ces Oiseaux occupé à ce travail qu'Eschyle était placé lorsqu'il reçut sur la tête l'animal qui lui fendit le crâne.

L'*Aigle* (*fig*. 232) est remarquable par la puissance de ses ailes, qui peuvent avoir 3 mètres d'envergure, alors que l'Oiseau n'a qu'un mètre de haut. Il vit sur les hautes montagnes et construit son nid dans les creux des rochers. Sa vue perçante lui permet de voir sa proie de fort loin. C'est alors qu'il plane au-dessus de cette proie, puis fondant brusquement sur elle, il la saisit dans ses griffes, la tue et l'emporte dans son nid. Celui qu'on appelle le *roi des Oiseaux* est un grand meurtrier.

Le *Faucon* est le plus rapide de tous les Rapaces ; on le reconnaît à ses ailes pointues. Au moyen âge on l'avait dressé pour la chasse au vol. Du reste la *fauconnerie* est encore en honneur chez certains peuples asiatiques. A côté du Faucon, on peut placer l'*Emouchet*, l'*Epervier*, la *Buse*, le *Milan*, qui sont des Rapaces de nos pays faisant une chasse active aux petits animaux.

Le *Serpentaire* vit en Afrique et fait la chasse aux Reptiles, qu'il frappe avec ses ailes armées au poignet d'une sorte d'éperon. Il protège ses jambes avec l'une de ses ailes, pendant que de l'autre aile il frappe à coups redoublés le Reptile, qui finit par être assommé. Rapidement l'Oiseau lui enfonce son bec dans le crâne, lance sa victime en l'air et l'avale.

Le nid ou *aire* de ces Oiseaux de proie est grossièrement construit avec des branches ; il est souvent transformé en un véritable charnier par les débris de chair et les ossements qui y sont accumulés. On cite un nid d'Aigle où l'on a trouvé les restes de 40 Lièvres et de 300 Canards !

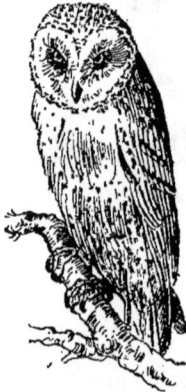

Fig. 233.
Chouette effraie.

2° **Rapaces nocturnes.** — Ils ne chassent que la nuit, car ils sont éblouis par l'éclat du jour ; leurs yeux sont grands et placés sur le devant de la tête ; leur plumage est mou et soyeux et leur vol silencieux, ce qui leur permet de surprendre plus facilement leurs victimes.

Les principaux genres sont : le *Hibou* ; le *Grand-Duc*, qui porte sur la tête deux touffes de plumes dessinant comme des oreilles ; l'*Effraie* (*fig.* 233) et la *Chouette*.

Ces animaux sont de grands destructeurs de Rats, de Souris, de Mulots ; ils tuent rarement des Oiseaux ; ils sont donc utiles à l'agriculture, sauf cependant le Grand-Duc, qui est un grand destructeur d'Oiseaux.

VIII. — Ordre des Coureurs.

Caractères. — Les *Coureurs* sont des Oiseaux qui ne volent pas ; aussi les muscles de leurs ailes sont réduits et le sternum est lisse et dépourvu de bréchet. Leurs pattes longues et robustes sont bien constituées pour la course, et chez ces Oiseaux comme **chez** les Mammifères à course rapide, le nombre des doigts subit une réduction : l'Autruche n'a que deux doigts.

Principaux genres. — Ils comprennent l'Autruche, le Nandou, le Casoar, l'Aptéryx.

L'*Autruche* (*fig.* 234) est le plus grand des Oiseaux actuels ; sa tête est petite et son cou long et nu. Elle se nourrit de graines ; elle est d'une voracité extrême, et avale impunément des cailloux ou même des morceaux de fer. L'Autruche est très forte ; elle peut d'un coup de patte renverser un Homme ; elle est, malgré sa force, assez gracieuse dans ses mouvements ; elle pratique même la danse et affectionne particulièrement

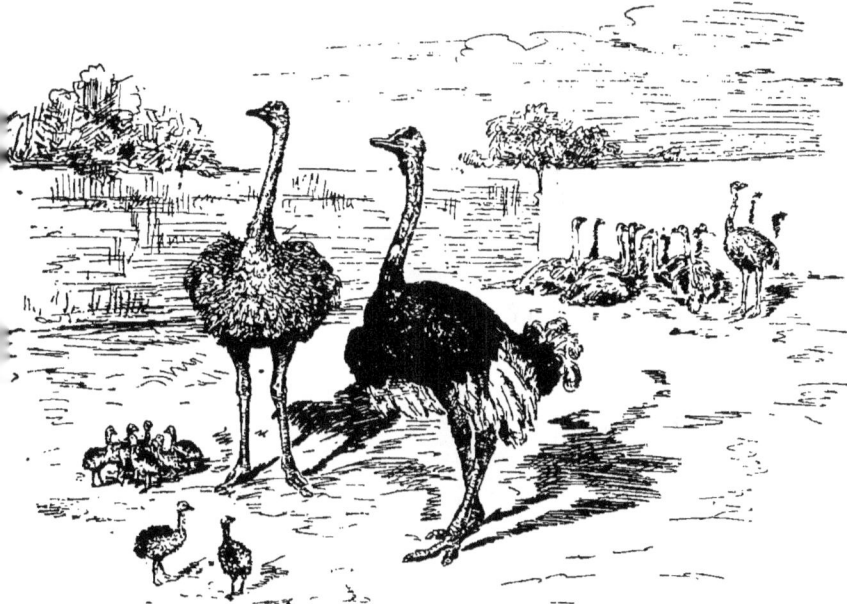

Fig. 234. — Parc d'Autruches : Mâle, Femelle, Autruchons

une sorte de valse. Ses ailes et sa queue portent de magnifiques plumes larges et flexibles, fort recherchées pour la parure. Jusque dans ces derniers temps on se bornait à chasser l'Autruche sauvage, mais depuis quelques années on élève ces Oiseaux pour les plumer périodiquement. Cet élevage a merveilleusement réussi dans la colonie africaine du Cap, qui exporte chaque année pour 30 millions de francs de plumes d'Autruche fournissant la matière première d'une industrie dont le chiffre d'affaires dépasse 100 millions. La plume d'Autruche a été utilisée dès la plus haute antiquité chez les Grecs et les Romains, les Médicis l'introduisent dans la coiffure féminine, Henri IV à la bataille d'Ivry illustre le panache blanc, et les Mousquetaires de Louis XIII la rendirent populaire ; mais c'est surtout avec Marie-Antoinette que s'exagère la mode du panache, et quand la reine passe dans les galeries

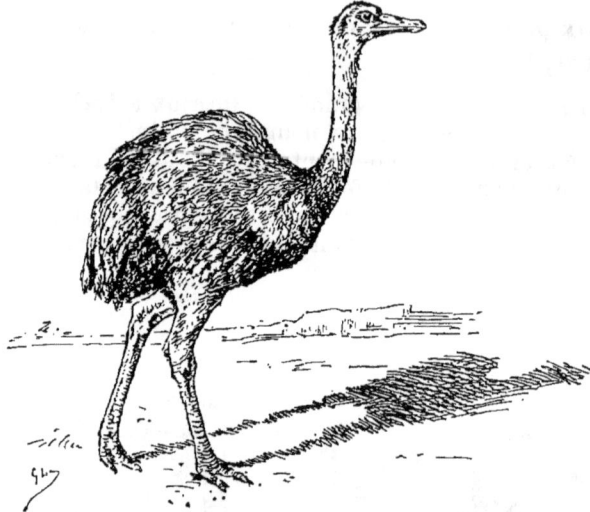

Fig. 235. — Nandou ou Autruche d'Amérique.

de Versailles, c'est une forêt de plumes qui ondule au-dessus des têtes. L'Autruche fait chaque année trois pontes de 25 à 30 œufs chacune,

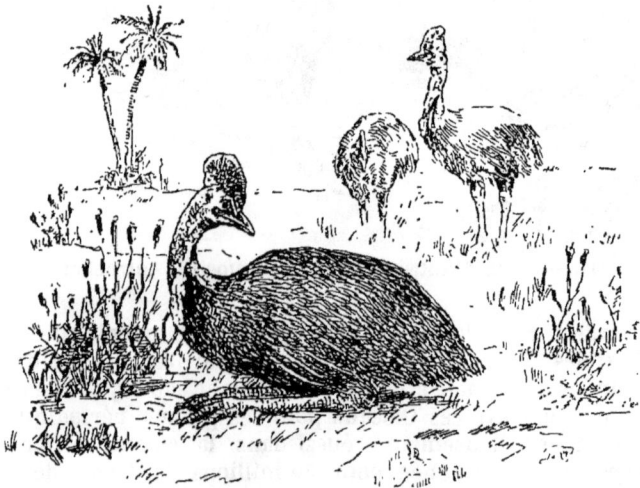

Fig. 236. — Casoars à Casque.

et chaque œuf équivaut environ à 25 œufs de Poule. Les indigènes pillent les nids d'Autruche pour leurs œufs ; ils mangent aussi la chair, qui a une saveur agréable. L'Autruche dépose ses œufs dans le sable. et le soleil se charge de l'incubation ; la nuit cependant elle couve ses œufs. Elle aime la solitude et de grands espaces ; aussi les fermes d'élevage (fig.234) de cet animal exigent de vastes enclos appelés *camps* : 200 hectares sont nécessaires pour 100 Oiseaux.

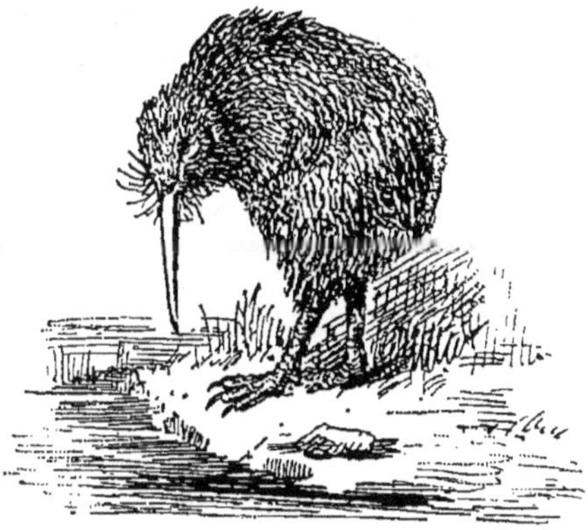

L'élevage de l'Autruche réussirait sans aucun doute dans nos colonies du Nord africain. Il faut ajouter qu'en dehors de son importance économique, l'Autruche est un précieux auxiliaire dans la lutte contre les Sauterelles qui désolent cette région : une Autruche peut en dévorer plusieurs kilogrammes par jour.

Fig. 237. — Aptéryx.

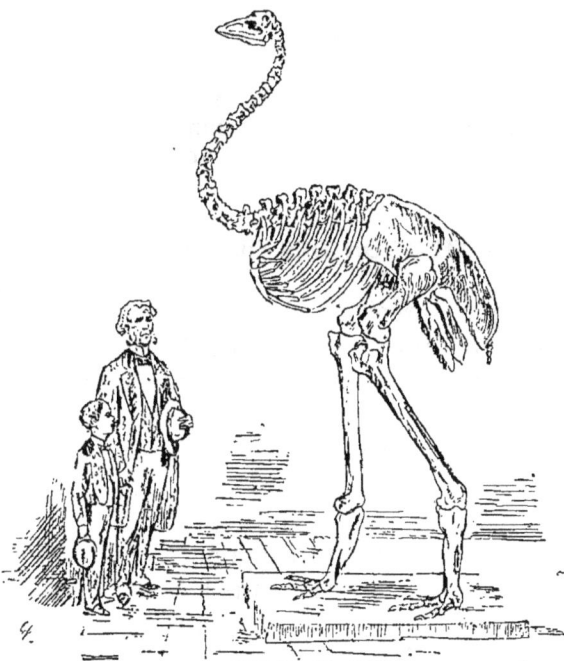

Le *Nandou* ou *Autruche d'Amérique* (fig. 235) a trois doigts à chaque patte; ses plumes ont peu de valeur et ne sont guère employées que pour fabriquer les balais à épousseter.

Le *Casoar* (fig. 236) habite l'Australie ; il a le front surmonté d'une grosse saillie cornée en forme de casque.

L'*Aptéryx* (fig. 237) est un Oiseau à long bec et à courtes pattes: il est remarquable par ses ailes, qui sont presque disparues, et par ses plumes, qui ressemblent à des poils. Il se nourrit surtout de Vers et il habite la Nouvelle-Zélande.

Fig. 238. — Grand Æpyornis.

A une époque assez peu reculée il a existé à Madagascar un Oiseau fort

curieux, voisin du Casoar, c'est l'*Æpyornis* (*fig.* 238). Il est complètement disparu aujourd'hui. C'était un Oiseau gigantesque, aux pattes
massives, aux ailes atrophiées et à la tête petite; sa taille dépassait
trois mètres. Ses œufs énormes (*fig.* 239), d'une capacité de huit litres

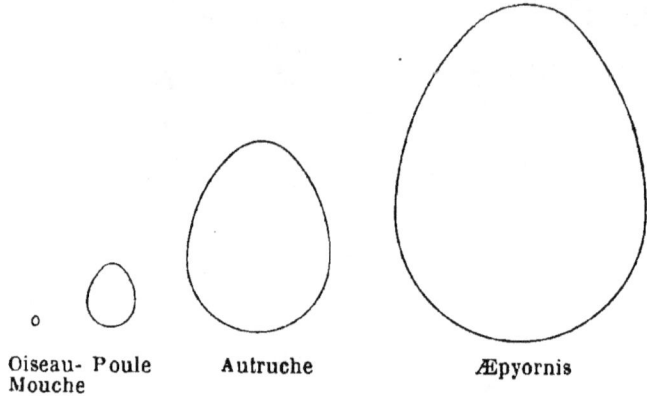

Fig. 239. — Dimensions comparées d'œufs d'Oiseaux.

et demi, équivalaient à 6 œufs d'Autruche, à 150 œufs de Poule et à
50.000 œufs d'Oiseau-Mouche; ce qui a fait dire plaisamment à un explo-
rateur de Madagascar qu'un chapeau aurait pu servir de coquetier à
cet œuf.

UTILITÉ ET PROTECTION DES OISEAUX

Les Oiseaux sont les plus précieux défenseurs de nos cultures contre l'invasion toujours croissante des Insectes. Pour
s'en assurer, il suffit d'ouvrir le jabot d'un Oiseau et l'on y
trouvera un grand nombre d'Insectes ou de Chenilles. Assurément certains Oiseaux mangent les graines, mais ces dégâts
sont souvent compensés par les Insectes qu'ils dévorent; et il
ne faudrait pas pour un peu de grain détourné, faire la guerre
à ces puissants alliés. C'est sutrout à l'époque des couvées que
l'Oiseau va capturer les Insectes pour ses petits très gourmands
et qui s'égosillent à demander la pâture. Une Hirondelle peut
consommer 1.000 Mouches par jour; un couple de Moineaux
porte à ses petits 4 à 5.000 Vermisseaux par semaine; 45.000
Chenilles sont nécessaires aux Mésanges pour élever leur couvée, etc. Aussi comme Michelet a raison quand il dit que
l'Oiseau n'a pas besoin de l'Homme, mais que l'Homme ne

saurait vivre sans l'Oiseau, qui seul a pu le sauver de l'Insecte.

Parmi les *Oiseaux utiles* on peut citer la plupart des petits Oiseaux, tels que l'Alouette qui protège nos céréales contre le Charançon, le Coucou qui poursuit les Chenilles velues, le Pinson, le Chardonneret, l'Hirondelle, la Mésange, la Fauvette, le Rossignol, le Rouge-Gorge, le Bouvreuil, le Moineau, le Roitelet, etc. Quelques-uns de ces animaux consomment bien quelques graines, mais ils détruisent tant d'Insectes nuisibles que les services qu'ils nous rendent dépassent de beaucoup les légers dégâts qu'ils commettent dans nos champs ou nos jardins.

Il faut citer aussi les Rapaces nocturnes tels que le Hibou, la Chouette et le Chat-Huant, qui comptent parmi les plus utiles des Oiseaux, car ils se nourrissent exclusivement de Rats, de Souris et de gros Insectes comme le Hanneton. Aussi nous ne saurions trop protester contre cette habitude barbare qu'on a parfois de clouer comme un malfaiteur cette malheureuse Chouette à la porte d'une maison dont elle était la bienfaitrice, et cela sous le prétexte absurde que cet Oiseau porte malheur.

Un auteur a dit que les pertes subies par l'Agriculture du fait des Rongeurs, des Insectes et autres animaux nuisibles, étaient égales à la valeur de l'impôt foncier. Nous avons donc le plus grand intérêt à protéger les Oiseaux utiles, d'abord en n'imitant pas ces enfants mal dressés qui vont détruire les nids pour la triste joie de les jeter à terre et d'entendre les cris de détresse des parents ; puis aussi et surtout en pourchassant les Chats, les Belettes, les Pies, les Geais, l'Épervier, le Milan, le Grand-Duc, qui sont encore plus que les enfants de grands destructeurs de nichées, car ils mangent les œufs, les petits et les Oiseaux eux-mêmes. Il est certain que le nombre des petits Oiseaux diminue dans d'effrayantes proportions ; et bientôt si des mesures énergiques n'étaient pas prises les champs et les bois seraient déserts, et au lieu des chants joyeux nous n'entendrions plus que « le bruissement sourd de l'Insecte acharné à son œuvre de destruction ».

La protection des petits Oiseaux est donc un devoir pour tous les amis de la Nature comme pour ceux qui ont souci des intérêts de l'Agriculture.

PRINCIPAUX OISEAUX

utiles		nuisibles	
Les petits Oiseaux : Alouette, Pinson, Chardonneret, Hirondelle, Mésange, Fauvette, Rossignol, Bouvreuil, Coucou, Moineau, Roitelet, etc.	détruisent les Insectes nuisibles et les Chenilles.	Pie, Geai, Pie-Grièche	mangent les petits Oiseaux utiles.
Hibou, Chouette, Chat-Huant . . .	détruisent les Rats, les Souris et de gros Insectes.	Busard, Epervier, Milan, Grand-Duc.	mangent les œufs et les petits des autres Oiseaux.

RÉSUMÉ

Tableau résumant les caractères des ordres des **Oiseaux.**

I. — Carinates. Sternum pourvu d'un *bréchet*	*Pattes palmées* et courtes (nageurs).	PALMIPÈDES.	Canard. Mouette. Pélican. Pingouin.	
	Pattes non palmées	Pattes longues . . . . ÉCHASSIERS.	Cigogne. Poule d'eau. Bécasse.	
		Bec non crochu.	Pattes fortes, bec fort . GALLINACÉS.	Coq et Poule.
			Pattes et bec faibles . . COLOMBINS	Pigeon.
			Petits Oiseaux . . PASSEREAUX.	Pinson. Rossignol. Oiseau-Mouche. Hirondelle. Martin-Pêcheur
		Bec crochu.	2 doigts en avant, 2 en arrière . GRIMPEURS.	Pic. Perroquet.
			3 doigts en avant, 1 en arrière, griffes puissantes (serres) . . . RAPACES	Vautour. Hibou.
II. — Ratites. Sternum sans *bréchet*	Pattes disposées pour la course	COUREURS.	Autruche.	

CHAPITRE XI

CLASSE DES REPTILES

Caractères. — Les *Reptiles* sont des Vertébrés qui respirent avec des *poumons* et dont le corps est couvert d'*écailles* ; ce sont des animaux à *sang froid* ou à *température variable*, c'est-à-dire que leur température varie avec celle de l'endroit où ils vivent ; ils se reproduisent par des *œufs*, sauf quelques-uns, comme la vipère dont les petits naissent tout vivants. Ce sont des animaux *rampants* : en effet, lorsqu'ils ont des membres, comme le Lézard, par exemple, ceux-ci sont attachés sur les côtés, de sorte que le corps de l'animal traine à terre ; et lorsqu'ils sont dépourvus de membres, comme le Serpent, par exemple, la *reptation* se fait par des ondulations du corps dont les écailles glissent facilement sur le sol.

Les *écailles* des Reptiles se forment dans l'épiderme comme les poils des Mammifères et les plumes des Oiseaux. Chez les Tortues et les Crocodiles, les écailles recouvrent de larges plaques osseuses qui se développent dans le derme. Certains Reptiles subissent des *mues* ; les Lézards, par exemple, ont leur épiderme qui se détache par plaques, tandis que les Serpents ont leur revêtement écailleux qui se détache tout d'une pièce, comme un fourreau, et d'où ils sortent la tête la première en se retournant comme un doigt de gant.

Organisation. — Les *dents* sont toutes semblables entre elles et sont dépourvues de racines ; chez les Crocodiles (*fig.* 240, C) seulement les dents sont implantées dans les alvéoles ; chez les autres Reptiles (*fig.* 240, A et B), elles sont simplement soudées sur les mâchoires et aussi sur les autres os de la bouche. L'intestin, qui est court, vient déboucher dans un cloaque, comme chez les Oiseaux. Leur régime est généralement carnassier.

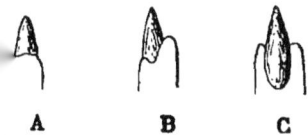

A   B   C

Fig. 240. — Dents de Reptiles.

Le *cœur* des Lézards, Serpents et Tortues (*fig.* 241) n'a que trois cavités : deux oreillettes et un ventricule. Ce ventricule présente bien des cloisons, mais elles sont incomplètes, de sorte

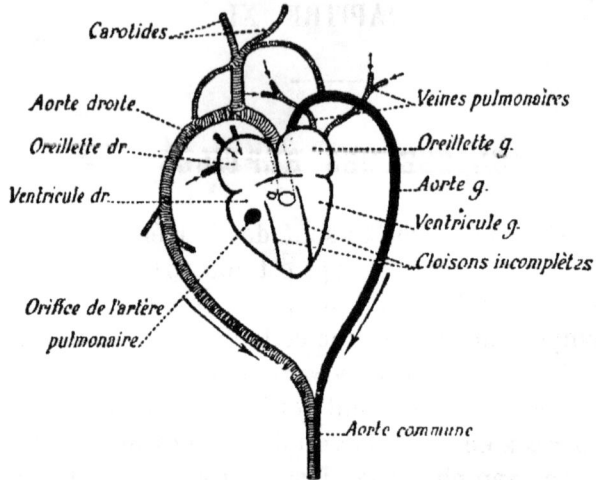

Fig. 241. — Appareil circulatoire d'une Tortue.

que le sang artériel et le sang veineux s'y mélangent. Chez les Crocodiles (*fig. 242*) le cœur a quatre cavités : deux oreillettes et deux ventricules. Dans les deux cas l'*aorte* est formée par la réunion de deux *crosses aortiques ;* il en résulte que le sang distribué aux organes est un mélange de sang veineux et de sang artériel.

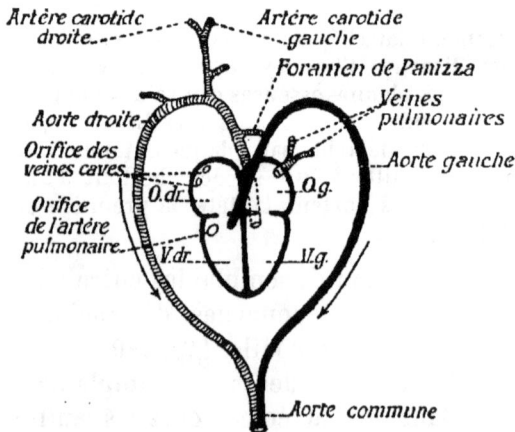

Fig. 242. — Appareil circulatoire d'un Crocodile.

La circulation du sang étant peu active, les Reptiles produisent peu de chaleur et il en résulte que leur température subit les variations de la température extérieure. Produisant moins de chaleur que les Mammifères, ils développeront aussi moins de force : donc à taille égale les Mammifères seront plus forts et surtout plus actifs que les Reptiles

La *respiration* se fait à l'aide de poumons qui sont de simples sacs légèrement plissés et dans lesquels les bronches ne pénètrent pas (Lézard, *fig.* 243), ou pénètrent sans se ramifier

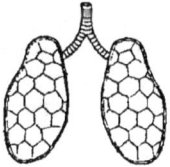

Fig. 243.— Poumons de Lézard.

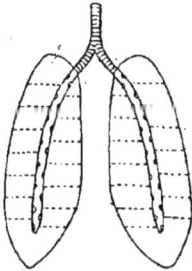

Fig. 244. — Poumons de Tortue.

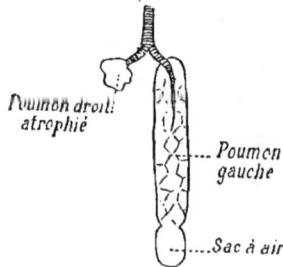

Fig. 245. — Poumons de Serpent.

(Tortue, *fig.* 244). Chez les Serpents (*fig.* 245), l'allongement du corps n'a pas permis aux deux poumons de se développer : un seul a persisté, l'autre a presque disparu.

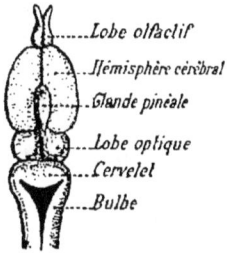

Fig. 246.— Encéphale d'un Reptile (Lézard).

Le *Cerveau* (*fig.* 246) est peu développé, tandis que la *moelle épinière* est relativement plus grosse que chez les Oiseaux et les Mammifères.

Les *organes des sens* sont loin d'être aussi perfectionnés que chez les animaux supérieurs.

Classification. — Les Reptiles peuvent être répartis en quatre ordres : les *Sauriens* ou Lézards, les *Ophidiens* ou Serpents, les *Chéloniens* ou Tortues, et les *Crocodiliens*.

I. — Ordre des Sauriens.

Caractères. — Les *Sauriens* sont les plus simples des Reptiles ; ils ont quatre pattes ; leurs yeux sont pourvus de paupières ; leur langue, qui peut être projetée en avant, hors de la bouche, est mince et fendue à son extrémité : c'est ce qu'on appelle parfois le *dard* et qu'on croit, bien à tort, venimeux. Cette langue, comme celle des Serpents, est inoffensive.

Principaux genres. — Ils comprennent le Lézard, le Gecko le Caméléon, l'Orvet.

Le *Lézard* (*fig*. 247) est commun dans nos pays ; son corps est long et

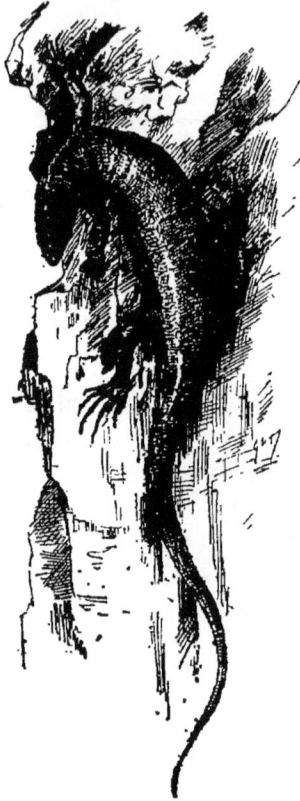

flexible ; sa queue très longue se casse dès qu'on la saisit pour retenir l'animal. On la voit alors se tortiller comme un Ver, pendant que le Lézard mutilé, profitant de votre stupéfaction, disparaît au plus vite. Ce sacrifice permet donc au Lézard d'échapper à l'ennemi ; c'est du reste un sacrifice qui lui coûte peu, car la queue repousse vite, parfois même il en repousse deux au lieu d'une.

Il y a en France plusieurs espèces de Lézards: le *Lézard gris* des murailles, le *Lézard vert*, plus gros et plus richement coloré, qui habite les haies et les broussailles ; le *Lézard ocellé* du Midi. Ces Lézards se nourrissent d'Insectes nuisibles qu'ils capturent avec leur langue enduite d'une salive gluante: *ils sont donc utiles à l'agriculture*.

Le *Varan* est un Lézard d'Afrique qui peut atteindre 2 mètres de long et qui est vénéré des Egyptiens, car il détruit les œufs de Crocodile.

Le *Gecko* a les doigts terminés par des palettes qui lui permettent de grimper le long de surfaces lisses et même sur les plafonds des maisons ; ce Reptile existe dans le Midi de la France, où il est connu sous le nom de *Tarente*. L'*Iguane* est un grand Lézard de l'Inde qui se rapproche du

Fig. 247. — Lézard vert.

Gecko ; de même le *Dragon volant* de Java, dont la peau se prolonge entre les pattes antérieures et postérieures de façon à former une sorte de parachute.

Le *Caméléon* (*fig*. 248) est un Reptile bizarre d'aspect et d'allures ; ses cinq doigts sont divisés en deux paquets, l'un de trois, l'autre de deux doigts, de façon à former une sorte de pince qui permet à l'animal de se tenir facilement sur les branches ; sa queue enroulée autour des branches, comme une liane, l'aide à se mieux accrocher. Il peut ainsi demeurer immobile sur un arbre pendant des heures entières, surveillant les environs avec ses gros yeux qu'il roule dans tous les sens. Qu'un Insecte vienne à passer à bonne portée, le Caméléon sans bouger le saisit et le ramène dans sa bouche, d'un coup de langue dardé avec la rapidité d'une flèche. Il est difficile à apercevoir, car sa couleur ver-

...âtre s'harmonise avec celle du feuillage ; suivant ce qui l'entoure, il change de couleur et peut passer du gris au brun jusqu'au noir, du bleu violacé au gris bleuâtre, d'un brun de rouille à une couleur chair. Cette palette assez riche lui permet des excursions sur les tons les plus variés. Si l'on crève les yeux d'un Caméléon, il ne change plus de teinte Cet animal vit en Afrique et surtout à Madagascar, où se trouvent les trois quarts des espèces con...

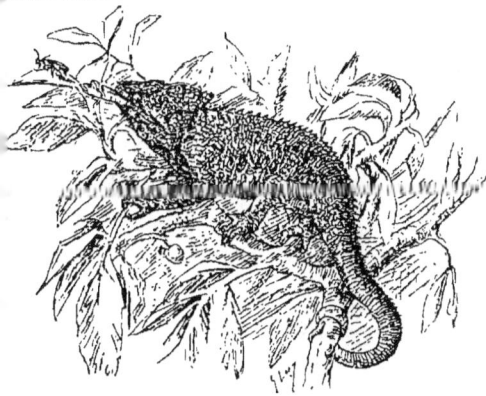

Fig. 248. — Caméléon.

...ues, et où sa taille peut atteindre 1 mètre.

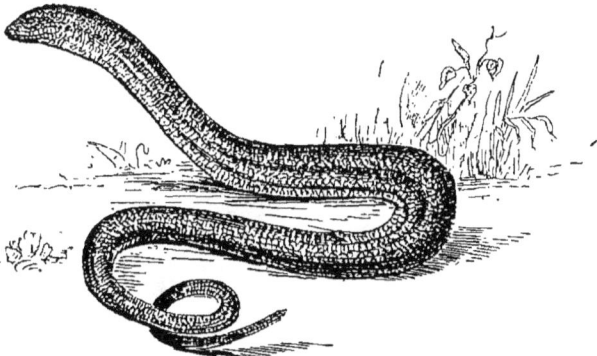

Fig. 249. — Orvet.

L'Orvet (fig. 249) a le corps très allongé et ressemble extérieurement

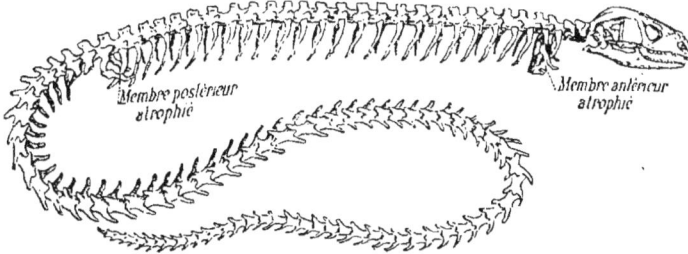

Membre postérieur atrophié

Membre antérieur atrophié

Fig. 250. — Squelette d'Orvet.

à un Serpent ; ses pattes presque disparues sont cachées sous la peau et ne sont plus visibles que sur le squelette (*fig.* 250). Il est commun dans toute la France ; il est tantôt désigné sous le nom de *Serpent de verre* à cause de la facilité avec laquelle il se brise, ou plus souvent sous le nom de *borgne*. En certains pays, il est considéré comme venimeux, parfois même comme sorcier ; en réalité, il est inoffensif et ne doit sa mauvaise réputation qu'à sa ressemblance avec les Serpents ; il est même utile, car il est insectivore. Cet animal nous permet de passer facilement des Lézards aux Serpents, que nous allons étudier maintenant.

II. — Ordre des Ophidiens.

Caractères. — Les *Ophidiens* ou *Serpents* sont complètement dépourvus de membres ; ils ne peuvent donc se mouvoir que par des ondulations du corps ; aussi leur colonne vertébrale

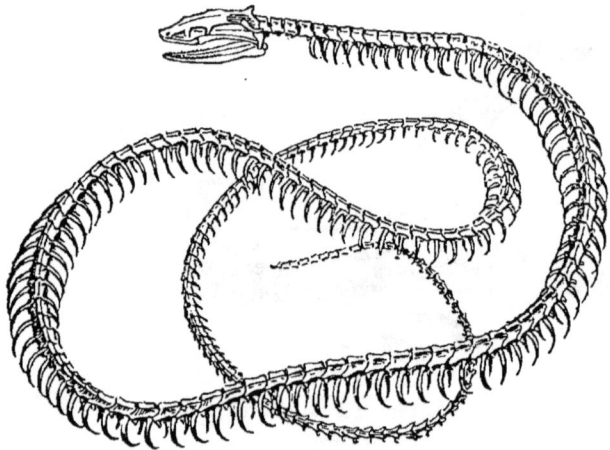

Fig. 251. — Squelette de Serpent.

(*fig.* 251), composée d'un grand nombre de vertèbres (jusqu'à 300 chez certains Serpents), est d'une étonnante souplesse. Plusieurs Serpents nagent et grimpent fort bien.

Leurs yeux sont dépourvus de paupières. Leur bouche peut s'ouvrir largement pour saisir la proie, qui est avalée tout d'une pièce.

Les Serpents tuent d'abord leur proie, et pour cela ils ont deux procédés : les uns étouffent leurs victimes, ce sont les *Serpents non venimeux*, comme la Couleuvre ; les autres les

:mpoisonnent, ce sont les *Serpents venimeux*, comme la Vipère.

Principaux genres. — 1° **Serpents non venimeux.** — Ils :omprennent la Couleuvre, le Boa et le Python.

La *Couleuvre* (*fig.* 252) a la tête peu large, couverte de larges écailles et insensiblement reliée au corps ; sa queue est longue et effilée ; sa taille, qui peut atteindre 1ᵐ,50, est généralement plus grande que celle de la Vipère. Elle est inoffensive pour l'Homme, et se nourrit de Grenouilles, d'Oiseaux, de Souris et d'Insectes qu'elle avale vivants. Elle comprend différentes espèces : la *Couleuvre à collier*, brune avec un collier blanc sur le cou ; la *Couleuvre vipérine* ; ces deux espèces vont fréquemment dans l'eau ; la *Couleuvre verte et jaune* et toutes les autres espèces sont terrestres. La Couleuvre recherche de préférence les terrains secs où

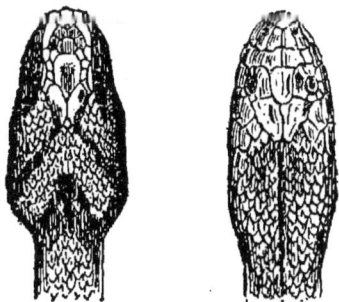

Vipère commune. Couleuvre.
Fig. 252. — Têtes de Vipère et de Couleuvre.

:rille le soleil et se roule en spirale au bord des haies. Lorsque sep:embre arrive, elle se rapproche des habitations et va déposer ses œufs :lans les tas de paille ou de fumier. Ces œufs, au nombre d'une quinzaine, ont réunis en chapelet par une matière gélatineuse. A ce propos, il est ron de rappeler les préjugés qui existent dans certains pays : ces œufs :e Couleuvre sont parfois appelés *œufs de Coq*, sans doute à cause de eur ressemblance avec les œufs avortés de la Poule. Il paraîtrait aussi que la Couleuvre est friande de lait; on l'aurait même vue s'enrouler autour des pattes des Vaches et téter le lait ; ceci n'est qu'une pure able, car la bouche de la Couleuvre n'est pas disposée pour la succion.

Le *Boa* d'Amérique et le *Python* sont les plus grands des Serpents. Ils reuvent atteindre 12 mètres de long et se tiennent souvent sur les rbres, où ils se suspendent par la queue pour saisir la proie qui passe portée ; ils écrasent cette proie en s'enroulant autour d'elle, puis ils 'engluent de salive et l'avalent sans la mâcher. Pendant leur digestion, qui est lente et pénible, ils restent engourdis ; c'est alors qu'on les capure pour les ménageries. Ces Serpents couvent leurs œufs en s'enrouant au-dessus : on cite un Python qui, à la Ménagerie du Muséum de 'aris, est resté 56 jours dans cette position, sans manger, mais buvant reaucoup. La peau de ces Serpents est employée pour la maroquinerie :le luxe.

2° **Serpents venimeux.** — Leur mâchoire supérieure porte, rutre les dents ordinaires, de grands *crochets* (*fig.* 253) creusés :'un canal par où s'écoule le *venin*, qui est produit par une glande salivaire modifiée. Quand la mâchoire s'ouvre, les cro-chets qui étaient recourbés en arrière se redressent et portent leur pointe en avant pour s'enfoncer dans la chair et introduire le venin dans le sang.

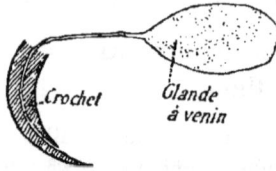

Fig. 253. — Crochet et glande
à venin de Vipère.

Le venin passé dans le sang peut amener la mort; il importe donc de l'empêcher d'y pénétrer. Pour cela, il faut, dès qu'on a été mordu, élargir la plaie, la faire saigner, la sucer et cracher le sang ainsi aspiré ; puis laver la plaie avec du permanganate de potassium ou de l'acide chromique à 1 pour 100. On emploie depuis quelque temps avec succès des injections de *serum antivenimeux*.

Les Serpents venimeux les plus communs sont: la Vipère, l'Aspic, le Cobra ou Serpent à lunettes, le Crotale ou Serpent à sonnettes.

La *Vipère* (*fig.* 252) a la tête plate, triangulaire, brusquement séparée du corps, recouverte de petites écailles, et portant en arrière deux taches noires figurant un V; la queue est courte et obtuse. Il en existe deux espèces dans nos pays: la *Vipère commune*, longue de 60 centi-mètres, qui habite le Centre et le Sud de la France ; on la trouve dans la forêt de Fontainebleau ; la *Vipère péliade*, plus petite, qui habite le Nord et l'Ouest de la France. La Vipère, qui se nourrit de petits animaux, leur inocule son venin et attend que sa proie soit morte pour la man-ger. Les Vipères ont pour ennemis les Oi-seaux rapaces, les Ci-gognes et surtout les Hérissons qui sont ré-fractaires à leurs mor-sures : aussi doit-on protéger ces derniers animaux.

L'*Aspic* est un Ser-pent très venimeux qui vit en Égypte et par lequel Cléopâtre se fit mordre pour se donner la mort. On peut placer à côté le *Cobra* ou *Serpent à lu-nettes* (*fig.* 254), ainsi appelé parce que son cou porte un dessin qui a l'aspect d'une

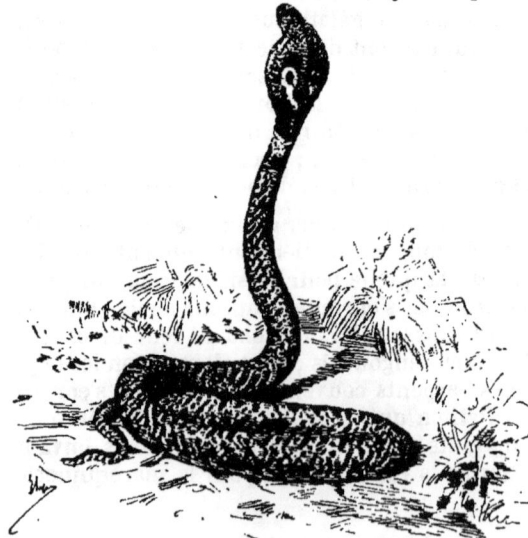

Fig. 254. — Cobra ou Serpent à lunettes.

paire de lunettes ; excité, il dresse la partie antérieure du corps et étale son cou, ce qui lui donne un aspect redoutable. Sa longueur peut atteindre 2 mètres. Il vit dans l'Inde, où il fait de nombreuses victimes. On l'appelle encore *Serpent cracheur*, à cause du bruit qu'il fait en se lançant sur ses ennemis. Il se nourrit de petits Mammifères et d'Oiseaux, et comme la Couleuvre, il avale sa proie vivante. Les *Charmeurs* de Serpents de l'Inde, sous l'influence des sons monotones et lents d'une petite flûte, lui font exécuter des mouvements cadencés; et en lui comprimant la nuque ils le font se raidir comme une baguette de verre. Toutefois ces charmeurs ont soin d'arracher au préalable les crochets venimeux.

Le *Crotale* ou *Serpent à sonnettes* (*fig.* 255) est le plus dangereux des

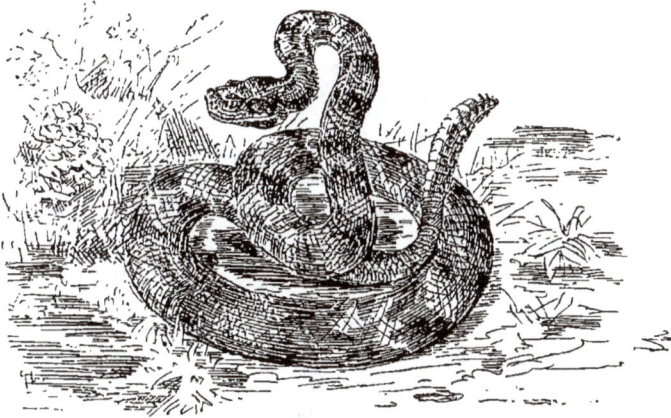

Fig. 255. — Crotale ou Serpent à sonnettes.

Serpents : il est ainsi appelé parce que sa queue porte une série de clochettes cornées formées par des bourrelets d'épiderme desséchés qui proviennent des mues successives. Il vit en Amérique.

On peut encore citer le *Trigonocéphale* de l'Amérique: l'*Elaps*, dont les anneaux sont alternativement rouges, noirs, et jaunes

III. — Ordre des Chéloniens.

Caractères. — Les *Chéloniens* ou *Tortues* ont le corps protégé par une enveloppe formée de plaques osseuses soudées entre elles et formant une boîte solide. Cette boîte présente deux ouvertures : une, en avant, qui laisse passer la tête et les pattes antérieures ; une autre, en arrière, pour la queue et les pattes postérieures. La partie supérieure de cette cuirasse est bombée, c'est la *carapace* ; la partie inférieure est aplatie, c'est le *plastron*.

Les plaques osseuses de la partie dorsale sont soudées aux côtes et à la partie moyenne de la colonne vertébrale ; elles sont recouvertes d'une substance cornée spéciale utilisée dans le commerce sous le nom d'*écaille*. Cette écaille peut être ramollie par l'eau bouillante et servir à la fabrication d'objets de tabletterie.

Les Tortues ont un bec corné et sont dépourvues de dents. Les unes sont herbivores, les autres carnivores.

Principaux genres. — On peut les ranger en Tortues terrestres, d'eau douce et marines.

1° **Tortues terrestres**. — Elles ont les doigts immobiles et très

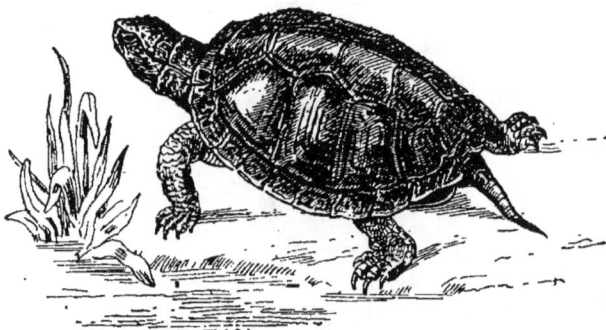

Fig. 256. — Cistude commune.

courts. Une petite espèce, la *Tortue grecque*, est élevée dans nos jardins ; une grande espèce est la *Tortue éléphantine* de Madagascar, qui peut peser 300 kilogrammes.

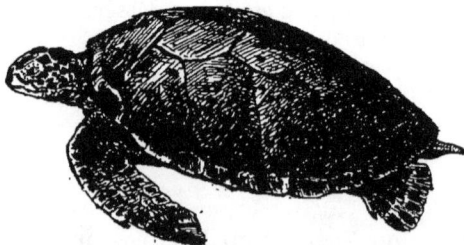

Fig. 257. — Tortue franche.

2° **Tortues d'eau douce**. — Elles ont les doigts mobiles et ordinairement palmés. Telle est la *Cistude commune* (fig. 256), qui habite le midi de la France.

3° **Tortues marines**. — Elles ont les pattes transformées en nageoires et sont de très grande taille, car elles peuvent peser jusqu'à 600 kilogrammes. Elles ne quittent la mer que pour venir pondre leurs œufs dans des trous creusés dans le sable du rivage. C'est alors que les pêcheurs en capturent beaucoup en les retournant sur le dos pour les empêcher de retourner à la mer ; puis, le moment venu, ils les dépècent. On peut citer parmi elles : la *Tortue franche* (*fig.* 257), dont la chair est fort estimée ; le *Caret* ou *Tortue imbriquée*, dont les plaques d'écaille se recouvrent comme les tuiles d'un toit et qui fournissent la belle écaille du commerce ; cette Tortue habite l'Océan Indien et l'Océan atlantique ; sa taille peut atteindre 1ᵐ,50.

IV. — Ordre des Crocodiliens.

Caractères. – Les *Crocodiliens* sont caractérisés par leur cœur à quatre cavités, par leurs dents implantées dans des alvéoles et par les plaques osseuses qui protègent leur corps. Ce sont les Reptiles les plus élevés en organisation.

Ils habitent les fleuves ; aussi leurs doigts sont palmés. Leurs dents, toutes semblables, ne servent pas à mâcher, mais à retenir la proie qui est engloutie tout d'une pièce. Ils viennent déposer sur le sable leurs œufs, qui sont semblables à des œufs de Poule, et le soleil seul se charge de les faire éclore.

Principaux genres. — Ils comprennent : le Crocodile, le Caïman et le Gavial.

Le *Crocodile* (*fig.* 258) habite le Nil et les fleuves de l'Afrique

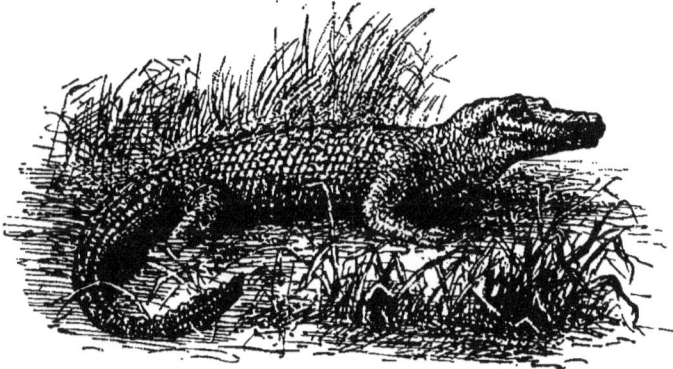

Fig. 258. Crocodile.

tropicale ; il a la mâchoire supérieure échancrée de chaque côté pour laisser passer deux dents de la mâchoire inférieure. Sa taille peut atteindre 6 mètres. C'est un animal redoutable. Il enlève souvent les Hommes qui viennent puiser de l'eau à la rivière ou qui traversent un gué. La victime saisie, il l'entraîne sous l'eau, la dépose dans quelque anfractuo

sité, puis revient la dévorer quand il la juge suffisamment faisandée.
Grâce à ce goût particulier, il est arrivé que des Hommes ont pu être
retirés vivants de ce garde-manger du Crocodile.

Le *Caïman* d'Amérique a la tête triangulaire et la mâchoire supérieure dépourvue d'échancrures.

Le *Gavial* de l'Inde a le museau étroit et allongé et se nourrit presque
exclusivement de Poissons ; il n'attaque pas l'Homme.

RÉSUMÉ

Caractères. — Les *Reptiles* sont des Vertébrés à *sang froid*, à
respiration pulmonaire, et dont le corps est couvert d'*écailles*. Ce sont
des animaux qui rampent, et certains sont dépourvus de membres.

Organisation. — Les *dents* sont toutes semblables. Le *cœur* a
3 cavités (2 oreillettes et un ventricule) chez les Reptiles inférieurs, et
4 cavités chez les Reptiles supérieurs. Les *poumons* sont de simples
sacs.

Tableau résumant les caractères des différents ordres de **Reptiles.**

I. — Cœur à 3 cavités.	Pas de carapace	4 membres, des paupiè-res. . . .	SAURIENS.	*Lézard.* *Caméléon.* *Orvet.*
		pas de mem-bres, pas do paupiè-res. . . .	OPHIDIENS.	*Couleuvre.* *Vipère.*
	Une carapace	Un bec corné, pas de dents	CHÉLONIENS.	*Tortues terrestres* » *d'eau douce.* » *marines.*
II. — Cœur à 4 cavités.	Dents implantées dans des alvéoles, plaques osseuses dermiques .		CROCODILIENS	*Crocodile.* *Caïman.* *Gavial.*

CHAPITRE XII

CLASSE DES BATRACIENS

Caractères. — Les *Batraciens* sont des Vertébrés à sang froid et à peau nue ; pendant leur jeune âge, ils vivent dans l'eau, ressemblent aux Poissons, et respirent à l'aide de *branchies* ; à l'âge adulte leur respiration devient *pulmonaire*.

Organisation. — L'*appareil digestif* ressemble à celui des Reptiles ; la plupart des Batraciens ont de nombreuses petites dents.

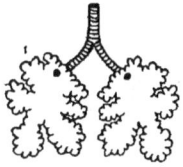

Fig. 259. — Poumons de Grenouille.

L'*appareil circulatoire* présente un cœur à trois cavités : deux oreillettes et un ventricule d'où partent deux crosses aortiques qui vont former l'aorte.

L'*appareil respiratoire* comprend deux poumons (*fig.* 259), qui sont de simples poches ; du reste leur rôle

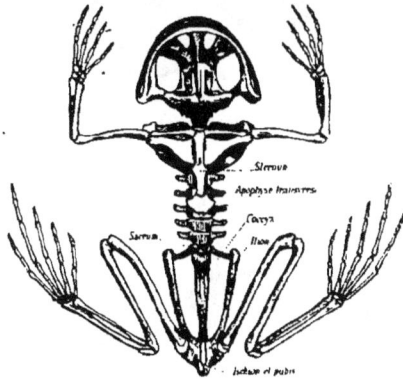

Fig. 260. — Squelette de Grenouille.

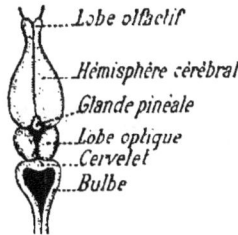

Lobe olfactif
Hémisphère cérébral
Glande pinéale
Lobe optique
Cervelet
Bulbe

Fig. 261. — Cerveau de Grenouille.

est peu important, car la respiration se fait surtout par la peau, sous laquelle circulent de nombreux vaisseaux.

Le *squelette* (*fig.* 260) ne présente pas de côtes ; les membres postérieurs sont plus développés que les membres antérieurs, ce qui permet à ces animaux de sauter facilement.

Fig. 262. — Têtard.

Le *cerveau* (*fig.* 261) est peu développé. L'oreille a la membrane du tympan à fleur de peau.

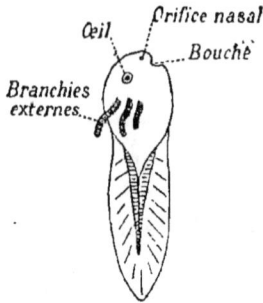

Métamorphoses. — Au printemps, les Batraciens pondent des œufs qui, pour donner l'animal parfait, vont subir une série de transformations connues sous le nom de *métamorphoses*.

Pour étudier ces changements de forme, prenons comme exemple le Crapaud. Les œufs ont la forme de petits grains arrondis, qui sont agglutinés par une matière gélatineuse

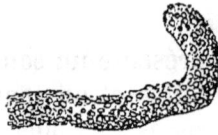

A. Œufs.

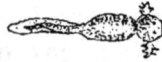

B. Têtard avec branchies externes.

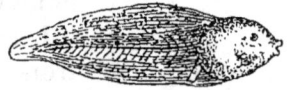

C. Les branchies externes ont disparu.

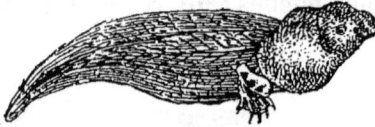

D. Les pattes postérieures apparaissent.

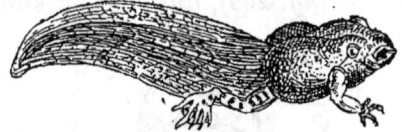

E. Ensuite les pattes antérieures.

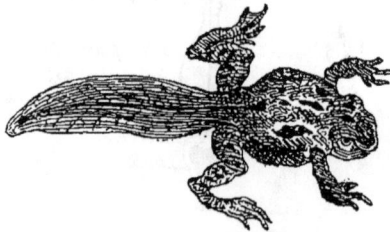

F. Les pattes s'allongent.

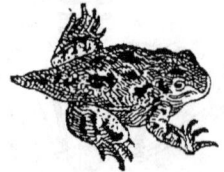

G. La queue se résorbe.

Fig. 263. — Métamorphoses du Crapaud.

(*fig.* 263, A). Ces œufs sont pondus en nombre considérable sur le bord des marais ou des ruisseaux. Au centre de l'œuf on voit un petit point noir, c'est le *germe*, qui au bout de quelques jours va donner un petit animal possédant une longue queue et une énorme tête, ce qui lui a valu le nom de *têtard* (*fig.* 262 et 263). Cet animal n'a ni pattes, ni nageoires, mais il nage grace aux ondulations de sa queue. De chaque côté de la tête apparaissent des houppes qui servent à la respiration : ce sont les *branchies externes.* En même temps se forment la bouche et les yeux. Puis une *mue* survient : les branchies externes disparaissent, et sont remplacées par des *branchies internes* situées de chaque côté de la tête dans une cavité communiquant d'un côté avec la bouche et de l'autre avec l'extérieur par des fentes. Pendant ce temps, les pattes postérieures se développent d'abord (*fig.* 263, D); puis bientôt après les pattes antérieures (*fig.* 263, E); enfin la queue diminue graduellement pour disparaître complètement, et les branchies internes sont, à leur tour, remplacées par des *poumons.* La respiration, d'*aquatique*, est devenue *aérienne* : le Têtard est devenu un Crapaud. La durée de ces transformations est d'environ deux mois.

Classification. — On divise les Batraciens en quatre ordres : les *Anoures*, les *Urodèles*, les *Pérennibranches* et les *Apodes*.

I. — Ordre des Anoures.

Caractères. — Les *Anoures* sont dépourvus de queue, et leurs métamorphoses sont complètes , c'est-à-dire semblables à celles décrites pour le Crapaud.

Principaux genres. — Ils comprennent : la Grenouille, la Rainette et le Crapaud.

La *Grenouille* a les pattes postérieures très longues, ce qui lui permet de faire des bonds considérables. Elle a de petites dents et se nourrit d'Insectes et de Vers. Elle vit sur le bord de l'eau, mais quand vient l'hiver, elle s'enfonce dans la vase et y dort jusqu'aux beaux jours. Au printemps et pendant la nuit, elle fait entendre un *coassement* particulier. Sa chair est blanche et délicate; les pattes postérieures seules sont utilisées dans l'alimentation. A ce propos, il est facile de reconnaître dans les brochettes de cuisses de Grenouilles, les cuisses de Crapauds que l'on est exposé à y trouver : ces dernières sont courtes, trapues, à chair grisâtre, tandis que les autres sont longues, minces et à chair blanche ou rosée.

Il existe dans l'Amérique du Nord une Grenouille énorme, la *Grenouille-Taureau*, qui peut atteindre 40 centimètres de longueur. On a essayé aux États-Unis de faire de l'élevage de Grenouilles, mais la difficulté est de nourrir ces animaux. Une des *fermes à Grenouilles* les plus prospères de cette région a fourni, en 1896, 2 500 kilogrammes de cuisses préparées et 7.000 Grenouilles vivantes, destinées soit au repeuplement, soit aux Laboratoires où elles servent dans les expériences.

La *Rainette* verte (*fig.* 264) a les doigts pourvus de petites pelotes qui fonctionnent comme des ventouses et qui lui permettent de grimper sur les arbres où elle demeure pendant toute la belle saison. Elle peut aussi changer de teinte : elle est d'un beau vert sur les feuilles, brune ou grise sur les écorces, dorée auprès des objets métalliques.

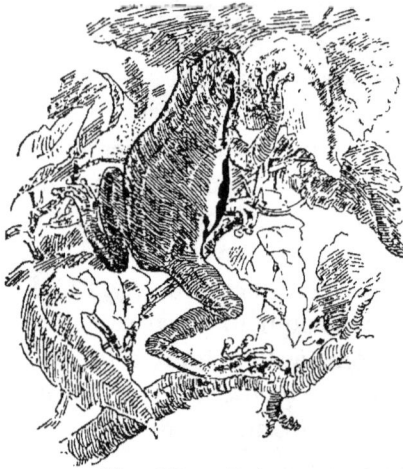

Fig. 264. — Rainette.

Le *Crapaud* (*fig.* 265) n'a pas de dents. Sa peau verruqueuse produit un venin très actif qui est mortel pour un animal à qui on l'injecte ; mais le Crapaud est en réalité inoffensif, car il n'a pas d'organe qui lui permette d'injecter ce venin dans le sang. Il faut cependant éviter de se toucher les yeux après avoir manipulé ces animaux, car il pourrait se produire une inflammation de ces organes qui cause-

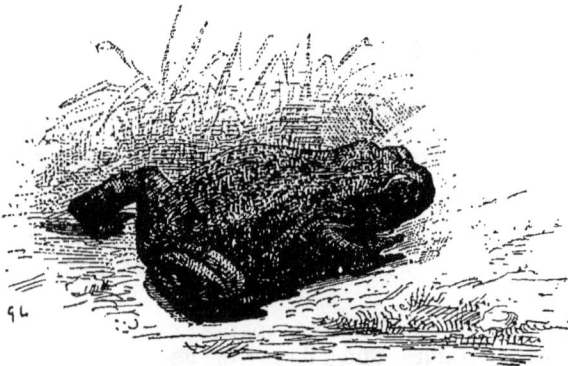

Fig. 265. — Crapaud commun.

rait de vives douleurs. Le venin du Crapaud à cause de son goût âcre doit avoir pour but de le protéger contre les Carnassiers qui seraient tentés de le dévorer. Cet animal se cache le jour sous les pierres ou dans des creux d'arbres ; la nuit, il fait une chasse active aux Insectes, aux Vers et aux Limaces. Aussi malgré son aspect repoussant, il faut bien se garder de détruire le *Crapaud, qui est très utile à l'agriculture*.

Le *Pipa* est un gros Crapaud d'Amérique dont le mâle place sur le dos de la femelle les œufs qui s'y développent dans des petites fossettes.

II. — Ordre des Urodèles.

Caractères. — Les *Urodèles* sont pourvus de queue ; leurs métamorphoses sont donc moins complètes que celles des Anoures, puisque leur queue persiste à l'état adulte.

Principaux genres. — Ils comprennent : la Salamandre et le Triton.

La *Salamandre* est terrestre ; elle a le corps brun avec des bandes jaunes ; sa peau sécrète un venin énergique. Elle ressemble à un petit Lézard.

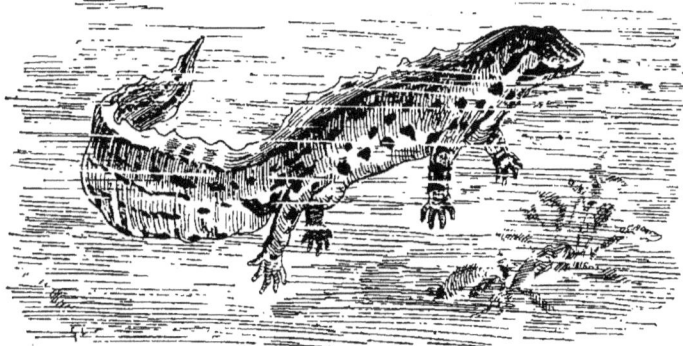

Fig. 266. — Triton

Le *Triton* ou *Salamandre aquatique* (*fig*. 266) a la queue aplatie et une longue crête saillante sur le dos. Il est commun dans les mares des environs de Paris. Il a la propriété fort curieuse de reproduire ses pattes ou sa queue lorsque ces organes sont amputés.

III. — Ordre des Pérennibranches.

Caractères. — Les *Pérennibranches* subissent des métamorphoses encore plus incomplètes que les Urodèles, car non seulement ils conservent leur queue pendant toute leur vie, mais encore des branchies, tout en acquérant des poumons.

Principaux genres. — Ils comprennent : l'Axolotl, le Protée, la Sirène.

L'*Axolotl* (*fig.* 267), qui vit dans les lacs du Mexique et qu'on élève aujourd'hui dans nos aquariums, a environ 25 centimètres de long.

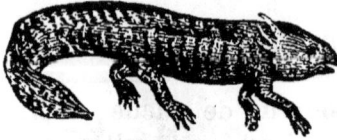

Fig. 267. — Axolotl.

Le *Protée* vit dans les lacs souterrains de la Carniole et de la Dalmatie ; il passe sa vie entière dans l'obscurité ; aussi ses yeux sont disparus.

La *Sirène* habite les marais de l'Amérique du Nord et n'a plus que les pattes antérieures ; les pattes postérieures n'existent plus.

IV .— Ordre des Apodes.

Les *Apodes* sont complètement dépourvus de membres et ont le corps allongé comme celui des Serpents.

La *Cécilie* est le seul genre. Elle vit dans la terre humide en Amérique et à Ceylan ; elle est souvent aveugle.

RÉSUMÉ

Caractères. — Les *Batraciens* sont des Vertébrés à *sang froid* et à *peau nue* ; ils respirent avec des *branchies* pendant le jeune âge et avec des *poumons* quand ils sont adultes.

Organisation. — Le *cœur* a 3 cavités : 2 oreillettes et 1 ventricule ; la *respiration* se fait surtout par la peau.

Pour arriver à l'état parfait, les Batraciens subissent une série de changements de forme appelés *métamorphoses*.

Tableau résumant les caractères des ordres des **Batraciens.**

I. — Des membres.	Pas de branchies à l'âge adulte	Pas de queue. . .	ANOURES.	Grenouille. Rainette. Crapaud.
		La queue persiste.	URODÈLES.	Salamandre. Triton.
	Les branchies persistent	. . . . .	PÉRENNIBRANCHES.	Protée.
I. — Pas de membres ; Corps serpentiforme.			APODES,	Cécilie.

CHAPITRE XIII

CLASSE DES POISSONS

Caractères. — Les *Poissons* sont des Vertébrés *aquatiques* dont le corps est couvert d'*écailles* et pourvu de *nageoires ;* ils respirent pendant toute leur vie l'air dissous dans l'eau à l'aide d'organes appelés *branchies.*

La *forme* de leur corps et la nature de leurs *écailles* sont bien adaptées à la locomotion dans l'eau, c'est-à-dire à la *natation.*

Le *corps*, généralement allongé et aplati latéralement, a la forme d'un fuseau, forme qui convient particulièrement à la natation.

Les *écailles* qui recouvrent le corps des Poissons diffèrent de celles des Reptiles en ce qu'elles proviennent du derme et non de l'épiderme. Elles sont disposées de façon à faciliter le glissement du corps dans l'eau : elles se recouvrent, en effet, comme les tuiles d'un toit, d'avant en arrière, et de plus elles sont enduites d'une mucosité spéciale. La forme des écailles est variable : tantôt ce sont de petites lamelles amincies ; tantôt elles sont petites et enfouies dans la peau, comme chez le Requin, par exemple, formant ce qu'on appelle vulgairement la *peau de chagrin.* Les écailles sont généralement incolores ; et les colorations souvent très vives et très variées de certains Poissons sont produites par des matières contenues dans l'épiderme qui recouvre les écailles. Ainsi l'éclat argenté de beaucoup de Poissons est dû à la présence de petites lamelles microscopiques d'une substance particulière : cette substance, soluble dans l'ammoniaque, est employée dans l'industrie pour fabriquer les fausses perles, qui ne sont autre chose que des boules de verre argentées intérieurement par une couche de cette matière.

Organisation. — L'*appareil digestif* est simple : la bouche présente de nombreuses et fines dents soudées non seulement sur les mâchoires, mais sur les autres os de la bouche et même sur la langue ; l'estomac est à peine renflé (*fig.* 268) et l'intestin vient s'ouvrir par l'anus un peu en avant de la nageoire anale.

Les Poissons sont très voraces ; les uns se nourrissent d'herbes ; d'autres sont carnivores et mangent des petits Crustacés, des larves de Mollusques, et même d'autres Poissons. Tout le monde sait avec quelle facilité les Poissons se dévorent entre eux.

L'*appareil circulatoire* (*fig.* 269) comprend un cœur à deux cavités : une oreillette et un ventricule. Du ventricule part une artère qui se divise en quatre branches appelées *arcs aor-*

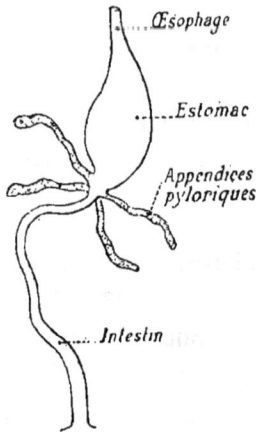

Fig. 268. — Tube digestif
de Poisson.

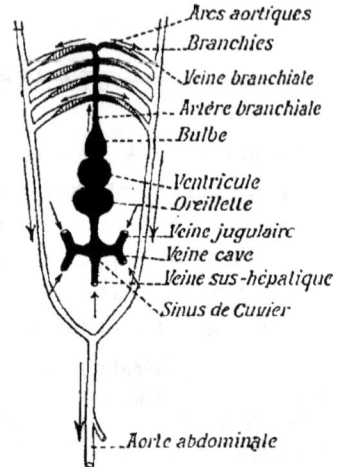

Fig. 269. — Appareil circulatoire
de Poisson.

tiques pour porter le sang aux branchies où il va respirer. Le sang devenu artériel est transporté par l'aorte dans les divers organes qu'il nourrit; transformé alors en sang veineux, il revient

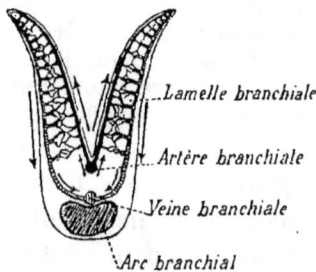

Fig. 270. — Branchie de Poisson.

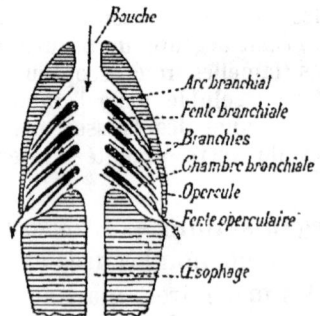

Fig. 271. — Disposition des
branchies d'un Poisson.

au cœur par les veines. Le cœur des Poissons contient donc du sang veineux et correspond au cœur droit de l'Homme.

L'*appareil respiratoire* est constitué par des organes appelés *branchies.* Les Poissons respirent l'air qui est en dissolution dans l'eau ; si l'on place, en effet, un de ces animaux dans de l'eau dont on a chassé l'air par l'effet de l'ébullition, il meurt rapidement par asphyxie. Les branchies sont de fines lamelles attachées régulièrement comme les dents d'un peigne sur des os appelés *arcs branchiaux* ; elles sont disposées suivant une double rangée (*fig.* 270) et sont parcourues par le sang qui y vient respirer en absorbant l'oxygène de l'air contenu dans l'eau et en rejetant le gaz carbonique. Ces branchies sont logées, de chaque côté de la tête (*fig.* 271), dans des cavités appelées

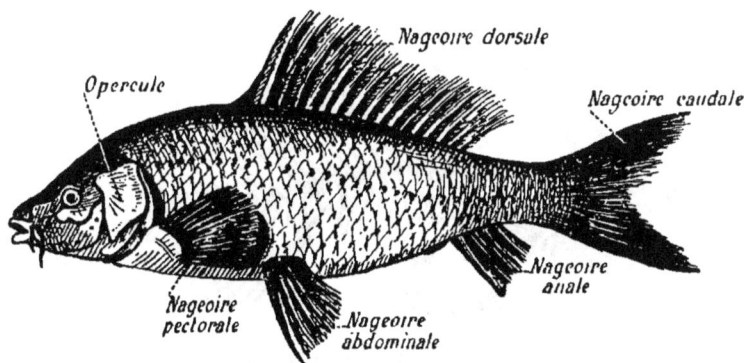

Fig. 272. — Opercule et nageoires d'un Poisson (*Carpe*).

chambres branchiales, qui communiquent d'une part avec la bouche et d'autre part avec l'extérieur par des orifices appelés *ouïes.* Ces ouïes peuvent s'ouvrir ou se fermer par des plaques osseuses, les *opercules* (*fig.* 272), qui s'écartent et se rapprochent alternativement.

Il suffit de soulever l'opercule pour apercevoir les branchies sous l'aspect de fines lamelles roses : c'est ce que font les ménagères pour reconnaître si le Poisson est frais ; si, en effet, le Poisson est mort depuis un certain temps, les branchies sont flétries, desséchées, noirâtres.

Pour respirer, le Poisson fait entrer l'eau par la bouche ; puis cette eau passe dans les chambres branchiales, baigne les branchies et sort par les ouïes. Les flèches de la fig. 271 indiquent le mouvement de l'eau.

A l'appareil respiratoire se rattache un organe spécial, la *vessie natatoire.* C'est une poche remplie d'air, assez volumi·

neuse chez certains Poissons comme la Carpe, et que les enfants
s'amusent parfois à faire éclater en l'écra-
sant du pied. Cette poche communique avec
l'œsophage (*fig.* 273) chez certains Poissons
et peut fonctionner comme un *poumon* ; chez
d'autres elle est complètement close et leur
sert d'appareil flotteur, leur permettant de se
maintenir facilement à un certain niveau
dans l'eau comme un ballon gonflé se maintient dans l'air.

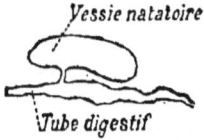

Vessie natatoire

Tube digestif

Fig. 273. — Vessie na-
tatoire d'un Poisson.

Le *squelette* (*fig.* 274) est caractérisé par la transformation

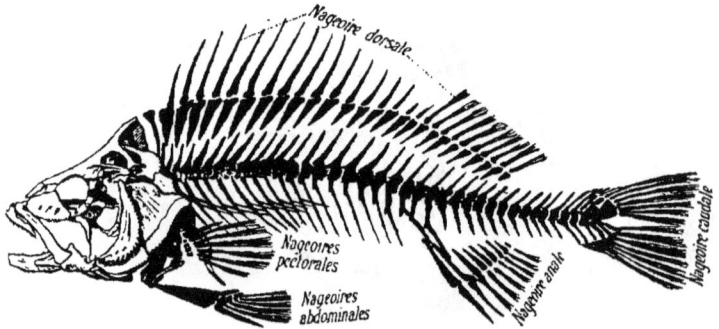

Fig. 274. — Squelette de la Perche.

des membres en *nageoires*. Les nageoires sont de deux sortes :
1° les *nageoires paires*, qui correspondent aux membres des
autres Vertébrés ; ce sont les *nageoires pectorales*, représentant
les membres antérieurs, et les *nageoires abdominales*, représentant les membres postérieurs ; 2° les *nageoires impaires*, qui
sont de simples membranes soutenues par
des baguettes osseuses ou cartilagineuses
appelées *rayons* ; elles comprennent les
nageoires *dorsale*, *anale* et *caudale*, disposées sur la ligne médiane du corps.

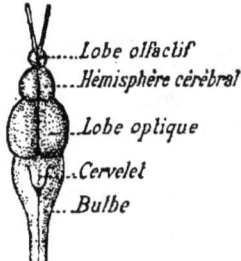

Lobe olfactif

Hémisphère cérébral

Lobe optique

Cervelet

Bulbe

Fig. 275. — Cerveau
de Poisson.

Les *organes des sens* comprennent surtout le *toucher*, qui s'effectue souvent à
l'aide de filaments situés autour de la
bouche (*fig.* 272) et appelés *barbillons* ;
l'*ouïe*, qui est assez fine (seule l'oreille
interne existe) ; la *vue*, qui a pour organe un œil volumineux.

Le *cerveau* des Poissons (*fig.* 275) est peu développé ; il est plus petit que les lobes optiques.

Œufs, ponte et migrations. — Les Poissons pondent des œufs en quantité énorme : un Hareng peut contenir 45.000 œufs, un Maquereau 700.000, une Morue 6 millions, un Turbot 9 millions, une Lingue, sorte de grande Morue, 28 millions. Cette remarquable fécondité permet aux Poissons de résister aux nombreuses causes de destruction qui menacent leurs œufs et surtout leurs petits.

Ces œufs sont le plus souvent abandonnés à eux-mêmes : les uns, comme ceux du Hareng, tombent et se développent au fond de la mer; les autres, comme ceux de la Morue, vont flotter à la surface ou dans la masse des eaux. Parfois cependant, comme chez l'Épinoche (*fig.* 276), petit Poisson d'eau douce, les

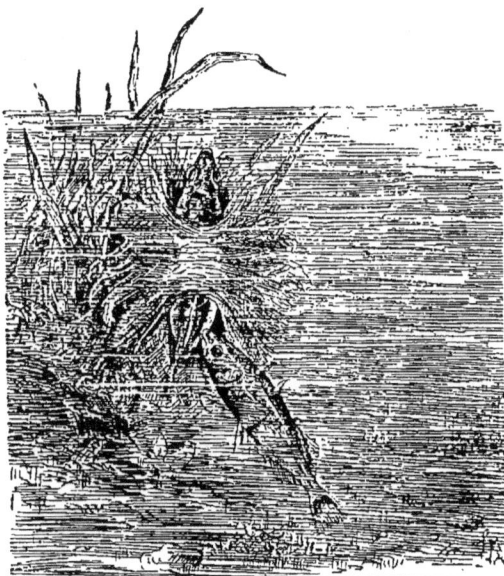

Fig. 276. – Epinoches et leur nid (taille d'une Ablette).

œufs sont déposés dans une sorte de nid construit avec des herbes; à l'éclosion les petits sont soignés, surveillés, et s'ils viennent à s'écarter un peu trop du nid, ils y sont ramenés par leurs parents.

Pour déposer leur ponte, ou pour *frayer* comme on dit ordinairement, les Poissons accomplissent souvent des voyages ou *migrations*. C'est ainsi que dans la mer du Nord et dans la Manche, des bandes innombrables de Harengs, désignées par les pêcheurs sous le nom de *bancs de Harengs*, viennent pondre de juillet à novembre ; puis ces Poissons disparaissent de ces régions, s'éloignent des côtes, vont vers la mer libre, et reviennent l'année suivante à la même époque visiter le même terrain de ponte. Ces animaux n'accomplissent pas d'aussi longs voyages qu'on le croyait jadis. Mais c'est toujours un spectacle merveilleux que d'observer, par une mer calme, ces bandes de Poissons serrés les uns contre les autres, frétillant à la surface de l'eau, et dont les écailles argentines sont autant de petits miroirs qui reflètent la lumière en des feux multiples et variés. Ces bancs, parfois longs de 6 kilomètres et larges de moitié, contiennent tant de Poissons qu'un seul coup de filet peut suffire à charger un bateau de pêche. On raconte que dans un petit port d'Écosse, des marins prirent en une seule nuit 10 millions de ces Poissons.

Le *Maquereau* et la *Sardine* accomplissent des migrations moins étendues : le Maquereau s'approche des côtes pour pondre en été, et se retire au large en hiver ; la Sardine, au contraire, demeure sur la côte en hiver, et s'éloigne en été pendant la saison de la ponte.

Certains Poissons de mer comme le *Saumon* et l'*Esturgeon* quittent la mer à certaines époques et remontent les fleuves pour y venir pondre ; l'*Anguille* au contraire descend les rivières pour aller pondre à la mer. Pour faciliter aux Saumons la montée des fleuves, on dispose aux endroits des chutes d'eau des gradins que ces animaux gravissent par bonds successifs.

Pisciculture. — Les Poissons, surtout les Poissons de mer, sont d'une grande utilité dans l'alimentation de l'Homme. En France, 90.000 hommes montant 25.000 bateaux sont occupés à la pêche, sans compter 60.000 hommes, femmes et enfants qui *pêchent à pied* le long des grèves. Le produit annuel de la pêche française est d'environ 100 millions de francs, dont 10 millions pour la pêche à pied.

La pêche anglaise occupe 120.000 matelots et produit 300 millions de francs.

Pour augmenter le rendement des pêches on a fait de la *pisciculture,* c'est-à-dire qu'on a fait de l'élevage de Poissons. On a commencé par faire de la pisciculture dans les eaux douces. Pour cela on recueille les œufs de Poissons qu'on place ensuite dans des caisses où circule de l'eau. Les œufs ne tardent pas à éclore et les jeunes ou *alevins* qui en sortent portent suspendue sous leur ventre une poche contenant le jaune de l'œuf, qui les nourrit pendant quelque temps. Les jeunes se développent ainsi plus sûrement que s'ils étaient abandonnés aux hasards de la rivière. Pour les aider à se développer, on les nourrit en leur donnant de petits Crustacés (*Daphnies*), du *frai* ou œufs de Batraciens, des larves d'Insectes, etc. C'est seulement lorsque les alevins ont atteint une certaine taille qu'on les jette dans les rivières que l'on veut peupler. De nombreux établissements de pisciculture ont été installés en France depuis quelques années, et les résultats obtenus dans le repeuplement des eaux douces ont engagé à faire de la pisciculture marine. C'est ainsi qu'un établissement norvégien a pu fournir

en une année 300 millions d'alevins de Morue ; celui de Dunbar, en
Ecosse, 4 millions d'alevins de Turbot et 45 millions d'alevins de Plie
et de Sole. Un établissement semblable vient d'être installé, en France,
au laboratoire maritime du Muséum de Paris situé à Saint-Vaast-la-
Hougue (Manche).

Classification. — On peut diviser la classe des Poissons en
cinq ordres d'après la nature du squelette, leur bouche et
l'appareil respiratoire. Ce sont : les *Téléostéens*, qui sont des
Poissons osseux ; les *Ganoïdes*, intermédiaires entre les Poissons
osseux et les cartilagineux ; les *Cyclostomes* et les *Sélaciens*, qui
sont cartilagineux ; les *Dipneustes*, qui ont des branchies et des
poumons.

I. — Ordre des Téléostéens.

Caractères. — Les *Téléostéens* ont le squelette complètement
ossifié, et leurs branchies sont protégées de chaque côté de
la tête par un opercule.

On peut les diviser en deux groupes : 1° ceux qui ont une
nageoire dorsale dont les rayons sont durs et *épineux* comme
le *Maquereau* (*fig.* 277) : on les appelle *Acanthoptérygiens ;*
2° ceux qui ont une nagoire dorsale à rayons *mous* comme la
Carpe (*fig.* 272) : on les appelle *Malacoptérygiens*.

1° Acanthoptérygiens. — Ce sont les Poissons les plus nombreux, et l'espace nous manque pour en faire connaitre les
principaux types ; nous devrons donc citer seulement les plus
connus.

Parmi ceux qui habitent les *eaux douces* : la **Perche,** qui a le corps
zébré de bandes noires et qui est très vorace ; l'*Epinoche* (*fig.* 276), qui
construit un nid pour y
déposer ses œufs.

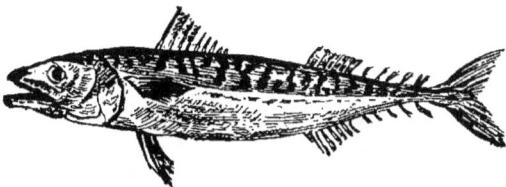

Parmi ceux qui habi-
tent la *mer* : le *Maquereau*
(*fig.* 277), recouvert d'é-
cailles régulières qui ont
des reflets irisés et dont
la nageoire caudale a la
forme d'un croissant de

Fig. 277. — Maquereau.

lune ; sa chair est grasse et difficile à digérer ; il abonde dans la Manche d'avril à juillet et fait l'objet d'une pêche très active qui produit
annuellement en France la somme de 4.500.000 francs ; le *Thon*, qui

habite la Méditerranée, où il donne lieu à des pêches importantes ; il peut atteindre 5 mètres de long ; la *Vive*, qui possède des piquants venimeux sur le dos et sur les opercules ; le *Dactyloptère* ou *Poisson volant*, dont les nageoires pectorales très longues forment une sorte de parachute qui permet au Poisson de s'élancer hors de l'eau ; la *Scorpène* ou *Rascasse*, qui sert à préparer la bouillabaise et dont la piqûre est venimeuse ; le *Rouget;* le *Trigle* ou *Grondin ;* la *Dorade*, etc.

2° **Malacoptérygiens.** — On peut les diviser en deux groupes d'après la position des nageoires abdominales.

I. — *Les nageoires abdominales sont placées en arrière des nageoires pectorales* et la vessie natatoire communique avec l'œsophage.

EAU DOUCE : Les *Cyprins*, comprenant la *Carpe (fig. 272)*, qui peut atteindre une grande taille et dont les écailles sont grandes et arrondies, le *Barbeau,* la *Tanche*, le *Goujon*, l'*Ablette*, le *Gardon* et toutes les petites espèces désignées sous le nom de *Poissons blancs*.

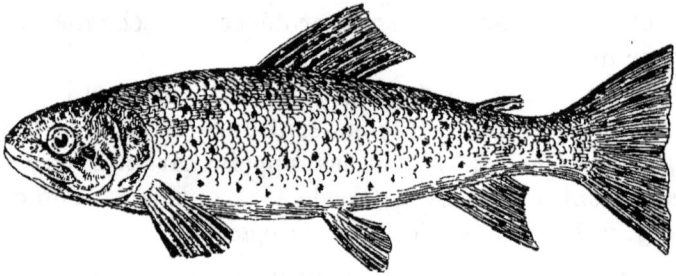

Fig. 278. — Truite.

Les *Saumons* se reconnaissent par une petite nageoire située en arrière de la nageoire dorsale (*fig.* 278) et qui est un repli de la peau rempli de graisse. Ils comprennent : la *Truite*, qui a une chair exquise et qui se plaît dans les eaux vives des régions montagneuses ; pour frayer elle préfère des eaux peu profondes et un fond sablonneux ; la *Truite arc-en-ciel*, qui est un Saumon d'origine américaine et qui a été acclimatée depuis quelques années en France dans nos lacs et nos étangs, où elle donne d'excellents résultats ; le *Saumon*, qui habite la mer pendant l'hiver, remonte en été les fleuves jusque vers leur source pour y déposer ses œufs, et redescend ensuite vers la mer ; il peut peser jusqu'à 45 kilogrammes ; on le pêche surtout à l'embouchure de la Loire, dans la Dordogne, l'Adour et la Bidassoa, et il produit annuellement 1 million de francs. Les Hollandais prennent chaque année dans les parties basses de la Meuse et du Rhin 60.000 Saumons.

Le *Brochet* a les mâchoires garnies de fortes dents ; il est très vorace et son poids peut atteindre 10 à 12 kilogrammes ; il abonde dans nos rivières et nos lacs.

MER : Le *Hareng* n'existe que dans les mers du Nord ; nous avons décrit (page 199) les voyages qu'il accomplit pour venir frayer ; c'est de juillet à novembre qu'il vient en bandes innombrables dans la Manche et la mer du Nord, et le produit annuel de sa pêche, qui se fait sur le littoral de la Manche de Dunkerque à Cherbourg, est de 10 millions de francs ; pour conserver le Hareng, on le sale ou on le fume (*Hareng saur*).

La *Sardine,* voisine du Hareng, mais plus petite, est abondante sur les côtes de Bretagne et aussi sur les côtes de la Méditerranée ; c'est surtout entre Douarnenez et les Sables d'Olonne que son exploitation est la plus active. Cette pêche produit environ 12 millions par an, mais ce chiffre est variable. Pour attirer les Sardines dans leurs filets, les matelots jettent à la surface de la mer un appât particulier appelé *rogue* et composé d'œufs de Morue conservés dans le sel. Enfin citons l'*Anchois,* qui est pêché sur toutes nos côtes et dans le Zuyderzée, et l'*Alose,* qui remonte fort loin dans nos rivières.

Tous ces Poissons (Hareng, Sardine, etc.) sont pêchés avec des filets tendus verticalement dans l'eau ; lorsqu'une bande de Poissons rencontre le filet, tout Poisson qui essaye de passer s'engage dans une maille et ne peut plus avancer, mais il essaye de reculer ; c'est alors que les cordes du filet passent derrière ses ouïes, et empêchent l'animal de reculer ou d'avancer : le Poisson est *maillé,* comme disent les pêcheurs.

On peut ranger à part certains genres qui n'ont pas de nageoires abdominales : l'Anguille et la Gymnote.

L'*Anguille* (*fig*. 279) a le corps cylindrique, allongé, et toutes les nageoires impaires sont confondues en une seule ; à l'automne elle va frayer à la mer, et au printemps les jeunes remontent les fleuves ; elle peut parfois s'éloigner de l'eau et voyager dans les prairies humides. La *Gymnote*, qui vit dans les fleuves de l'Amérique du Sud, peut atteindre 2 mètres ; elle produit de l'électricité en quantité suffisante pour tuer un Cheval ; lorsqu'une Gymnote a déchargé ainsi son électricité, il lui faut un certain temps pour se charger de nouveau : c'est alors que l'Homme peut la pêcher sans danger.

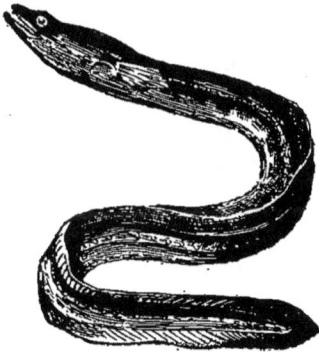

Fig. 279. — Anguille.

II. — *Les nageoires abdominales sont attachées au même niveau que les nageoires pectorales* et la vessie natatoire est complètement close.

Parmi ces Poissons, les plus importants sont : la *Morue* ou *Cabillaud,* qui a un barbillon sous le menton ; elle peut avoir 1 mètre de long et

elle abonde dans les mers du Nord, principalement sur les côtes de
Terre-Neuve, et dans l'espace compris entre l'Islande et la Norvège. Sa
pêche, très pénible, est pratiquée par les Américains, les Anglais, les
Norvégiens et les Français. Plus de 10.000 de nos matelots y sont em-
ployés en été. Le rendement de cette pêche est d'environ 13 millions de
francs. La Morue, salée puis séchée, constitue une ressource alimentaire importante ; son foie fournit une huile, l'*huile de foie de Morue*,
très employée en médecine contre le rachitisme et la phtisie ; ses œufs
conservés avec du sel fournissent un appât (*rogue*) utilisé pour la pêche
de la Sardine. Le *Merlan*, qui est très commun dans la Manche, est plus
petit que la Morue ; la *Lotte* ou *Lingue* et enfin la *Merluche* des côtes de
Provence.

Il faut classer à part les *Poissons plats* ou *Pleuronectes*,
comme le *Turbot* (*fig.*
280), la *Barbue*, la
Sole, la *Plie*, la *Li-
mande*, le *Carrelet*, qui
nagent sur l'un des
côtés du corps et qui
vivent généralement
sur les fonds plats sa-
blonneux. Le côté qui
est tourné vers le sol
est blanc, celui qui est
tourné vers la lumière
est coloré et porte les
deux yeux. Chez le

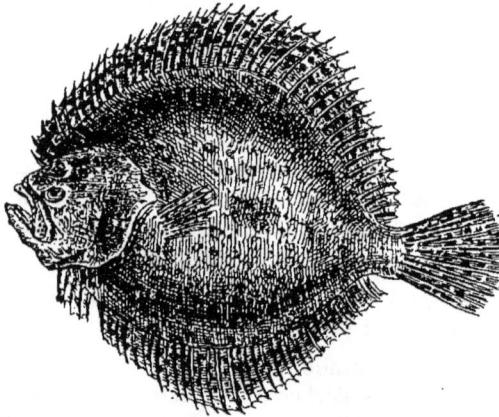

Fig. 280. — Turbot commun.

jeune, les yeux sont d'abord symétriques, c'est-à-dire situés
de chaque côté de la tête ; puis au cours du développement,
l'un des yeux vient se placer à côté de l'autre ; de sorte que
les deux yeux sont tantôt du côté droit, tantôt du côté gauche.
Le côté coloré peut varier de teinte ; il prend généralement la
même coloration que le fond sur lequel l'animal vit. Tous ces
Poissons sont fort recherchés pour la délicatesse de leur chair.

Certains Poissons osseux ont les branchies en forme de houppes ; tels
sont : l'*Hippocampe* ou *Cheval marin* (*fig.* 281), ainsi nommé à cause de
la forme de sa tête ; il a la queue préhensile, c'est-à-dire que celle-ci
peut saisir les objets en s'enroulant autour ; le *Syngnathe* ou *Aiguille de
Mer*, très allongé.

Enfin il existe un groupe de Poissons osseux dont le corps globuleux,
parfois presque sphérique, est protégé par une cuirasse de plaques

dermiques. Tels sont : le *Coffre*, dont le corps est triangulaire ; le *Môle* ou *Poisson lune* au corps sphérique ; le *Diodon* ou *Hérisson de mer*, dont la cuirasse est hérissée de piquants.

Poissons des grandes profondeurs. — On peut ranger parmi les Malacoptérygiens certains Poissons qui vivent dans les grandes profondeurs de la mer jusqu'à plus de 5.000 mètres. Ce sont des êtres aux formes étranges et aux couleurs sombres. Généralement leur corps est allongé, leur bouche est large, armée de dents longues, fines et pointues, pour saisir au passage les Crustacés ou les petits Poissons qui viennent à les frôler. Dans ces grandes profondeurs où la lumière n'arrive pas, les Poissons portent de longs filaments tactiles : c'est ainsi que l'*Eustomias obscur* (*fig.* 282), pêché à 2.700 mètres de profondeur, dans l'expédition du *Talisman* (bateau français aménagé spécialement pour ces recherches sous-marines), présente sous la mâchoire inférieure un long filament

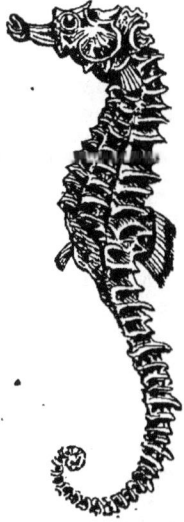

Fig. 281. — Hippo-campe.

au moyen duquel le Poisson explore le terrain, comme un aveugle le ferait de son bâton. Dans ces ténèbres éternelles du fond des mers, les yeux peuvent disparaître, mais souvent aussi ils persistent, deviennent énormes, et répandent une douce lueur phos-

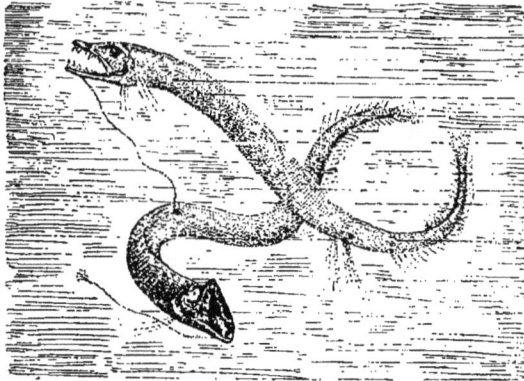

Fig. 282 — *Eustomias obscurus*, pêché à 2.700 mètres de profondeur.

phorescente. Ces yeux sont donc à la fois des organes de vision et des appareils d'éclairage. Parfois même le corps du Poisson est couvert d'un mucus phosphorescent qui revêt l'animal d'une robe de lumière.

Ces Poissons semblent vivre de préférence près du fond, et ne s'accommodent pas d'un changement de niveau. Il est arrivé, en effet, dans les explorations sous-marines, de remonter dans la drague (sorte de *filet*) des Poissons dont la vessie natatoire se détendait au point de faire hernie à travers la bouche, dont les yeux se gonflaient et sortaient de la tête, dont les écailles se hérissaient et tombaient, qui en un mot arrivaient sur le pont du navire dans un état pitoyable. Et cela se conçoit très bien si l'on songe à l'immense pression que supportent des Poissons habitués à avoir au-dessus d'eux une formidable masse d'eau. Le phénomène est analogue à ce qui se passe quand un Homme s'élève en ballon à une trop grande hauteur : la différence entre la faible pression de l'air extérieur et celle de ses organes intérieurs a pour conséquence de refouler le sang vers l'extérieur ; ses yeux s'injectent, le sang jaillit par la bouche, le nez, les oreilles, et la mort survient. La différence de pression est cependant ici relativement faible ; mais pour des Poissons vivant à 5.000 mètres de profondeur, la pression à la surface est près de 500 fois moindre qu'au fond! Donc ces Poissons ne doivent pas s'élever beaucoup au-dessus du fond des abîmes sous-marins ; et s'ils ne connaissent pas la lumière du soleil, il est permis de penser que dans ces effroyables abîmes la nuit n'est pas aussi profonde que l'on pourrait le croire, puisque de nombreux animaux (Poissons et Crustacés) illuminent ces grands fonds d'une douce clarté phosphorescente.

II. — Ordre des Ganoïdes.

Caractères. — Les *Ganoïdes* sont intermédiaires entre les Poissons osseux et les Poissons cartilagineux. Leur squelette, en effet, est tantôt osseux, tantôt cartilagineux. Les écailles sont larges, épaisses et recouvertes d'une couche d'émail.

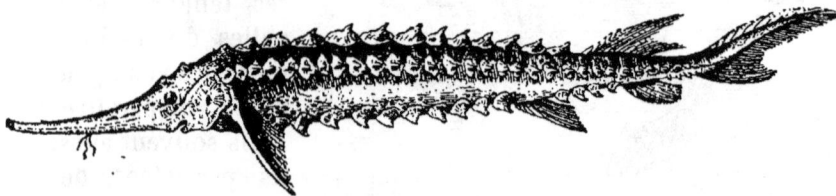

Fig. 283. — Esturgeon.

Le principal genre est l'*Esturgeon* (*fig.* 283), qui peut atteindre 3 mètres de long ; son museau est pointu et pourvu de barbillons ; il porte sur le dos cinq rangées de plaques osseuses et sa queue présente deux lobes inégaux. Il est abondant dans la mer Noire et la mer Caspienne, et à l'époque de la ponte, il remonte les fleuves. L'*Esturgeon commun* est pêché dans la Garonne, la Loire et le Rhône. Sa chair est grossière; ses œufs servent à préparer le *caviar*, mets très apprécié en Russie ; sa colonne vertébrale bouillie dans l'eau sert à faire des potages ; avec sa vessie natatoire on fabrique l'*ichthyocolle* ou *colle de Poisson*, qui sert à clarifier les liquides et à préparer le taffetas d'Angleterre.

III. — Ordre des Sélaciens,

Caractères. — Les *Sélaciens* sont des Poissons dont le squelette est *cartilagineux*, et dont les branchies sont fixées sur les parois de *chambres branchiales* au nombre de cinq et communiquant avec l'extérieur par autant de *fentes branchiales ;* leur bouche est *transversale* et située à la face inférieure du museau.

On les partage en deux familles : 1° les Squales ou Requins ; 2° les Raies.

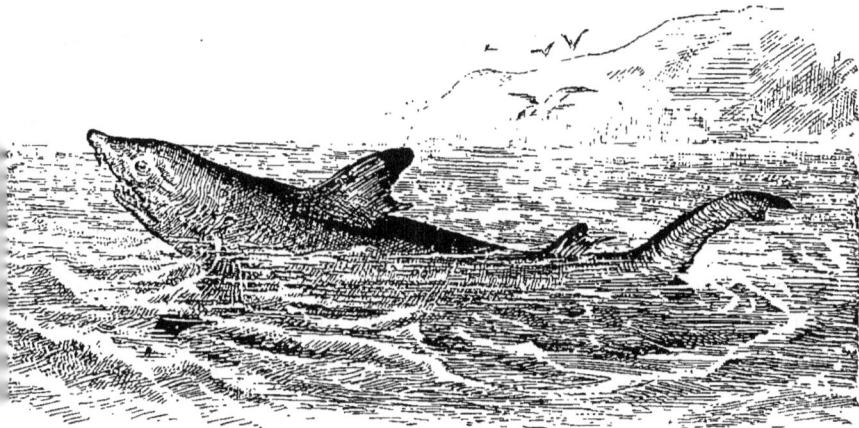

Fig. 284. — Requin aux nageoires noires.

1° Squales ou Requins. — Les *Squales* ou *Requins* ont le corps allongé et cylindrique, et les cinq fentes branchiales sont situées de chaque côté du cou.

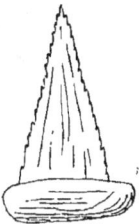

Fig. 285. — Dent de Requin.

Le principal genre est le *Requin* (*fig.* 284), qui peut atteindre jusqu'à 12 mètres de longueur dans les mers du Sud, et dont la bouche est armée de plusieurs rangées de dents pointues qui le rendent dangereux même pour l'Homme. Il suit les navires en attendant sa proie, et tout ce qui tombe du bord disparaît dans sa large gueule : débris de cuisine, bouteilles, boîtes de conserve, etc. Lorsqu'on jette un cadavre à la mer, il est presque toujours saisi par le Requin avant d'arriver au fond, et les Hommes vivants qui tombent à l'eau leur échappent difficilement. La peau, couverte de petits tubercules calcaires, sert à faire des objets de maroquinerie ou à polir l'ivoire et le bois ; les ailerons sont fort appréciés des gourmets chinois, et la tonne d'ailerons est vendue à Sydney 700 francs.

A côté du Requin on peut placer la *Roussette* ou *Chien de mer*, la *Peau bleue*, le *Marteau*, dont la tête a la forme d'un maillet.

2° **Les Raies**. — Les *Raies* ont le corps aplati et les fentes branchiales situées sur la face ventrale ; les nageoires pectorales sont très grandes et étalées horizontalement.

Elles comprennent : la *Raie* (*fig.* 286), dont la chair est assez estimée ; c'est un Poisson de haute mer ; la *Raie bouclée*, qui a le corps protégé par des tubercules osseux armés d'une épine recourbée ; la *Torpille*, qui possède de chaque côté de la tête un organe électrique pouvant donner de fortes secousses ; elle vit dans la Méditerranée ; le *Poisson-scie*, qui a

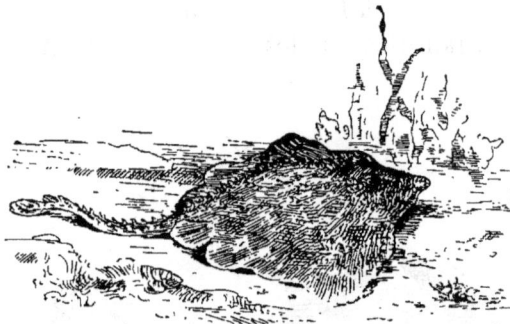

Fig. 286. — Raie.

la mâchoire supérieure prolongée par une lame osseuse portant de chaque côté une série de dents disposées horizontalement et formant une sorte de scie.

IV. — Ordre des Cyclostomes.

Caractères. — Les *Cyclostomes* comme les Sélaciens ont un *squelette cartilagineux*, une bouche *circulaire* disposée pour la succion et garnie de dents cornées. Sur les côtés du cou se trouvent sept fentes branchiales conduisant dans les chambres branchiales. Il n'y a pas de nageoires paires.

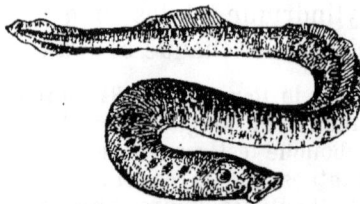

Fig. 287. — Lamproie.

Le principal genre est la *Lamproie* (*fig.* 287), qui habite la mer, mais qui remonte les fleuves au printemps pour y frayer.

V. — Ordre des Dipneustes.

Caractères. — Les *Dipneustes* font la transition entre les Poissons et les Batraciens, car ils ont des *branchies*, comme celles des Poissons osseux, mais leur vessie natatoire fonctionne comme un *poumon* de Batracien. Ils vivent dans les pays chauds : pendant la saison des pluies, ils habitent les marais et respirent avec leurs branchies ; pendant la saison sèche, ils s'enfouissent dans la vase et respirent avec leur vessie natatoire.

Ils comprennent : le *Ceratodus*, qui habite les rivières d'Australie (un poumon), le *Lépidosiren* du Brésil et le *Protoptérus* de l'Afrique centrale, qui ont deux poumons.

RÉSUMÉ

Caractères. — Les *Poissons* sont des Vertébrés *aquatiques*, dont le corps est couvert d'*écailles* et qui respirent pendant toute leur vie avec des *branchies*.

Le corps allongé en forme de fuseau est pourvu de *nageoires*.

Organisation. — *Dents* nombreuses soudées sur tous les os de la bouche.

Le *cœur* a deux cavités : oreillette et ventricule ; il contient du sang veineux.

Les *branchies* sont disposées de chaque côté de la tête dans des cavités ou *chambres branchiales* qui s'ouvrent à l'extérieur par les *ouïes* (P. osseux) ou les *fentes branchiales* (P. cartilagineux).

La *vessie natatoire* est un prolongement du tube digestif.

Le *squelette* présente deux sortes de nageoires : 1° *paires*, provenant des membres (n. pectorales et abdominales) ; 2° *impaires* (dorsale, anale, caudale).

Pour pondre leurs œufs, les Poissons accomplissent des voyages ou *migrations* afin de trouver le terrain qui leur convient le mieux.

La *Pisciculture* a pour but l'élevage des Poissons.

Tableau des caractères des principaux ordres de **Poissons.**

I. — Branchies.	Squelette osseux	1° TÉLÉOSTÉENS	*Maquereau* (Acanthoptérygiens). *Carpe* (Malacoptérygiens).

I. — Branchies (Suite)	Squelette osseux ou cartilagineux, écailles émaillées		2° GANOÏDES . . *Esturgeon*			
	Squelette cartilagineux	Bouche transversale	3° SÉLACIENS. .	*Squale* ou *Requin.* *Raie.*		
		Bouche circulaire	4° CYCLOSTOMES *Lamproie.*			
II. — Branchies et Poumons.	. . . .		5° DIPNEUSTES.	*Ceratodus.* *Protoptère.*		

CHAPITRE XIV

EMBRANCHEMENT DES MOLLUSQUES

Les *Mollusques* sont des Invertébrés, c'est-à-dire des animaux dépourvus de squelette interne, à *corps mou* et protégé par une *coquille calcaire*, qui peut manquer chez quelques-uns.

On compte plus de 200.000 espèces différentes de Mollusques vivants ou fossiles. Ces espèces ont été divisées en trois classes.

1° Les **Lamellibranches**, comme la *Moule*, qui ont les branchies formées de *lamelles* et une coquille composée de deux pièces ou *valves*, ce qui leur a valu le nom de BIVALVES. On les appelle encore ACÉPHALES, parce qu'ils sont dépourvus de tête. Ce sont des Mollusques *fouisseurs*, car ils peuvent s'enfoncer dans la vase par des mouvements de leur coquille.

2° Les **Gastéropodes**, comme l'*Escargot*, qui ont une coquille à une seule valve ; ce sont des Mollusques *rampants*, qui glissent sur le sol en s'appuyant sur une partie élargie du corps appelée *pied*.

3° Les **Céphalopodes**, comme la *Pieuvre*, qui ont la tête garnie de longs *tentacules* munis de ventouses ; ce sont des Mollusques *nageurs* ; leur coquille est interne, parfois même ils en sont dépourvus.

CLASSE DES LAMELLIBRANCHES

Caractères. — Les *Lamellibranches* ont leur coquille formée
de *deux valves* pouvant s'ouvrir ou se fermer, et comprenant
entre elles l'animal comme la couverture d'un livre en comprend les feuillets.

Les deux valves de la coquille d'une *Moule*, par exemple, sont réunies
par une sorte de *charnière* (*fig.* 288) munie de dents, et elles sont
rattachées par un *ligament élastique* qui maintient la coquille béante,
comme le dos d'un livre maintient la couverture ouverte lorsqu'il est trop
étroit. Deux muscles, les *muscles adducteurs* (*fig.* 290), situés l'un près
de la bouche, l'autre près de l'anus, peuvent rapprocher les deux valves
en se contractant ; si l'animal meurt, les muscles ne se contractent plus
et la coquille *bâille*. Donc une Moule morte laisse toujours bâiller sa
coquille.

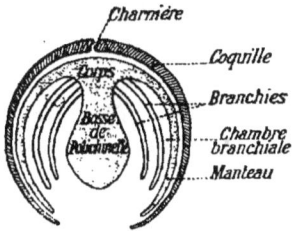

Fig. 288. — Coupe transversale
d'une Moule.

La coquille est tapissée intérieurement par un repli du corps, le *manteau*, qui est divisé en deux lobes (*fig.*
288). Entre ces lobes et le corps de
l'animal se trouvent deux cavités ou
chambres branchiales contenant deux
rangées de lamelles superposées qui
sont les *branchies*. Entre les deux lobes
du manteau, se trouve une masse contenant les viscères et
appelée *bosse de Polichinelle*, à
cause de sa forme. Un peu en avant
de cette bosse se trouve le *pied*
(*fig.* 290), organe charnu, allongé
en forme de langue, et servant à
l'animal pour écarter la vase et se
frayer un passage. Ce pied, chez la
Moule, produit une substance
soyeuse particulière, le *byssus*, qui
durcit dans l'eau. Pour se fixer, la
Moule allonge son pied, dépose ce
byssus sur le rocher ou le caillou
qu'elle a choisi, puis elle contracte
son pied et se trouve ainsi sus-
pendue à l'extrémité d'une petite touffe de filaments agglomérés.

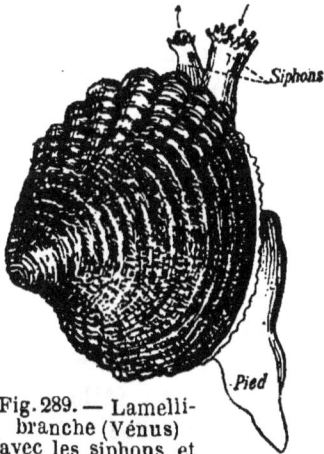

Fig. 289. — Lamelli-
branche (Vénus)
avec les siphons et
le pied étalés.

Les deux bords du manteau sont soudés dans une grande
partie de leur étendue, sauf en un endroit pour laisser passer
le pied ; chez certains Mollusques, ils peuvent se prolonger et
former deux tubes appelés *siphons* capables de s'allonger ou de
se rétracter (*fig.* 289).

Quand le Mollusque creuse son trou, il s'enfonce la bouche
et le pied en bas, et les siphons tournés en l'air vers l'orifice
du trou.

Organisation. — *L'appareil digestif* (*fig.* 290) comprend : la

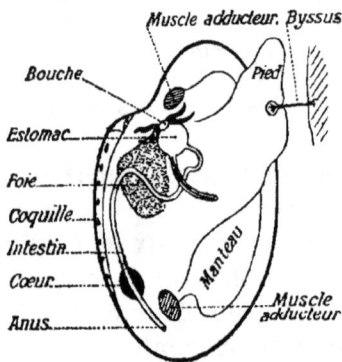

Fig. 290. — Organisation
d'une Moule.

bouche, simple ouverture munie de
quatre palpes qui dirigent vers la
bouche l'eau tenant la nourriture
en suspension ; l'*estomac*, entouré
du *foie* et présentant chez la Moule
un cul-de-sac contenant une petite
tige cristalline ; l'*intestin*, recourbé
et venant s'ouvrir du côté opposé
à la bouche après avoir traversé le
cœur.

L'*appareil circulatoire* est lacunaire, c'est-à-dire que les vaisseaux
viennent s'ouvrir dans des cavités

du corps ou *lacunes* ; le *cœur* est formé d'un ventricule, traversé par l'intestin, et de deux oreillettes.

L'*appareil respiratoire* est constitué par deux paires de branchies disposées symétriquement de chaque côté du corps (*fig.* 288).
Les branchies sont recouvertes de petits prolongements très
fins et très mobiles, les *cils vibratiles*, qui battent l'eau et produisent un courant d'eau qui entre par un siphon, ou par la fente
du manteau quand il n'y a pas de siphon, et qui sort par l'autre
siphon (*fig.* 289), entraînant avec lui les excréments et les œufs
pondus par l'animal.

Le *système nerveux* (*fig.* 291 et 292) est formé de nerfs qui
présentent sur leur trajet des renflements appelés *ganglions*.
Les Lamellibranches ont trois paires de ganglions : 1° les *ganglions cérébroïdes*, situés au-dessus du tube digestif ; 2° les
ganglions pédieux, situés dans le pied ; 3° les *ganglions viscéraux*,
situés au-dessous du tube digestif. Les ganglions pédieux et

viscéraux sont rattachés aux ganglions cérébroïdes par des nerfs qui forment deux colliers autour du tube digestif (fig. 292).

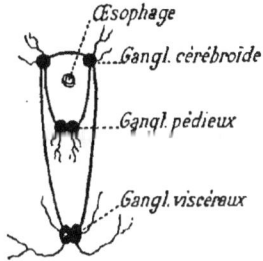

Fig. 291. — Système nerveux
d'une Moule.

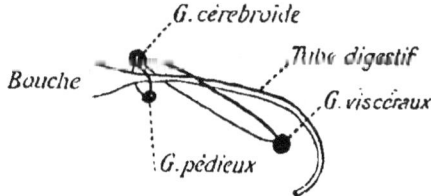

Fig. 292. — Système nerveux d'une Moule
vu de profil.

Classification. — Les *Lamellibranches* peuvent être partagés en deux groupes : les *Siphonés* et les *Asiphonés*.

1° Siphonés. — Ce sont ceux dont le manteau est prolongé par des siphons.

Les principaux genres sont :

La **Vénus** (*fig.* 289) et le *Cardium*, coquillages qui se vendent sur nos marchés sous le nom de *Palourde* et de *Coque*; le *Solen* ou *Couteau*, dont la coquille allongée a la forme d'un couteau et qui, lorsque la mer descend, s'enfonce verticalement dans le sable de la mer en laissant un orifice à la surface, mais si l'on place une poignée de sel sur cet orifice, le Mollusque croit au retour de la mer et remonte à la surface où l'on peut le saisir ; le *Tridacne* ou *Bénitier*, dont la coquille énorme pouvant peser 200 kilogrammes est souvent employée, comme bénitier, dans les églises: il vit dans l'Océan Indien ; la *Pholade* (*fig.* 293), qui à l'aide de sa coquille rugueuse perce un trou dans le rocher et y demeure ; le manteau et les siphons sont phosphorescents ; le *Taret*, qui est nuisible, car il creuse de longues galeries dans les bois submergés des bateaux, des pilotis, des digues, etc. ; c'est

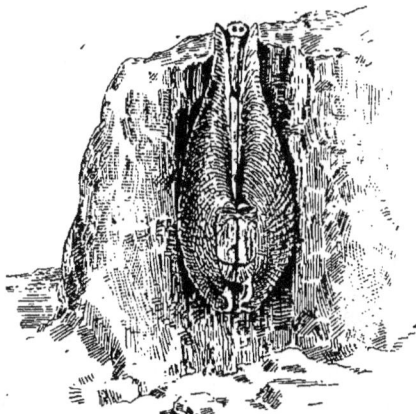

Fig. 293. — Pholade.

ainsi qu'au commencement du xviii° siècle, la Hollande dépensa des millions pour refaire rapidement les pilotis des digues qui protègent

les côtes hollandaises contre l'invasion de la mer, pilotis qui avaient été
rongés par les Tarets.

2° Asiphonés. — Ce sont les Lamellibranches dépourvus de
siphons.

Les principaux genres sont :

L'*Huître*, qui se fixe par une valve aux rochers, de sorte qu'elle est
immobile toute sa vie ; aussi le pied devenu inutile à l'animal fixé dis-

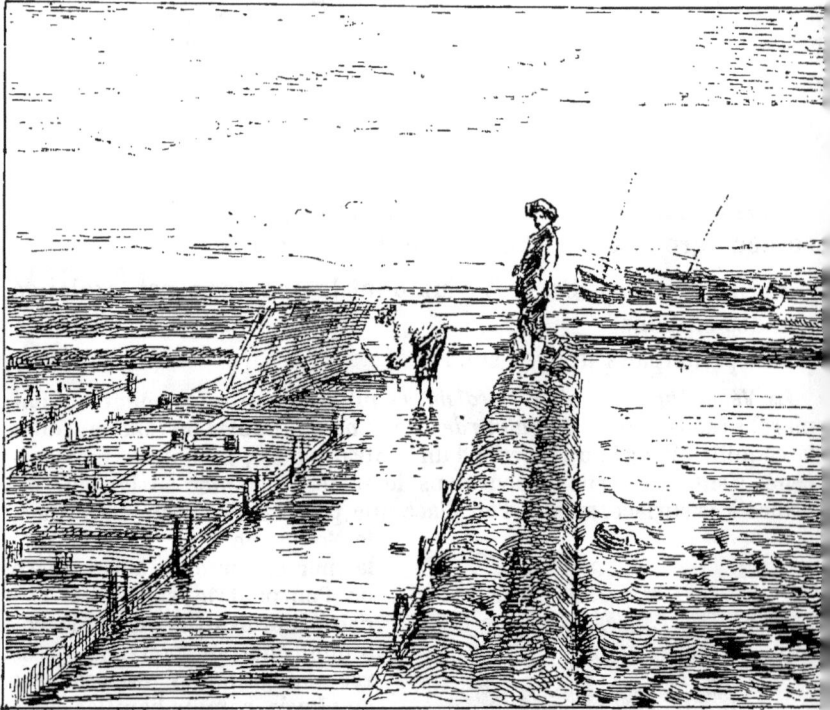

Fig. 294. — Un parc à Huîtres.

paraît. Elle est abondante sur les côtes de France où elle vit par *bancs*
à une assez faible profondeur. Une Huître peut donner naissance à
2 millions d'œufs chaque année ; ces œufs sont pondus d'avril en sep-
tembre, d'où ce préjugé qu'il ne faut pas manger d'Huîtres pendant les
mois sans r (Mai à Août), c'est-à-dire pendant l'époque de la reproduction. En réalité l'Huître peut être mangée sans danger pendant cette
époque ; du reste sa vente est autorisée sur les marchés : elle est seulement de qualité inférieure. Les œufs éclosent dans le manteau de
l'Huître ; puis ces jeunes Huîtres ou *naissain* munies d'organes de natation se dispersent et sont exposées à de nombreux dangers ; aussi péris-

ent-elles en grand nombre, dévorées par les animaux marins. On a
donc songé : 1° à les recueillir en plaçant dans le voisinage des bancs
d'Huîtres des fagots ou des tuiles creuses sur lesquels le naissain vient
e fixer ; c'est la spécialité d'Arcachon ; 2° à transporter ces Huîtres
lorsqu'elles ont atteint une certaine taille dans des *parcs* (*fig.* 294), c'est-
-dire dans des bassins que la mer vient visiter soit à chaque marée,
soit aux grandes marées seulement; là, elles vont se développer et s'en-
graisser, surtout si, comme à Marennes, elles sont placées dans des
bassins visités peu souvent par la mer et où l'eau de pluie vient s'a-
jouter et donner de l'eau saumâtre. Il faut de 3 à 5 ans pour que l'Huître
puisse être livrée au commerce. Les Huîtres prises en dehors de ces
élevages sont aussi déposées dans ces bassins avant d'être livrées au
commerce ; non seulement elles y perdent le goût désagréable de la vase,
mais elles prennent une couleur verte fort appréciée dans le commerce.
Cette coloration est due à des végétaux microscopiques, à des Algues,
que l'Huître avale par millions et dont la matière colorante se répand
surtout dans les branchies.

Cet élevage de l'Huître est désigné sous le nom d'*ostréiculture*.
Cette industrie très développée en France produit par an plus d'un
milliard d'Huîtres d'une valeur de 20 millions de francs, alors que la
pêche sur les bancs naturels produit à peine 500.000 francs.

Chaque année, la France vend à l'Angleterre plus de 50 millions
d'Huîtres, représentant une valeur de près de 2 millions de francs.

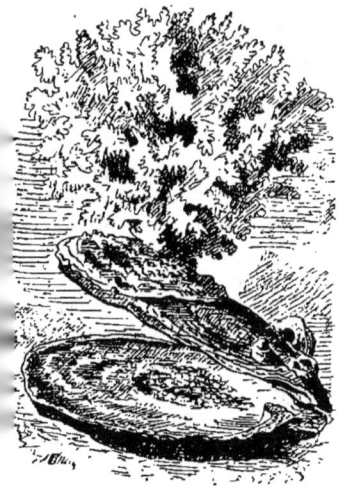

Fig. 295. — Huître perlière.

L'*Huître perlière* ou *Pintadine* (*fig.* 295)
est voisine de l'Huître comestible; mais
elle est plus grande et vit dans les
régions chaudes de l'Océan Pacifique
et du golfe du Mexique. Le manteau
forme la nacre très brillante de la coquille; il peut arriver que des globules
de cette nacre se déposent dans
les organes de l'Huître et donnent les
perles fines dont le prix est si élevé.
Les petits grains de sable introduits
entre le manteau et la coquille sont
souvent les noyaux autour desquels se
forment les perles qui peuvent adhérer
à la coquille. On peut recouvrir un
objet, une petite statuette par exemple,
d'une couche de nacre en l'introduisant
entre la coquille et le manteau : les
Chinois sont habiles à pratiquer cette
industrie. La pêche des perles est pra-
tiquée par des plongeurs dont les plus habiles restent sous l'eau,
souvent à 20 mètres de profondeur, pendant 1 minute 1/2; durant ce
temps ils peuvent trouver 50 à 100 coquilles qu'ils placent dans un
filet attaché à leur corps. Chaque plongeur fait journellement de 40 à 50

descentes, et une barque montée par 10 plongeurs pêche en moyenne de 20 à 30.000 Mollusques par jour. La couleur de la perle peut être blanche, bleutée, rose ou noire. L'éclat d'une perle ou *orient* est chose fragile, car au contact de la peau, souvent les reflets irisés pâlissent, la perle se ternit et « *meurt* », suivant l'expression employée. On a essayé depuis quelques années, en particulier à Tahiti, d'établir des parcs d'Huîtres perlières semblables aux parcs à Huîtres comestibles.

La *Moule* se trouve partout sur nos côtes; elle peut se fixer sur les rochers, mais elle peut vivre dans la vase. La Moule est utilisée dans l'alimentation; on a dit avec raison que c'était l' « Huître du pauvre ». Aussi la culture de la Moule a pris une certaine importance, surtout aux environs de La Rochelle. Sur ces plages vaseuses on enfonce de

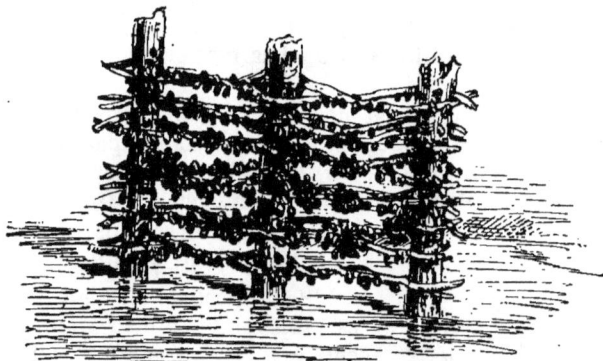

Fig. 296. — Un *bouchot* chargé de Moules.

longs pieux qu'on dispose en rangées régulières appelées *bouchots* (*fig.* 296). Les pieux les plus avancés dans la mer sont isolés et c'est sur eux que les jeunes Moules viennent se fixer; ceux qui sont plus rapprochés du rivage sont reliés par des branches qui forment des sortes de claies sur lesquelles les Moules viennent se fixer. Au bout de deux ans ces Moules ont atteint la taille nécessaire pour être livrées au commerce. Pour récolter les Moules dans ces lacs de vase, le pêcheur utilise une sorte de bateau à fond plat appelé *acon* ou *pousse-pied*; le pêcheur laisse pendre une jambe en dehors du bateau et s'en sert comme d'une rame pour pousser son esquif qui glisse sur la vase avec une vitesse dont on ne saurait donner une idée. Cette culture produit annuellement en France plus d'un million de francs. Les Moules produisent parfois des empoisonnements assez graves pour amener la mort. On a cru longtemps que ces accidents étaient dus à un petit Crabe qui se trouve souvent entre les valves de la Moule; or ce Crabe est inoffensif. On a dit aussi que les Moules pouvaient contenir du cuivre; or on a constaté que ces animaux seraient eux-mêmes empoisonnés par le cuivre, même à faible dose. En réalité, les Moules ne contiennent du poison que lorsqu'elles ont vécu dans des eaux stagnantes et putrides.

Parmi les Lamellibranches on peut encore citer le *Pecten* ou *Coquille Saint-Jacques*, et quelques-uns qui vivent dans les eaux douces, comme l'*Anodonte* ou *Moule d'étang*, l'*Unio* ou *Moule des peintres*, etc.

CLASSE DES GASTÉROPODES

Caractères. — Les *Gastéropodes* sont des Mollusques protégés par une coquille *univalve*, c'est-à-dire formée d'une seule pièce, et *enroulée* en spirale autour d'un axe appelé *columelle*.

Prenons pour exemple l'Escargot (*fig.* 297). Lorsqu'il rampe sur le sol son corps est nettement divisé en trois parties : 1° le *tronc*, ou *tortillon*, qui contient les principaux organes et qui est logé dans la coquille ; 2° la *tête*, qui porte quatre *cornes* ou *tentacules* dont les deux plus grands sont terminés par des yeux ; 3° le *pied*, qui a la forme d'une large semelle musculaire sur laquelle rampe l'animal et qui laisse sur le sol une mucosité bien connue marquant le trajet suivi.

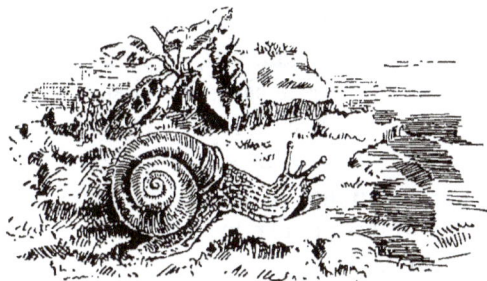

Fig. 297. — Escargot.

Lorsqu'on touche un Escargot, il rentre ses cornes, contracte son pied et s'enferme dans sa coquille. C'est ainsi qu'il passe l'hiver dans une immobilité absolue ; de plus il a soin de boucher l'entrée de sa coquille à l'aide d'un mucus qui durcit au contact de l'air en formant un petit couvercle calcaire appelé *épiphragme*, lequel se détache au printemps suivant. Les Gastéropodes qui vivent dans l'eau ferment leur coquille à l'aide d'une petite pièce cornée ou calcaire, l'*opercule*, qui est portée par le pied et qui vient se rabattre sur l'orifice de la coquille lorsque l'animal rentre dans celle-ci.

Organisation. — L'*appareil digestif* commence à la bouche, qui est située, en avant, au-dessous des cornes, et se continue par l'estomac et l'intestin qui est disposé en anse, se recourbe dans le tortillon où il est entouré par le foie, puis enfin revient

en avant s'ouvrir à droite de l'ouverture de la coquille. A l'intérieur de la bouche se trouve une sorte de langue, la *radula*,
qui a la forme d'un ruban et qui est recouverte de milliers de
dents cornées disposées avec une admirable régularité ; les
mâchoires cornées broient les herbes dont ces animaux se
nourrissent, et la radula les râpe, les réduit en pulpe. La salive
qui s'écoule dans la bouche contient parfois une certaine quantité d'acide sulfurique.

L'*appareil circulatoire* (*fig.*
298) présente un cœur à deux
cavités : une oreillette et un
ventricule. L'oreillette reçoit
le sang artériel qui vient de
respirer au poumon ou dans
les branchies, et le ventricule
lance le sang dans l'aorte, qui
va le distribuer aux organes.
Des artères le sang tombe
dans de grands espaces ou

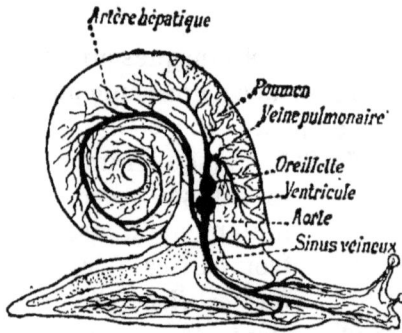

Fig. 298. — Appareil circulatoire
d'un Escargot.

lacunes qui le ramènent au poumon ou aux branchies. Le sang
est incolore et dépourvu de globules.

L'*appareil respiratoire* est formé par des branchies ou un poumon suivant que le Mollusque est aquatique ou aérien. Chez la
Paludine, qui vit dans nos eaux douces, on peut voir une *branchie* située dans une chambre branchiale formée par le manteau ;
chez l'*Escargot*, qui est terrestre, la branchie disparaît et la
chambre branchiale parcourue par de nombreux vaisseaux à
travers les parois desquels se fait la respiration devient le *poumon* : cette cavité remplie d'air humide communique avec
l'extérieur par un étroit orifice que l'animal peut ouvrir ou
fermer à volonté. Certains Mollusques, comme les *Ampullaires*,
ont à la fois une branchie et une partie de la chambre branchiale qui fonctionne comme un poumon.

Le *système nerveux* (*fig*. 299), composé de trois paires de
ganglions, comme chez les Lamellibranches, présente un double collier autour du tube digestif ; mais les ganglions pédieux
sont réunis aux ganglions pleuraux ou viscéraux, ce qui
forme de chaque côté de l'œsophage une sorte de triangle,

appelé *triangle latéral*, bien caractéristique de ces Mollusques.

Les *organes des sens* sont : les *yeux*, portés par les grands tentacules ; les *oreilles* (*fig.* 300), situées près des ganglions pédieux et formées par une vésicule (*otocyste*) contenant des petites pierres (*otolithes*) nageant dans un liquide ; les organes du *toucher*, représentés par les deux petits tentacules.

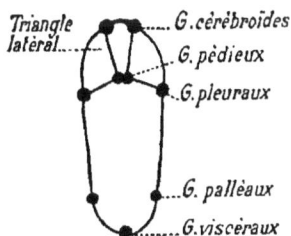

Fig. 299. — Système nerveux d'un Mollusque Gastéropode.

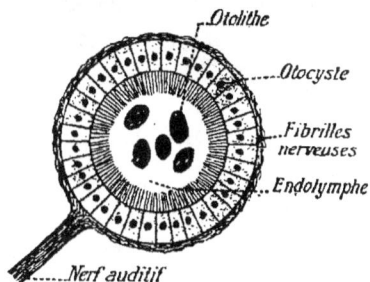

Fig. 300. — Oreille ou *otocyste* de Mollusque.

Les Gastéropodes pondent des *œufs* ; c'est ainsi que l'Escargot dépose dans la terre une cinquantaine d'œufs de la grosseur d'un pois et d'où sortiront au bout de 20 jours de jeunes animaux ayant leur forme définitive. Les œufs des Gastéropodes marins donnent des larves qui nagent et qui subissent des métamorphoses avant d'atteindre leur forme parfaite.

Principaux genres. — On peut les ranger en deux groupes : 1° ceux qui ont des *branchies* ; 2° ceux qui ont un *poumon*.

1° La plupart des Gastéropodes à *branchies* sont marins. Parmi les plus connus, citons : la *Patelle*, dont la coquille a la forme d'un cône et qui se fixe sur les rochers battus par les vagues ; l'*Haliotide*, qui a une coquille nacrée en forme d'oreille et percée de petits trous ; elle est comestible et souvent désignée sous le nom d'*Ormeau* ; la *Littorine* ou *Vignot* ; le *Troque* ; le *Murex*, qui a une coquille épineuse et dont une variété, le *Bigorneau*, fait des ravages dans les parcs à Huîtres en perforant la coquille de ces animaux pour se nourrir de leur substance ; la *Pourpre*, qui possède dans la chambre branchiale une glande dont le produit donne à la lumière une magnifique couleur rose, puis pourpre, fort appréciée des Romains de l'antiquité pour teindre les étoffes ; enfin le *Cône*, le *Casque*, qui sert à faire des camées, le *Strombe*, la *Porcelaine*, etc., qui sont des coquilles des mers chaudes utilisées comme ornements. Certains Gastéropodes comme l'*Eolis*, la *Doris* n'ont pas de coquille et portent sur le dos des branchies plumeuses souvent de forme élégante.

Quelques-uns, comme la *Paludine*, vivent dans les eaux douces.

2° Parmi ceux qui respirent avec un *poumon*, citons : l'*Escargot*, utilisé dans l'alimentation mais qui cause des dégâts dans nos cultures ; le *Cyclostome*, petite coquille allongée vivant dans les herbes et sur les arbres ; la *Limace* (*fig.* 301), dont la coquille très petite est cachée dans une sorte de petit bouclier situé en arrière de la tête ; comme l'Escargot, c'est un herbivore nuisible.

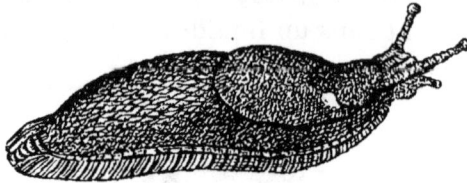

Fig. 301. — Limace.

Certains Gastéropodes comme la *Lymnée* et la *Planorbe*, quoique ayant un poumon, vivent dans les eaux douces sur le bord des étangs et des ruisseaux.

CLASSE DES CÉPHALOPODES

Caractères. — Les *Céphalopodes* sont des Mollusques qui portent sur leur tête une couronne de bras ou *tentacules*, au centre de laquelle se trouve la bouche.

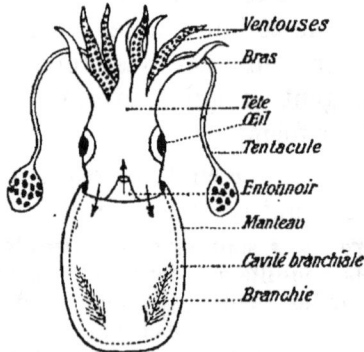

Fig. 302. — Organisation d'une Seiche.

Prenons, comme exemple, la *Seiche* (*fig.* 302), qu'on peut trouver facilement sur nos côtes. Son corps présente deux parties bien distinctes : 1° la *tête*, qui porte deux gros yeux sur les côtés et une couronne de bras à la partie supérieure ; 2° la *masse viscérale*, qui contient la plupart des organes.

Les bras, au nombre de huit, sont garnis de *ventouses* à l'aide desquelles l'animal peut se fixer sur une proie, ou ramper lorsqu'il ne nage pas (*fig.* 306). Ces ventouses ne peuvent pas servir à l'animal pour *sucer* sa proie, car elles ne communiquent pas avec le tube digestif ; elles ne lui servent qu'à fixer cette proie. En dedans de la couronne de bras se trouvent deux autres tentacules très longs et terminés par une sorte de palette qui seule est munie de ventouses ; ces tentacules servent en quelque sorte de harpons à la Seiche pour saisir les animaux qui passent à sa portée et les amener vers la bouche.

Le *manteau* (*fig.* 302 et 303) enveloppe le corps des Céphalopodes comme une sorte de sac ; il est soudé à la partie dorsale de l'animal et limite en avant une cavité contenant une paire de branchies : c'est la *cavité branchiale*. Devant l'ouverture de la fente qui conduit dans cette cavité se trouve un tube gros et court : c'est l'*entonnoir*, par lequel l'animal peut rejeter l'eau qui a servi à sa respiration et qui est entrée par la

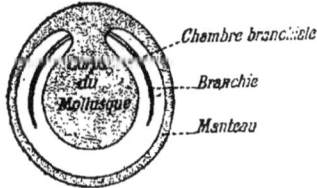

Fig. 303. — Coupe transversale d'une Seiche.

fente, comme l'indiquent les flèches de la figure 302. En lançant par son entonnoir un violent jet d'eau, l'animal subit un mouvement de recul qui le projette en arrière : c'est par ce moyen que les Céphalopodes nagent à reculons. Normalement la Seiche nage à l'aide d'une mince nageoire qui fait le tour du corps et qui est une partie amincie du manteau.

Dans l'épaisseur du manteau, à la partie dorsale, on trouve la coquille bien connue sous le nom d'*os de Seiche* ou de *biscuit de mer* et qu'on donne aux Oiseaux pour s'aiguiser le bec.

Mimétisme. — Le manteau des Céphalopodes contient de belles matières colorantes qui permettent à ces animaux de changer de couleur plus brusquement que le Caméléon. L'animal, à volonté, peut prendre la teinte uniforme qui lui plaît, ou donner des teintes variées aux différentes parties du corps. Pour montrer que ces changements dépendent du cerveau de l'animal, on peut faire la curieuse expérience suivante : on coupe d'un côté du cerveau le nerf qui se rend au manteau et qui commande les mouvements de ces matières colorantes ; immédiatement, ce côté est paralysé et devient incolore, tandis que l'autre côté, où le nerf est intact, passe par toutes les nuances du jaune, du rouge et du noir. C'est un spectacle des plus singuliers que de voir s'agiter en tous sens cet animal moitié rouge, moitié blanc, dont les contorsions et le costume rappellent les fous des cours de la Renaissance. Cette faculté de changer de teinte permet aux Céphalopodes de se dissimuler sur les fonds de la mer où ils vivent et d'échapper à leurs ennemis. Par exemple, s'ils rampent sur un sable jaune clair, parsemé de cailloux, de débris de coquilles et d'Algues, ils deviennent jaunes avec de petites plaques blanches, vertes et noires, imitant parfaitement les accidents du terrain. Cette propriété, connue sous le nom de *mimétisme*, ne se trouve nulle part aussi développée que chez les Céphalopodes.

La poche à encre. — A l'intérieur du corps des Céphalopodes se trouve une glande qui fournit un liquide d'un beau noir et qui vient s'ouvrir près de l'anus dans la cavité branchiale : c'est la *poche du noir* ou *poche à encre*. Cette sorte d'encre rejetée par l'entonnoir, à la volonté de l'animal, est bien connue des peintres sous le nom de *sépia* et entre dans la fabrication de la véritable *encre de Chine*. Le Mollusque utilise cette encre pour protéger sa fuite ; lorsqu'il est poursuivi par un animal, par un gros Poisson par exemple, il lance un nuage d'encre sur son ennemi et pendant que celui-ci cherche péniblement à se débrouiller dans l'obscurité, le Mollusque s'éloigne rapidement.

Organisation. — *L'appareil digestif* a la forme d'un tube recourbé en U. La bouche est au centre des bras et contient deux mâchoires formant un véritable bec de Perroquet.

L'appareil circulatoire est lacunaire comme chez les autres Mollusques et le cœur comprend 2 oreillettes et 1 ventricule.

L'appareil respiratoire est formé de 2 ou 4 branchies.

Le *système nerveux* est rassemblé dans la tête où un cartilage le protège comme une sorte de crâne ; du cerveau partent les nerfs pour se distribuer aux organes.

Les *organes des sens* sont bien développés, en particulier les *yeux*, dont la pupille est entourée d'un cercle d'or aux reflets changeants.

Principaux genres. — Les principaux genres sont : la *Seiche*, le *Calmar*, le *Poulpe*, l'*Argonaute* qui ont 2 branchies, et le *Nautile* qui en a 4.

La *Seiche* est fréquente sur nos côtes et pond de gros œufs noirs qu'elle attache aux herbes marines et que les pêcheurs appellent *raisins de mer*. Le *Calmar* (*fig.* 304) a le corps élancé en forme de cornet et ses nageoires sont en forme de losange ; c'est un animal de haute mer et bien connu sur les marchés, où il est très apprécié sous le nom d'*Encornet*. Le Calmar possède une coquille interne cornée appelée *plume*. Certains Calmars atteignent une taille gigantesque pouvant aller jusqu'à 15 et 18 mètres de longueur de la pointe de la nageoire au bout des bras.

Le *Poulpe* ou *Pieuvre* (*fig.* 305) n'a que huit bras ; il n'a pas de coquille ; il vit dans des trous près du rivage et dévore surtout les Crabes. On le voit parfois se traîner sur les rochers (*fig.* 306), hâlant son corps sur les ventouses des bras. On peut placer à côté l'*Elédone*, dont la peau produit du musc qu'on peut extraire, et qui est transformé en *ambre gris* lorsque l'Elédone est dévoré par un Cachalot (voir page 133).

L'*Argonaute* est une petite Pieuvre qui vit dans la Méditerranée et dont la femelle sécrète une élégante coquille, mince comme du papier, et dans laquelle l'animal vogue sur les flots. Les anciens croyaient que l'Argonaute placée dans cette nacelle élevait deux de ses bras munis d'expansions semblables à des voiles, et qu'alors une légère brise gonflant ces appendices, faisait glisser sur l'eau l'esquif et le gondolier. La

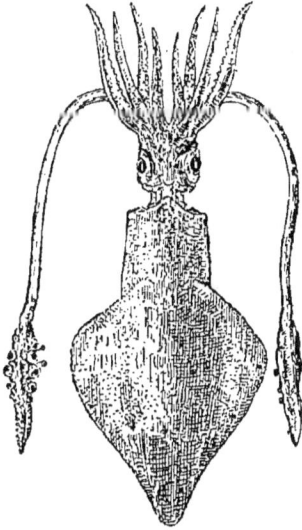

Fig. 304. — Calmar.

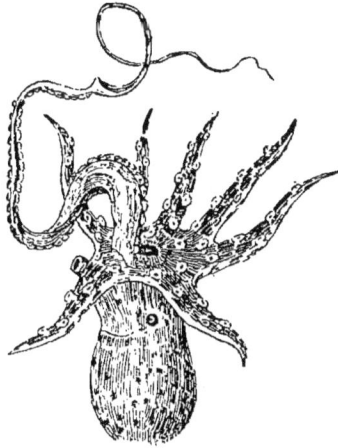

Fig. 305. — Pieuvre.

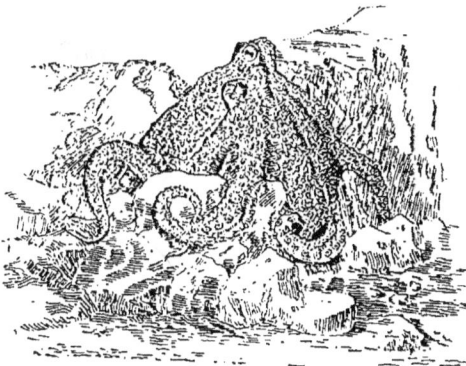

Fig. 306. — Pieuvre rampant.

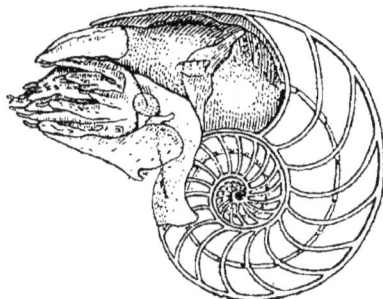

Fig. 307. — Nautile.

vérité est que ces bras aplatis ont servi à sécréter la coquille d'abord, et à la maintenir ensuite. Cette coquille est une sorte de nid destiné à abriter les œufs, puis les petits, qui sont pour ainsi dire couvés par la mère dans ce berceau flottant. Le mâle n'a pas de coquille.

Le *Nautile* (*fig.* 307) a une coquille externe dont l'intérieur est formé de très belle nacre. C'est le seul représentant actuel d'une famille com-

plètement éteinte de nos jours, celle des *Ammonites*, dont nous parle-
rons longuement quand nous étudierons la Géologie. La coquille
enroulée en spirale est partagée en loges par des cloisons transversales
percées d'un trou pour laisser passer un prolongement de l'animal qui
s'attache au fond de la première loge et qu'on appelle le *siphon*. L'animal n'occupe que la dernière de ces loges. Il peut à volonté remplir
ou vider l'air de ces chambres, ce qui lui permet de plonger ou de venir
à la surface avec une grande agilité.

RÉSUMÉ

Caractères. — Les *Mollusques* sont des Invertébrés à *corps mou*
ordinairement protégé par une *coquille calcaire*.

On les range en trois classes, dont nous résumons les caractères
dans le tableau suivant :

Tableau des caractères des classes des **Mollusques.**

I. — Mollusques fouisseurs. Coquille bivalve. Branchies en lamelles. Pas de tête.	LAMELLIBRANCHES ou BIVALVES ou ACÉPHALES.	1. *Siphonés.* Vénus, Cardium. 2. *Asiphonés.* Huître, Moule.
II. — Mollusques rampants. Coquille univalve et contournée. Pied servant à ramper.	GASTÉROPODES.	*Des branchies.* Haliotide, Murex, Pourpre. *Poumon.* Escargot, Lymnée, Limace.
III. — Mollusques nageurs. Couronne de bras sur la tête. Coquille interne ou nulle.	CÉPHALOPODES.	2 bran-{ 10 bras. Seiche, Calmar. chies { 8 bras. Pieuvre. 4 branchies. Nautile.

CHAPITRE XV

EMBRANCHEMENT DES VERS

Les *Vers* sont des Invertébrés dont le corps mou et dépourvu de membres est formé d'anneaux semblables et placés bout à bout.

Cet embranchement comprend un grand nombre d'animaux, qui peuvent être rangés en deux groupes :

1º Les *Annélides*, qui vivent en liberté, comme le Ver de terre et la Sangsue ;

2º Les *Vers parasites* ou *Helminthes*, qui vivent en parasites dans les organes de l'Homme ou des animaux.

CLASSE DES ANNÉLIDES

Caractères. — Les *Annélides* vivent en liberté et ont le corps

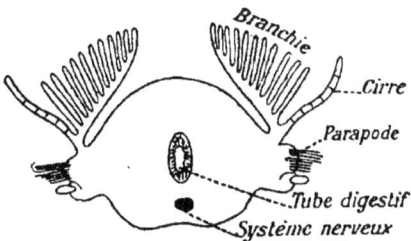

Fig. 308. — Coupe transversale d'un Ver (Annélide).

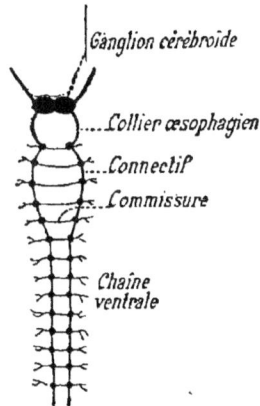

Fig. 309. — Système nerveux d'un Ver (Serpule).

nettement divisé en anneaux. Chaque anneau (*fig.* 308) présente des moignons charnus ou *parapodes* qui servent de pieds et qui portent des *soies*. Tous les anneaux se ressemblent et renferment le tube digestif, le système nerveux, les vaisseaux sanguins, etc.

Le *système nerveux* (*fig.* 309) est bien en rapport avec la division en anneaux ou *segmentation* du Ver, car il est formé d'une longue chaîne ventrale, disposée à la façon d'une échelle ; de sorte que chaque anneau possède une paire de ganglions et des nerfs.

On divise les Annélides en deux ordres : 1° les *Chétopodes*, dont les anneaux portent des *soies* raides servant à la locomotion ; 2° les *Sangsues*, qui sont pourvues de *ventouses* et qui n'ont pas de soies.

I. Chétopodes. — Les *Chétopodes*, comme la plupart des *Vers marins*, ont les soies implantées dans des parapodes, tandis que d'autres, comme le *Ver de terre*, n'ont pas de parapodes et ont les soies implantées directement dans le corps.

1° La plupart des *Vers marins* sont *errants* : ils respirent à l'aide de branchies qui forment des touffes arborescentes dans la région moyenne du corps, comme chez l'Arénicole (*fig.* 310). D'autres, comme la Serpule, le Spirographe, habitent des tubes calcaires (*fig.* 311) qu'ils sécrètent, et leur tête qui seule peut sortir du tube porte les branchies disposées en un élégant panache.

Parmi ces Vers marins, citons : L'*Arénicole des pêcheurs* (*fig.* 310), très commun sur nos plages de sable où il se creuse un trou en forme d'U ; à côté de l'entrée du trou se trouve un petit tortillon de sable qui a été rejeté par le Ver ; les pêcheurs le recherchent pour amorcer leur ligne ; la *Serpule*, qui vit dans des tubes calcaires contournés en spirale ; la *Sabelle* ou *Spirographe* (*fig.* 311) ; le *Néréis*, etc.

2° Le *Ver de terre* ou *Lombric*, composé de plus de 100 anneaux, porte de chaque côté du corps deux doubles rangées de soies légèrement recourbées et qui servent à l'animal pour cheminer dans les galeries souterraines qu'il occupe. Il n'a pas de branchies et respire par la peau, qui pour cela doit être toujours humide ; aussi à l'air sec, il se dessèche en une nuit et devient dur comme une brindille de bois.

Le Ver de terre est abondant partout ; on a compté que dans un champ cultivé, il peut y en avoir 140.000 par hectare. Il se nourrit de

débris végétaux qu'il apporte dans la terre, aidant ainsi à la formation
de la terre végétale ; il aide aussi à l'ameublissement du sol qu'il sillonne de ses galeries. Mais Pasteur a montré qu'il pouvait aussi
ramener de la profondeur des germes infectieux provenant de bêtes
mortes de maladies contagieuses et enfouies dans la terre ; c'est de cette

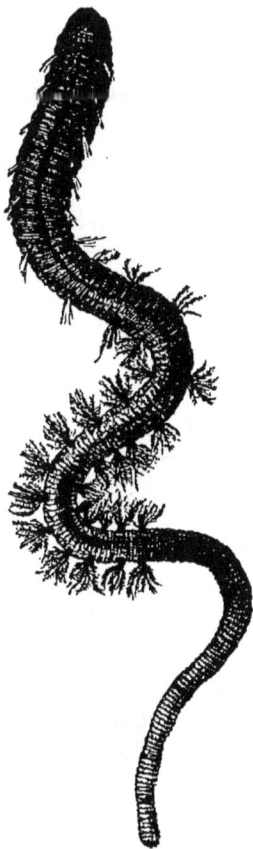

Fig. 310. — Ver errant (Arénicole
des pêcheurs).

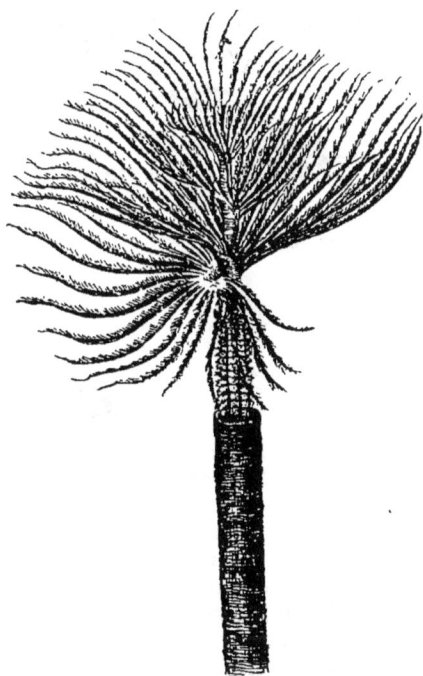

Fig. 311. — Ver tubicole
(Spirographe).

façon que le Ver de terre propageait la maladie connue sous le nom de
charbon aux Moutons qui venaient brouter l'herbe dans les terrains
où avaient été enfouis les animaux morts de cette maladie : ces terrains
avaient été appelés à cause de cela *champs maudits*.

II. Sangsues. — Les *Sangsues* ont une ventouse en avant et
une en arrière de leur corps ; elles se meuvent en écartant et
en rapprochant alternativement les extrémités de leur corps,
comme si elles mesuraient le sol sur lequel elles marchent.

La *Sangsue médicinale* (*fig.* 312) habite les ruisseaux et les marais ; son corps comprend une centaine d'anneaux ; sa bouche, placée au milieu de la ventouse antérieure, contient 3 petites mâchoires (*fig.* 313) cornées et hérissées de petites dents. A l'aide de ces mâchoires, la Sangsue incise la peau de l'animal sur lequel elle se fixe et fait une plaie triangulaire par laquelle elle suce le sang. Celui-ci est digéré par l'estomac

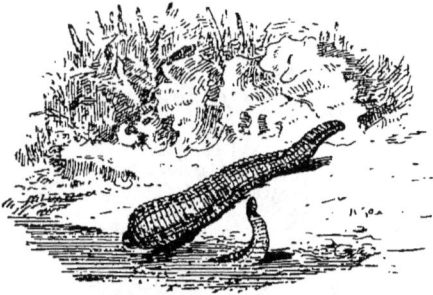

Fig 312. — Sangsues.

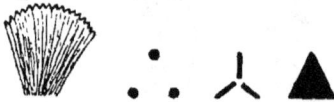

Fig. 313. — Mâchoire de Sangsue et plaie produite par les trois mâchoires.

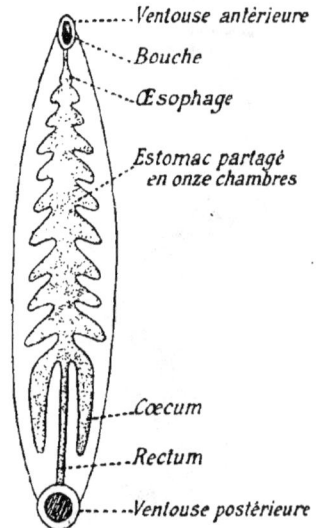

Ventouse antérieure
Bouche
Œsophage
Estomac partagé en onze chambres
Cœcum
Rectum
Ventouse postérieure

Fig. 314. — Tube digestif d'une Sangsue.

(*fig.* 314) qui est volumineux et qui présente 11 paires de poches. L'avidité de la Sangsue pour le sang a été utilisée en médecine pour pratiquer des saignées ; aussi on élève des Sangsues dans des marais naturels ou artificiels. Pour les recueillir on introduit dans ces étangs un Cheval ou un Ane hors de service dont elles viennent sucer le sang.

En 1872 on a produit en France 1 million de Sangsues, et on en a importé 21 millions. Actuellement la médecine a presque abandonné l'usage des Sangsues.

CLASSE DES VERS PARASITES

Caractères. — Les *Vers parasites* ou *Helminthes*, vivant en parasites à l'intérieur du corps de l'Homme ou des animaux, ont leur organisation singulièrement réduite : les organes locomoteurs sont remplacés par les organes de fixation (crochets ou ventouses), le tube digestif peut manquer, ainsi que le système nerveux.

Ils peuvent être rangés en trois ordres : les *Cestodes*, les *Trématodes* et les *Nématodes*.

1° Cestodes. — Les *Cestodes* sont des Vers plats, allongés en forme de rubans, et formés par des anneaux très nets placés bout à bout.

Le principal genre est le *Ténia* ou *Ver solitaire* (*fig.* 315), qui peut atteindre plusieurs mètres de long et qui vit dans l'intestin de l'Homme. Il se fixe aux parois de l'intestin au moyen de sa tête, qui est armée d'une double couronne de crochets et de quatre ventouses. A la suite de la tête vient une longue chaîne d'anneaux, d'abord très petits, puis de plus en plus grands à mesure qu'ils s'éloignent de la tête. De nouveaux anneaux se forment sans cesse entre la tête et les anneaux suivants, de sorte que si la tête n'est pas expulsée de l'intestin de l'Homme, la chaîne d'anneaux se reformera rapidement par une sorte de bourgeonnement. Les derniers anneaux bourrés d'œufs se détachent et sont expulsés au dehors avec les excréments. Ces œufs rejetés sur le fumier, comme cela arrive souvent dans les campagnes, peuvent être avalés par un Porc. Une fois dans l'estomac du Porc, les œufs vont éclore et donner naissance à des embryons (*fig.* 315) munis de six crochets et qui vont perforer la paroi de l'estomac ou de l'intestin et passer dans le sang. Ces embryons charriés par le sang vont alors s'arrêter dans les muscles et se transformer en une sorte de vésicule de la grosseur d'un pois qui contient à l'intérieur la larve du Ver solitaire appelée *Cysticerque* ; cette larve possède déjà la tête du Ténia.

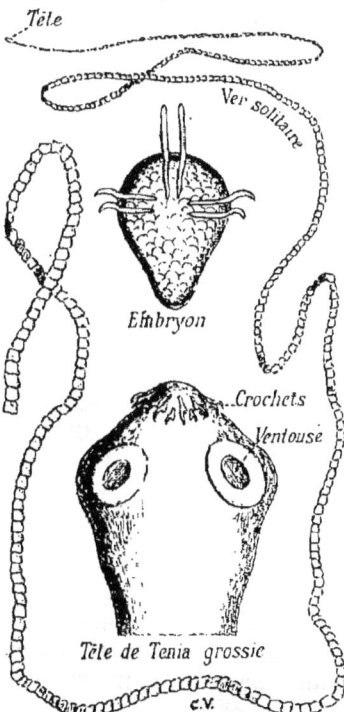

Fig. 315. — Ver solitaire.

Si cette viande de Porc est mangée crue ou incomplètement cuite, les Cysticerques, une fois dans l'intestin de l'Homme, se développeront, se fixeront et donneront autant de Ténias. C'est donc à tort que cet animal a été appelé Ver *solitaire*, car il peut en exister plusieurs dans l'intestin d'un Homme.

La présence du Ténia dans l'organisme peut amener des troubles ; il importe donc de s'en débarrasser. Le mieux est encore de l'éviter en mangeant de la viande très cuite, car la chaleur tue les Cysticerques qui pourraient s'y trouver. Quand un Porc est infesté de ces Cysticerques, on dit qu'il est *ladre ;* on peut facilement le reconnaître, car cet animal présente de chaque côté du frein de la langue des Cysticerques sous forme de petits grains blanchâtres. Dans les abattoirs on enlève parfois ces grains pour tromper les Inspecteurs des viandes. Ce fait que la viande de Porc ladre donne le Ver solitaire explique l'interdiction par Moïse de la viande de Porc aux Hébreux, interdiction qui fut aussi prononcée par Mahomet pour les Musulmans.

De nombreux Cestodes vivent dans l'intestin des animaux et du Chien en particulier : c'est ainsi qu'un Ténia qui se trouve à l'état adulte dans l'intestin du Chien, existe à l'état de Cysticerque dans le cerveau du Mouton, où il détermine la maladie connue sous le nom de *tournis*, à cause du tournoiement de l'animal qui en est atteint.

2º **Trématodes.** — Les *Trématodes* sont des Vers plats qui ont un tube digestif et qui subissent des métamorphoses très compliquées.

On peut citer comme exemple la *Douve du foie*, qui a l'aspect d'une feuille aplatie et qui vit dans le foie du Mouton.

3º **Nématodes.** — Les *Nématodes* ont le corps arrondi, allongé et non divisé en anneaux.

On peut citer parmi les principaux genres : l'*Ascaride*, qui vit surtout dans l'intestin des enfants et qui occasionne des accidents convulsifs ; ses œufs sont introduits dans l'organisme en buvant de l'eau non filtrée ou en mangeant de la salade incomplètement lavée ; l'*Oxyure*, qui est abondant dans l'intestin des enfants ; l'*Anguillule,* qui vit dans la colle ou dans le vinaigre ; la *Trichine,* qui vit dans le tube digestif du Porc et qui peut se loger dans les muscles où elle s'*enkyste*, c'est-à-dire où elle s'entoure d'une coque résistante. Si l'Homme mange cette viande trichinée incomplètement cuite, les embryons vont traverser le tube digestif en produisant des désordres aussi graves que ceux causés par la fièvre typhoïde, puis ils iront se loger dans les muscles et détermineront une maladie souvent mortelle. Pour montrer le danger de la Trichine, il suffit de dire qu'une livre de viande trichinée peut contenir 400 millions de jeunes larves.

RÉSUMÉ

Les *Vers* sont des Invertébrés dont le corps est *mou, dépourvu de membres,* et formé d'*anneaux* placés bout à bout.

Division en classes de l'embranchement des **Vers.**

I. — Anné-lides (Vers vivant en liberté).	1. Soies lo-comotrices	*Chétopodes.*	Soies nom-breuses.	}	Arénicole, Sabelle.
			Soies peu nombreuses.	}	Ver de terre.
	2. Pas de soies; des ventouses.	*Sangsues.*			
II. — Vers parasites ou Helminthes (Vivent à l'intérieur de l'Homme et des animaux).	1. Corps aplati, forme de ruban; pas de tube digestif.	*Cestodes...* Ténia.			
	2. Corps aplati, un tube digestif.	*Trématodes.* Douve du foie.			
	3. Corps cylindrique . .	*Nématodes.* Ascaride, Trichine.			

CHAPITRE XVI

EMBRANCHEMENT DES ARTICULÉS

Les *Articulés* ou *Arthropodes* sont des Invertébrés dont le corps est formé d'*anneaux,* semblables entre eux, et portant chacun une paire de *pattes articulées* (*fig.* 316), c'est-à-dire composées d'articles ou segments mobiles les uns sur les autres. Leur corps est recouvert d'une couche protectrice dure formée d'une substance appelée *chitine.*

Les Articulés se divisent en quatre classes :

1º Les Insectes, dont le corps est divisé en *trois régions distinctes* et porte *trois paires de pattes* ;

2º Les Arachnides, dont le corps présente *deux régions distinctes* et porte *quatre paires de pattes* ;

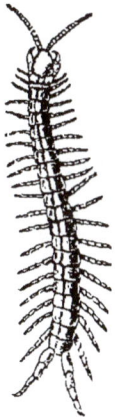

Fig. 316. — Un Articulé : Scolopendre.

3º Les Myriapodes, dont le corps formé d'un grand nombre d'anneaux tous semblables possède de nombreuses paires de pattes ; aussi on les appelle encore *Mille-pattes* ;

4° Les *Crustacés*, qui sont adaptés à la vie aquatique et qui respirent par conséquent au moyen de *branchies*, tandis que les trois classes précédentes comprennent des animaux aériens ou terrestres qui respirent à l'aide de tubes ramifiés ou *trachées*, qui amènent l'air à l'intérieur du corps.

CLASSE DES INSECTES

Caractères. — Les *Insectes* sont des Articulés aériens dont le corps présente *trois régions* bien distinctes : la *tête*, le *thorax* et

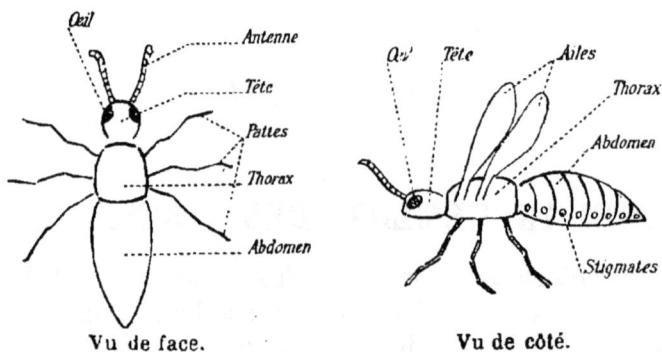

Vu de face.   Vu de côté.

Fig. 317. — Figure schématique d'un Insecte.

l'*abdomen* (*fig*. 317) ; le thorax porte toujours *trois paires de pattes articulées* et le plus souvent *deux paires d'ailes*.

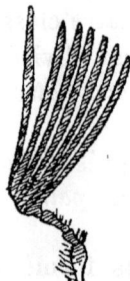

Étudions successivement chacune des trois parties du corps de l'Insecte.

1° La **tête** est formée d'une seule pièce résultant de la soudure d'un certain nombre d'anneaux ; elle porte les *antennes*, les *yeux* et la *bouche*.

Fig. 318. — Antenne du Hanneton (mâle).

Les *antennes* sont attachées à la partie antérieure de la tête : ce sont des filaments formés de parties articulées et mobiles servant au toucher et à l'odorat. Leur forme est variable et sert

dans la classification : chez le Hanneton (*fig.* 348), par exemple
elles se terminent par de fines lamelles.

Les *yeux* situés de chaque côté de la tête sont appelés *yeux
composés* ou *à facettes*,
parce que la cornée pré
sente de nombreuses fa
cettes (*fig.* 319 et 320)
dont chacune correspond
à un œil différent. Chez
certains Insectes il existe
en outre sur le sommet
de la tête plusieurs yeux
simples appelés *ocelles*.

Fig. 319. — Œil composé d'un Insecte.

Fig. 320. — Coupe d'un œil composé d'Insecte.

Cornée
Cristallin
Cellules ganglionnaires
Bâtonnet
Cellules de la rétine
Fibres nerveuses
Nerf optique

La *bouche* présente un
certain nombre de pièces
articulées, qui seront étu-
diées plus loin à propos du tube digestif.

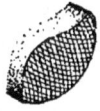

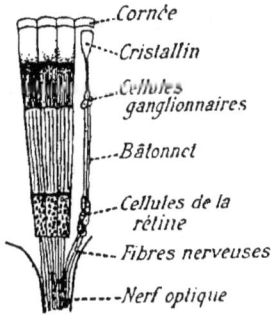

2° Le **thorax** des Insectes résulte de la soudure de trois anneaux portant chacun une paire de *pattes* et dont les deux
derniers portent souvent une paire d'*ailes*.

Les *pattes* présentent toujours quatre parties : la *hanche*, la *cuisse*,
la *jambe* et le *tarse*, ordinairement terminé par de petits crochets à
l'aide desquels l'Insecte peut grimper. La forme des pattes varie avec le
genre de vie de l'animal : la Sauterelle a les pattes postérieures très
longues disposées pour le saut, le Dytique, Insecte aquatique, a les
pattes en forme de rames adaptées à la natation, etc. On peut se faire
une idée de la marche de l'Insecte en se représentant trois hommes
placés à la suite l'un de l'autre, et dont le premier et le troisième mar-
cheraient au pas, et d'un pas contraire avec celui du milieu.

Les *ailes* sont des replis du corps soutenus par des *nervures*. Leur
forme très variable est utilisée dans la classification. La plupart des
Insectes ont quatre ailes, mais d'autres, comme la Mouche, n'en ont que
deux, et certains, comme la Puce, en sont complètement dépourvus.
Les Insectes peuvent voler vite et longtemps : leurs ailes peuvent battre
jusqu'à 2000 fois par minute, et une Libellule poursuivie par une Hirondelle peut voler pendant une heure sans se laisser atteindre ; d'autre
part dans des courses organisées entre Pigeons voyageurs et Abeilles sur
une distance de quelques kilomètres seulement, ce fut souvent une
Abeille qui arriva première.

3° L'**abdomen** est dépourvu d'appendices ; il est formé de neuf anneaux qui peuvent se tirer ou se rentrer à la façon des tubes d'une lorgnette.

Le dernier anneau porte l'anus et se termine par un aiguillon comme chez l'Abeille, ou par une pince comme chez le Perce-Oreille. Sur les côtés de l'abdomen on voit les orifices des trachées ou *stigmates* (*fig.* 317).

Organisation. — L'APPAREIL DIGESTIF commence par la *bouche*, qui contient un certain nombre de pièces dont la forme varie avec le régime alimentaire de l'Insecte. Ces pièces qui constituent l'appareil buccal sont des appendices spécialement modifiés pour la mastication des aliments. Nous avons vu que la dentition des Mammifères variait avec le régime de l'alimentation ; chez les Insectes aussi nous allons trouver des variations suivant que l'animal sera *broyeur, lécheur, suceur* ou *piqueur*. En général il sera possible de voir que l'appareil buccal se compose de six pièces : une *lèvre supérieure* ou *labre*, une *lèvre inférieure* ou *labium, deux mandibules* et *deux mâchoires*.

Chez les *Insectes broyeurs* (*fig.* 321), comme le Hanneton, les mandibules et les mâchoires portent de petites dents vers l'intérieur et sont disposées comme des pinces ; elles peuvent se mouvoir de droite à gauche et non pas de haut en bas, et c'est en se rapprochant qu'elles saisissent les aliments et les broient. Les mâchoires et la lèvre inférieure portent souvent de petits filaments articulés, les *palpes*, qui sont des organes du toucher.

Chez les *Insectes lécheurs* (*fig.* 322), comme l'Abeille, la lèvre supérieure et les mandibules ont conservé leur forme, mais les mâchoires et la lèvre inférieure s'allongent et forment une sorte de languette qui permet à l'Insecte de lécher facilement le suc des plantes.

Chez les *Insectes suceurs* (*fig.* 323), comme le Papillon, les mâchoires s'allongent en se creusant en gouttière et se soudent pour donner une longue trompe molle enroulée en spirale et que l'animal peut dérouler pour aspirer le nectar qui se trouve au fond des fleurs.

Chez les *Insectes piqueurs* (*fig.* 324), comme le Cousin, la lèvre inférieure, transformée en une sorte de canal, renferme quatre stylets perforants qui résultent de la transformation des mandibules et des mâchoires. Cette disposition permet à l'Insecte

de perforer la peau des animaux et d'aspirer le sang dont il
fait sa nourriture.

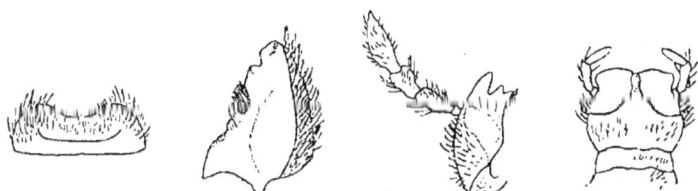

Lèvre supérieure. Mandibule   Mâchoire.   Lèvre inférieure.
Fig. 321. — Pièces de la bouche d'un Insecte broyeur (Hanneton).

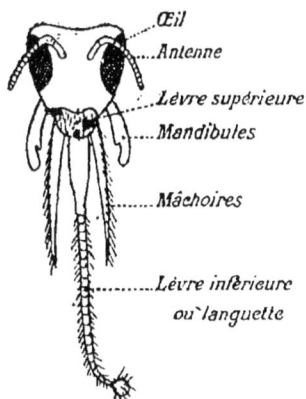

Fig. 322. — Pièces de la bouche d'un Insecte
lécheur (Abeille).

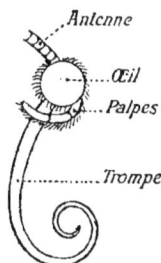

Fig. 323. — Pièces de la bouche
d'un Insecte suceur (Papillon).

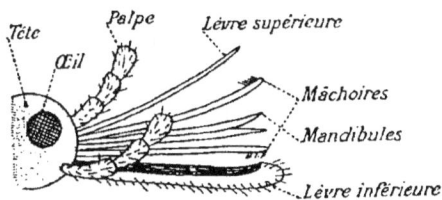

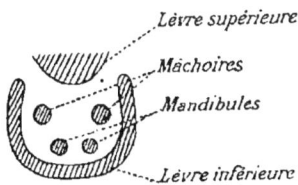

A. Ensemble.   B. Coupe transversale.
Fig. 324. — Pièces de la bouche d'un Insecte piqueur (Cousin).

Donc la bouche des Insectes présente des aspects bien différents, mais elle est toujours formée des mêmes pièces sembla-
blement placées.

A la suite de la bouche viennent : l'œsophage (*fig.* 325), souvent pourvu d'un renflement appelé *jabot*, puis parfois un *gésier* muni de pièces cornées destinées à broyer les aliments, enfin le véritable estomac ou *ventricule chylifique*. L'intestin a une longueur qui varie suivant que l'Insecte est carnivore ou herbivore. A la limite de l'estomac et de l'intestin se trouvent de longs tubes, les *tubes de Malpighi*, qui sont les organes urinaires. Le rectum est dilaté en une sorte de cloaque où vient s'écouler tantôt un liquide odorant que certains Insectes

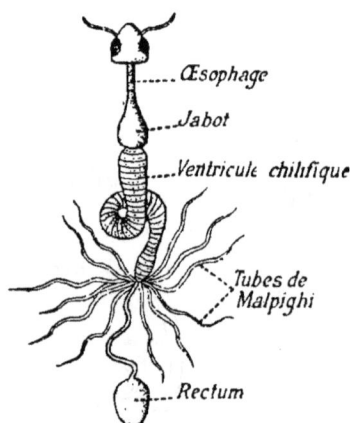

Fig. 325. — Tube digestif d'un
Insecte (Hanneton).

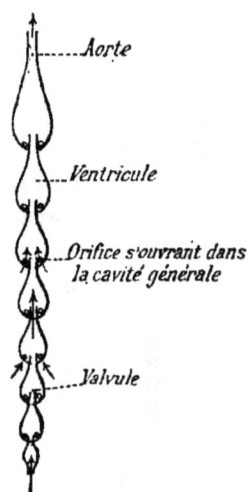

Fig. 326. — Vaisseau dorsal
d'un Insecte.

peuvent lancer contre leurs ennemis, tantôt un liquide venimeux qui vient empoisonner un aiguillon comme celui de l'Abeille.

L'APPAREIL CIRCULATOIRE est fort simple : un *vaisseau dorsal* ouvert à ses deux extrémités et composé d'une série de chambres (*fig.* 326), fait fonction de cœur ; il n'y a ni artères, ni veines. Le sang incolore circule d'arrière en avant dans le vaisseau dorsal, puis il tombe dans la cavité générale, baigne les organes, respire et revient au vaisseau dorsal par les orifices latéraux.

L'APPAREIL RESPIRATOIRE se compose de tubes appelés *trachées* (*fig.* 327) qui vont se ramifier dans tous les organes. Ces trachées s'ouvrent à l'extérieur par des orifices

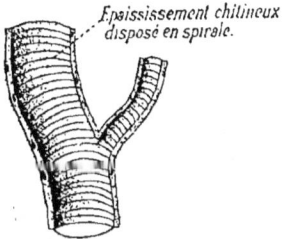

Épaississement chitineux disposé en spirale.

Fig. 327. — Trachée d'un Insecte.

ou *stigmates* situés sur la face infé-rieure de chaque anneau de l'abdo-men (*fig.* 317); destinées à amener l'air, elles sont maintenues béantes par un filament chitineux qui s'enroule en spirale autour d'elles. L'air circule dans ces tubes et apporte l'oxygène néces-saire à la respiration du sang : l'é-change de gaz entre cet air et le sang se fait à travers les parois très minces de ces tubes.

Le SYSTÈME NERVEUX comprend une paire de ganglions céré-broïdes, un collier œsophagien, et une chaîne nerveuse qui,

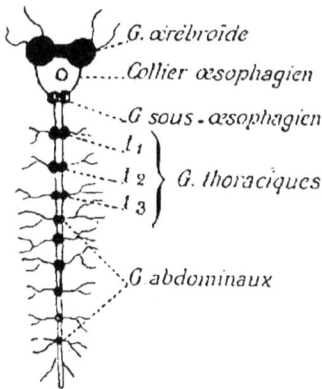

Fig. 328. — Système nerveux d'une larve d'Insecte.

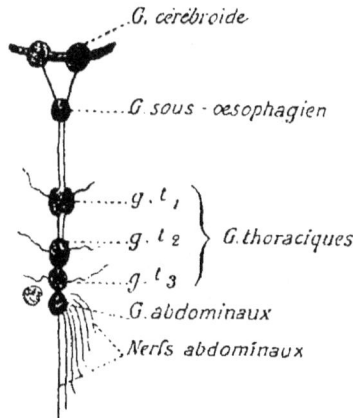

Fig. 329. — Système nerveux d'un Insecte adulte (Hanneton).

chez la larve (*fig.* 328), présente autant de paires de ganglions qu'il existe d'anneaux, mais qui, chez l'adulte, est réduite à quelques masses nerveuses résultant du groupement de plu-sieurs ganglions (*fig.* 329).

Œuf et métamorphoses. — Les Insectes pondent de très petits œufs, d'où sortent des jeunes qui ne ressemblent guère aux adultes. Comme les Batraciens, ces jeunes vont subir de nombreux changements avant d'atteindre leur forme définitive.

Ces changements de forme ont reçu le nom de *métamorphoses*. Celles-ci peuvent être *complètes* (Hanneton, Papillon), ou *incomplètes* (Éphémère, Sauterelle).

1° Métamorphoses complètes. — Prenons comme exemple le Hanneton, qui à partir de l'œuf passe successivement par trois états : *larve, nymphe* ou *chrysalide*, et *Insecte parfait*. Étudions successivement ces trois formes.

I. LARVE. — La femelle du Hanneton, qui peut vivre une soixantaine de jours (Mai et Juin), pond environ 80 œufs en trois pontes successives dont le nombre d'œufs va en diminuant : $35 + 30 + 15 = 80$. Elle enfonce ces œufs dans la terre à une profondeur de 20 centimètres. Au bout de 25 jours environ, il sort de l'œuf un animal au corps mou, blanchâtre, dépourvu d'ailes, et ayant plutôt l'aspect d'un Ver que celui d'un véritable Insecte (*fig.* 330). Aussi il est ordinairement désigné sous le nom de *Ver blanc*. Cet animal ou *larve* a des mandibules puissantes, trois paires de pattes grêles, un abdomen recourbé et formé d'une douzaine d'anneaux, et le corps recouvert d'une mince cuticule portant des poils. Cette larve mange beaucoup et va grossir rapidement ; mais la peau coriace qui l'enveloppe ne peut pas s'étendre,

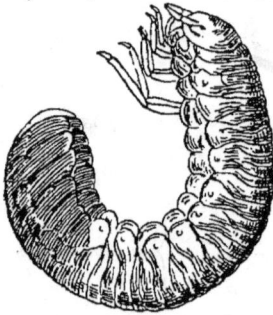

Fig. 330.— Larve de Hanneton (*Ver blanc*).

aussi elle finira par éclater sur le dos, et la larve s'en débarrassera comme d'un habit trop étroit. Il se formera alors une nouvelle peau plus grande que l'ancienne et qui permettra à la larve de s'accroître plus vite. C'est à ce changement de peau qu'on a donné le nom de *mue*. Cette larve vit sous terre, s'enfonçant plus profondément au moment des gelées, revenant à la surface au printemps, et causant des dégâts considérables en rongeant les racines d'arbres, qu'elle peut faire mourir. Elle

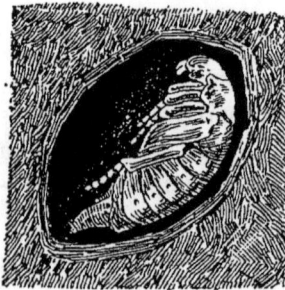

Fig 331. — Nymphe de Hanneton dans sa loge.

vit ainsi pendant deux ans. Au printemps de la 3ᵉ année, la larve se construit une cavité en tassant la terre autour d'elle et en répandant sur les parois un léger enduit gommeux : c'est dans cette loge de forme ovoïde (*fig.* 331) que *la larve va se transformer en nymphe.*

II. NYMPHE. — On voit alors sortir de l'enveloppe du Ver blanc un animal qui se rapproche davantage du Hanneton adulte (*fig.* 331). Il est enveloppé, comme un enfant dans son maillot, par une peau dure qui l'immobilise complètement et qui recouvre les antennes, les pattes et même les ailes qui vont se développer peu à peu : c'est la *nymphe.* La nymphe ne mange pas ; elle reste complètement immobile pendant un mois environ ; c'est alors que l'*Insecte parfait* va s'échapper de la peau de cette nymphe.

III. INSECTE PARFAIT. — La peau de la nymphe se fend et laisse sortir un Hanneton semblable à celui que nous voyons voler sur les arbres (*fig.* 332), mais il va rester cloîtré dans la cellule construite par la larve pendant près de huit mois ; et ce n'est qu'au printemps suivant qu'il va creuser une galerie, remonter à la surface du sol et prendre son vol à la première heure qui suit le crépuscule. Dès lors le Hanneton ne changera plus et ne grandira plus : c'est ce qui explique pourquoi les Hannetons de la même espèce ont tous la même taille.

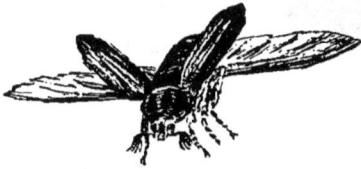

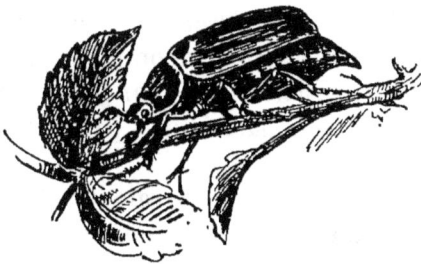

Fig. 331 — Hanneton : au repos et au vol.

Le développement du Hanneton pour aller de l'œuf à l'Insecte parfait a donc duré trois ans. Nous reviendrons plus loin sur les dégâts considérables que causent cet Insecte et sa larve.

D'autres Insectes subissent aussi des métamorphoses complètes. Le Papillon, par exemple, pond des œufs d'où sortent des *larves* ou *chenilles* (*fig*. 333, A). La Chenille subit ensuite des mues, comme la larve du Hanneton ; puis, elle va s'entourer d'un fil très fin formant une sorte de gaîne soyeuse appelée *cocon* ; et c'est à l'intérieur de ce cocon que la larve se transformera en nymphe ou *chrysalide* (*fig*. 333, B).

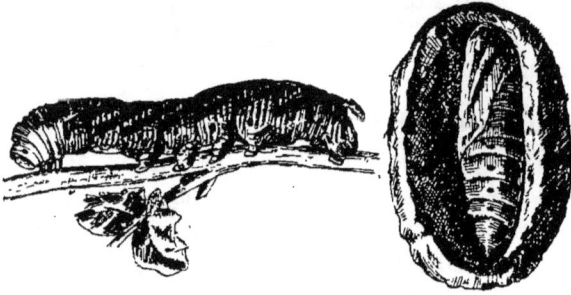

A. Chenille.   B. Chrysalide dans le cocon.
Fig. 333. — Sphinx tête de mort.

Enfin c'est de cette chrysalide que le Papillon, brisant les parois de sa prison, va s'échapper pour ne plus jamais changer ni de forme, ni de taille (*fig*. 334).

On retrouve donc chez le Papillon les trois phases de la vie du Hanneton.

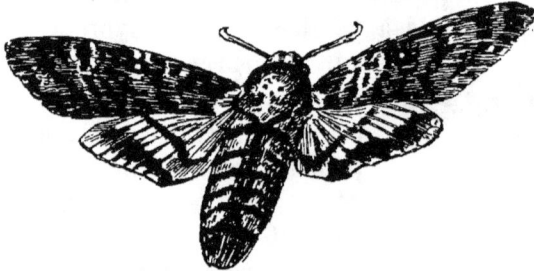

Fig. 334. — Sphinx tête de mort.

2° **Métamorphoses incomplètes.**— Prenons comme exemple l'Éphémère. Ses métamorphoses sont incomplètes, car la larve ne diffère guère de l'Insecte parfait que par l'absence d'ailes. L'Insecte dans ce cas atteint l'état parfait sans passer par l'état de nymphe.

La larve d'Éphémère (*fig*. 335, A) naît et se développe dans l'eau ; au bout de trois ans, lorsqu'elle a achevé son développement, elle quitte le fond de l'eau, la vase où elle vivait, grimpe sur les herbes et vient à la surface de l'eau. Et là, par un mouvement brusque du corps, la peau se fend sur le dos et donne passage à l'Insecte parfait (*fig*. 335, B), qui s'envole pour pondre et mourir au bout de quelques heures. En somme, l'Insecte parfait naît, vit et meurt le même jour.

Enfin, certains Insectes, comme le Pou, la Punaise, n'ont pas de métamorphoses.

Mœurs et prévoyance maternelle chez les Insectes. —
L'histoire des Insectes est remplie de faits merveilleux ; aussi de nombreux et gros volumes ont été écrits sur les mœurs de ces animaux. Nous ne pouvons qu'indiquer ici quelques traits particuliers, et à ce propos les soins prévoyants de certains Insectes pour leurs larves sont particulièrement intéressants à signaler.

La plupart des Insectes meurent à l'automne, tandis que les œufs qu'ils ont pondus n'éclosent qu'au printemps suivant. La larve est donc presque toujours orpheline. Mais avant de mourir, les parents ont pris soin d'assurer l'avenir de leur famille ; c'est ainsi que la femelle prépare pour les petits qu'elle ne connaîtra pas, des provisions et un abri parfaitement adaptés aux besoins de ses jeunes ; c'est une forme spéciale de l'amour maternel, c'est de la *prévoyance maternelle*. Nous allons citer quelques exemples.

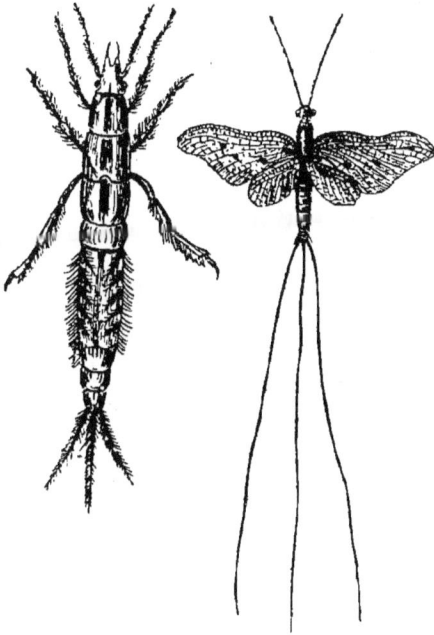

A. Larve.   B. Insecte parfait.
Fig. 335. — Éphémères.

Les *Abeilles* fabriquent du miel avec le pollen et le nectar des fleurs, un peu pour elles, mais surtout pour les jeunes qui, au moment de l'éclosion, auront un aliment de choix.

D'autres Insectes pondent leurs œufs sur des cadavres d'animaux dont les larves devront se nourrir. C'est ainsi que les *Nécrophores* (*fig.* 336), grands Insectes aux ailes tachées de jaune et de noir, opèrent : s'ils rencontrent un cadavre de Rat ou d'Oiseau, ils se réunissent à trois ou quatre, creusent la terre au-dessous du cadavre, qui s'enfonce peu à peu. Si le terrain est meuble, ils peuvent, en moins de deux heures, descendre le cadavre à une profondeur de 30 centimètres, et le recouvrir ensuite de terre : ce sont de véritables fossoyeurs. Une fois cette opération terminée, les femelles entrent dans le sol, pondent leurs œufs sur le cadavre et se retirent. Quand les larves éclosent, elles dévorent facilement la chair de ce cadavre amollie par la putréfaction.

Certains Insectes préfèrent donner à leur progéniture, au lieu d'un cadavre, un animal vivant qu'ils ont soin de paralyser auparavant. Ainsi le *Sphex* (*fig.* 337), Insecte voisin des Guêpes, dépose ses œufs dans des

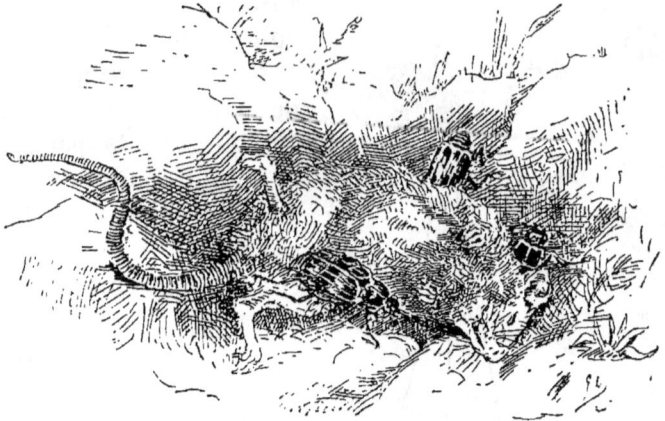

Fig. 336. — Nécrophores fossoyeurs enterrant un Rat.

terriers ; chaque terrier renferme trois ou quatre chambres et dans chacune le Sphex place un œuf et à côté plusieurs gros Insectes, des

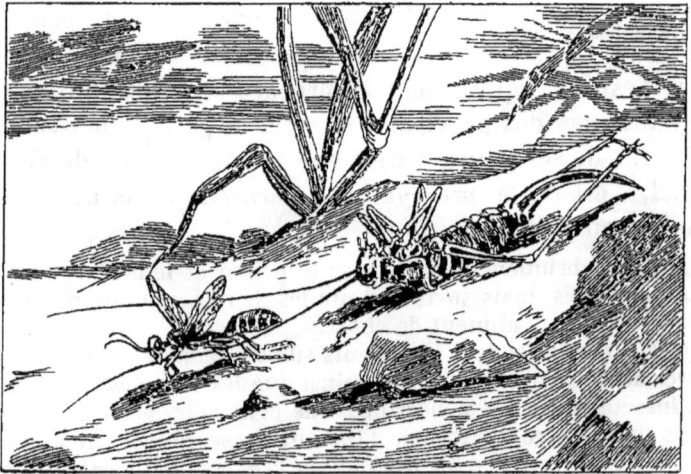

Fig. 337. — Sphex traînant un Insecte paralysé.

Grillons qu'il a pris de la façon suivante : il enfonce son aiguillon, entre la tête et le thorax du Grillon, dans le cerveau de celui-ci, qui est alors **empoisonné, paralysé** ; puis il saisit le Grillon par l'antenne et le rapporte à son terrier. Le Grillon, qui est immobile, mais qui n'est pas mort, car il ne se putréfie pas, sera dévoré plus tard par la larve du Sphex lors de son éclosion.

Parfois les Insectes vont pondre leurs œufs dans l'épaisseur des feuilles où les larves se développeront en produisant des excroissances ou *galles*.

C'est ainsi que les *Cynips* font développer à la surface des feuilles de Chêne des galles parfois semblables à de petites pommes d'api et appelées vulgairement noix de galle. En ouvrant une de ces galles on trouve la larve de l'Insecte. Ces galles, à cause du tanin qu'elles renferment, sont utilisées pour la fabrication de l'encre.

Tous les Insectes cités jusqu'ici prévoient les besoins de leur progéniture, assurent sa subsistance et meurent sans l'avoir vue. Mais il existe des Insectes, comme les Abeilles et les Fourmis, qui au lieu de vivre isolés, savent mettre en commun leur travail, et former des sociétés souvent fort nombreuses où chacun profite du travail de tous. Dans ces

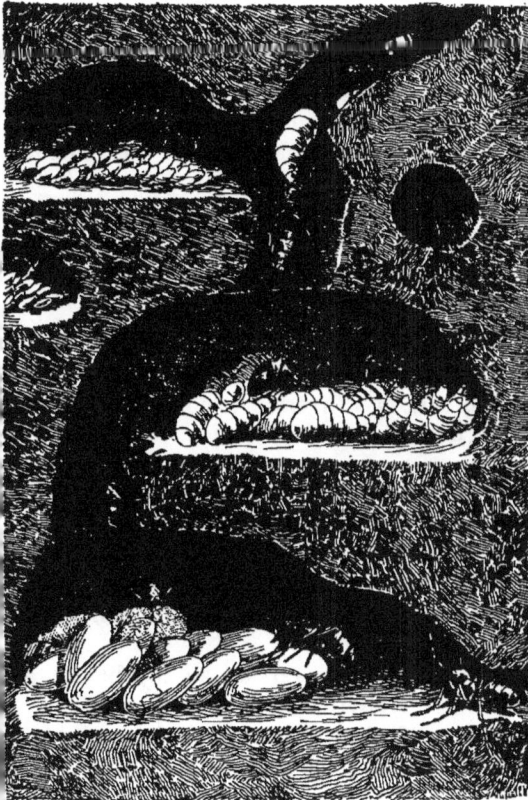

Fig. 338. — Intérieur d'une fourmilière avec différentes chambres contenant : celle d'en haut, les œufs ; celle du milieu, les larves ; celle du bas, les cocons.

sociétés, qui font l'admiration des observateurs, les jeunes reçoivent une véritable éducation et sont soignés avec des précautions infinies. Cette éducation des jeunes est confiée à une classe particulière de Fourmis, les *ouvrières*, qui n'ont pas de famille et qui adoptent leurs frères et leurs neveux.

Les ouvrières rangent dans des chambres séparées les *œufs*, les *larves* et les *nymphes* ou *cocons* (*fig.* 338) ; de cette façon leur travail est simplifié, car tous les individus réunis dans une même chambre exigent les mêmes soins. Suivant qu'il fait chaud ou froid, les ouvrières trans-

portent les larves aux divers étages de la fourmilière afin de les protéger contre les trop grandes chaleurs ou les trop grands froids. Plusieurs fois par jour, les larves sont emportées des galeries supérieures
dans les galeries profondes et réciproquement. Les Fourmis transportent
les larves au moyen de leurs mandibules, pourtant si puissantes qu'elles
peuvent décapiter un ennemi d'un seul coup; mais dans ce cas, ces
mandibules deviennent des mains délicates incapables de blesser le
corps si tendre des larves et des nymphes. Ces larves ne peuvent se
mouvoir, ni manger seules ; aussi ce sont les ouvrières qui viennent
dégorger dans leur bouche le liquide sucré qu'elles ont butiné dans les
fleurs. La chambre du milieu de la figure 338 montre des Fourmis donnant la becquée aux larves. Ces Fourmis nous donnent un merveilleux
exemple d'un instinct dont les actes sont tous utiles à la prospérité de
la société ; il en existe beaucoup d'autres que vous pourrez lire dans les
beaux livres consacrés à l'histoire des Insectes.

RÉSUMÉ

Les *Articulés* ou *Arthropodes* sont des Invertébrés dont le corps est
formé d'*anneaux* semblables et portant des *pattes articulées*.

On les divise en 4 groupes :

1° Les *Insectes* : 3 paires de pattes et corps divisé en 3 régions ;
2° Les *Arachnides* : 4 paires de pattes et corps divisé en 2 régions;
3° Les *Myriapodes* : nombreuses paires de pattes ;
4° Les *Crustacés* ; adaptés à la vie aquatique (branchies).

Insectes. — Le corps présente 3 régions distinctes : *tête*, *thorax* et
abdomen.

1° *Tête* : Antennes : filaments servant au toucher et à l'odorat.
yeux : composés ou à facettes. simples ou ocelles.

2° *Thorax* : 3 paires de pattes. 2 paires d'ailes.

3° *Abdomen* : 9 anneaux mobiles et présentant les orifices des trachées
(stigmates).

Organisation. — L'*appareil buccal* varie avec le régime de l'Insecte,
suivant qu'il est *broyeur* (Hanneton), *lécheur* (Abeille), *suceur* (Papillon),
piqueur (Cousin). Il comprend généralement 6 pièces : lèvre supérieure, lèvre inférieure, 2 mandibules et 2 mâchoires.

Le *tube digestif* comprend : bouche, œsophage, jabot, gésier, ventricule chylifique, intestin et tubes de Malpighi, qui sont des organes
urinaires.

L'*appareil circulatoire* est lacunaire ; il présente un *vaisseau dorsal*
contractile jouant le rôle de cœur.

La *respiration* se fait à l'aide des *trachées*, tubes qui amènent l'air.

Métamorphoses. — Les Insectes pondent des œufs qui subissent des *métamorphoses complètes* ou *incomplètes*.

1° *Métamorphoses complètes* (Hanneton)	1. *Larve* : aspect d'un Ver ; subit des mues.	
	2. *Nymphe* :	immobile, entourée de *chitine*. chez le Papillon s'entoure d'un cocon (*chrysalide*).
	3. *Insecte parfait* : sort de l'enveloppe de la nymphe avec des ailes.	
2° *Métamorphoses incomplètes* (Éphémère).	1. *Larve* : ne diffère en général de l'Insecte parfait que par l'absence d'ailes.	
	2. *Insecte parfait* : ne passe pas par l'état de nymphe.	

CHAPITRE XVII

CLASSIFICATION DES INSECTES

Les Insectes sont rangés en ordres d'après la forme des *pièces de la bouche*, le nombre et la structure des *ailes*, et la nature de leurs *métamorphoses*.

Ils comprennent sept ordres : les *Coléoptères*, les *Orthoptères*, les *Névroptères*, les *Hyménoptères*, les *Lépidoptères*, les *Hémiptères* et les *Diptères*.

I. — Ordre des Coléoptères.

Caractères. — Les *Coléoptères* sont des Insectes *broyeurs*, pourvus de quatre ailes dont les deux antérieures, appelées *élytres*, sont cornées et rigides, recouvrant comme d'une sorte d'étui les ailes postérieures plus minces et repliées transversalement au repos. Les métamorphoses sont complètes.

Pour voler, le Coléoptère écarte ses élytres (*fig. 332*) et utilise sa 2ᵉ paire d'ailes comme rames aériennes.

Les Coléoptères comprennent plus de 100.000 espèces dont l'organisation est uniforme et ressemble beaucoup à celle du Hanneton.

Dans chacun des groupes d'Insectes que nous allons étudier, nous nous bornerons à citer quelques types parmi les *espèces utiles* et les *espèces nuisibles*.

Coléoptères utiles. — Le *Carabe* (fig. 339) a des mandibules tranchantes ; c'est un carnassier très utile, car il dévore de petits Insectes nuisibles, des Chenilles et des Limaces. Les élytres cannelées et d'un beau vert doré, métallique, sont soudées, de sorte que le Carabe ne peut voler ; c'est

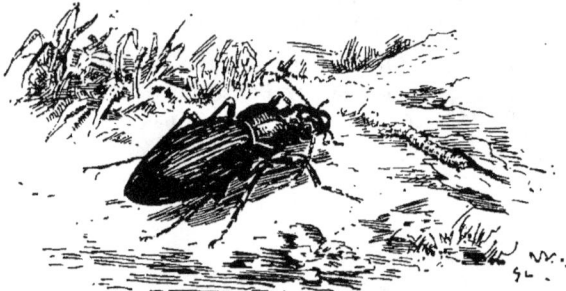

Fig. 339. — Carabe doré.

un Insecte marcheur. Il est commun dans nos jardins où il est connu sous le nom de *Carabe doré* ou de *Jardinière*.

La *Cicindèle champêtre* (*fig.* 340), verte avec des reflets cuivrés sur les élytres ; elle détruit de nombreux Insectes nuisibles ; elle est si carnassière que Linné l'appelait le *Tigre des Insectes*.

La *Coccinelle* ou *Bête à bon Dieu* a les élytres rouges tachées de points noirs ; elle est très utile, car elle détruit les Pucerons qui ravagent les Rosiers et les arbres fruitiers.

Le *Lampyre* ou *Ver luisant* (*fig.* 341), dont le mâle seul a des ailes et dont la femelle aplatie et molle produit pendant la nuit une lueur particulière. On peut placer à côté la *Luciole*, qui

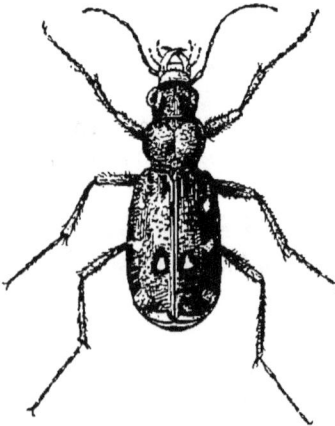

Fig. 340. — Cicindèle champêtre.

vit en Provence et en Italie ; elle est aussi phosphorescente, et donne aux endroits où elle abonde l'aspect d'une grande ville éclairée ; lorsqu'elle vole en nombreuse compagnie, elle produit une sorte de valse d'étincelles. La lumière émise par les Vers luisants de nos pays ne donne qu'une faible idée des lueurs brillantes produites par certains Insectes tropicaux, comme le *Cucujo* ou *Taupin*. Dans l'Amérique du Sud, les Indiens attachent cet Insecte à leur orteil et l'utilisent comme une petite lan-

terne pour retrouver leur chemin ou écarter les Serpents ; les premiers missionnaires aux Antilles, manquant d'huile pour s'éclairer,
remplaçaient les lampes par des Taupins pour
lire matines. Certaines forêts vierges américaines sont constellées de ces étoiles volantes
ou rampantes. On cite un Oiseau, le *Baya*,
qui illumine son nid en fixant ces Vers luisants
sur des boulettes d'argile ; et ce petit Oiseau
éclairant sa demeure de la lueur de ces
Insectes suppliciés évoque le souvenir des
empereurs romains qui se servaient comme
torches de chrétiens enflammés.

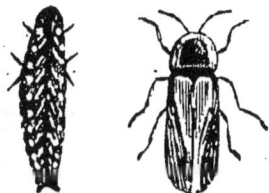

A. Femelle.   B. Mâle.
Fig. 341. — Vers luisants.

La *Cantharide* (*fig.* 342) vit sur les Frênes et les Lilas dans le midi de
la France ; elle est d'un beau vert doré et son abdomen renferme une
substance irritante utilisée en médecine pour faire les *vésicatoires*.
On la récolte le matin, lorsqu'elle est encore engourdie, en secouant
l'arbre sur lequel elle se tient.

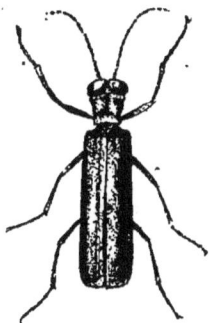

Fig. 342. — Cantharide.   Fig. 343. — Scarabée.

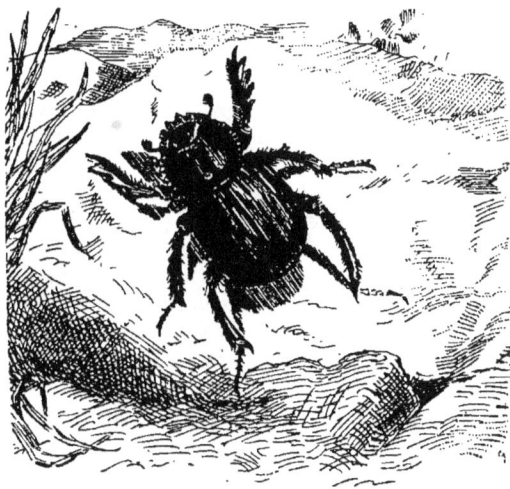

Le *Scarabée* ou *Bousier* (*fig.* 343), d'un beau noir, vit dans les bouses
de Vache et dans d'autres excréments ; il est utile, car il détruit ces
excréments et les disperse dans la terre qu'il fertilise ; il était vénéré
des Égyptiens à cause de ses services.

Le *Nécrophore* (*fig.* 336), dont nous avons étudié les mœurs curieuses,
page 242.

Coléoptères nuisibles. — Le *Hanneton* (*fig.* 332) est certainement le plus nuisible de tous les Coléoptères ; les dégâts qu'il cause
pourraient se chiffrer par millions de francs. Sa larve ou *Ver blanc*

ronge les racines et fait mourir les plantes ; plus nuisible encore que l'Insecte parfait qui dévore les feuilles et les bourgeons, c'est un des plus grands fléaux de l'Agriculture ; aussi doit-il être détruit avec grand soin, et le paysan ne doit pas passer indifférent à côté du Ver blanc que la charrue ramène à la surface du sol. Mais le moyen le plus efficace et le seul pratique est assurément la destruction méthodique des Hannetons adultes car en détruisant une femelle de Hanneton on détruit en même temps 80 œufs (voir page 238), qui auraient donné 80 Vers blancs. Un bon moyen de procéder au *hannetonage* est d'aller secouer les arbres

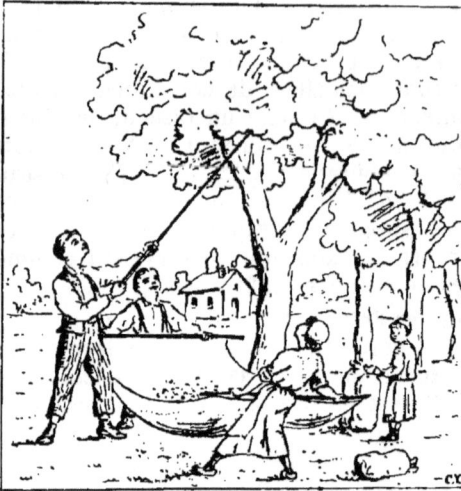

Fig. 344. — Récolte des Hannetons, le matin.

avec un bâton armé d'un crochet (*fig*. 344), le matin de préférence, quand les Insectes sont encore engourdis. On les reçoit dans une toile, puis on les met dans des sacs et on les tue en les jetant dans des fosses contenant de l'eau de chaux. La lutte contre les Hannetons doit être poursuivie d'une façon régulière et ininterrompue, et l'on ne saurait trop encourager les destructeurs de ces Insectes en leur accordant des primes. On sait que les larves de ces animaux mettent trois ans à se développer, de sorte qu'il y a tous les trois ans « une année de Hannetons » pendant laquelle le hannetonage doit être particulièrement actif. Ainsi 1895 et 1898 ont été des années de Hannetons, 1901 en sera encore une.

La *Cétoine dorée* (*fig*. 345) est d'un beau vert doré ; elle se trouve sur les belles fleurs, en particulier sur les roses, et s'attaque parfois aux fruits.

Le *Lucane* ou *Cerf-volant* (*fig*. 346), le plus grand Coléoptère de nos pays, est remarquable par les énormes mandibules du mâle; sa larve creuse le tronc des vieux Chênes.

Le *Charançon* ou *Calandre*, dont la larve vit dans les grains de Blé ou de Riz; il cause parfois des dégâts considérables dans les greniers.

Le *Capricorne* (*fig*. 347) est remarquable par la longueur de ses antennes ; sa larve est nuisible.

Le *Silphe* (*fig*. 348) et sa larve causent des dégâts considérables dans les cultures de Betteraves.

Le *Dytique* (*fig*. 349) est un Insecte aquatique dont les pattes apla-

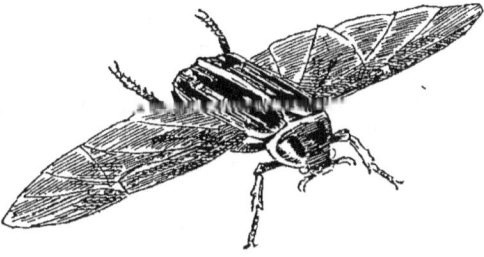

Fig. 345. — Cétoine dorée volant.

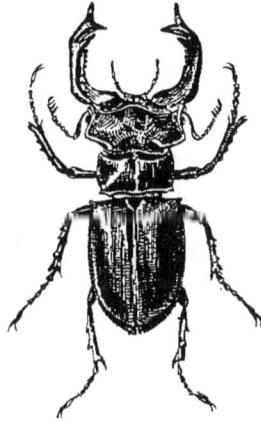

Fig. 346. — Cerf-volant.

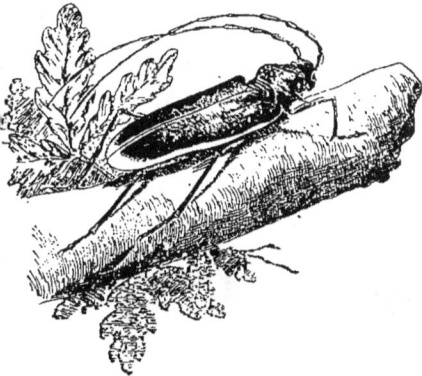

Fig. 347. — Capricorne.

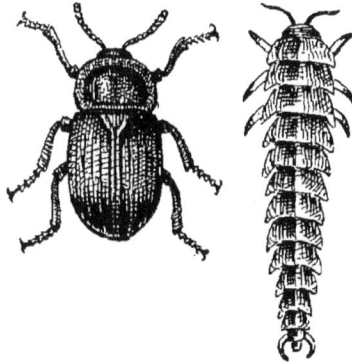

Fig. 348. — Silphe et sa larve.

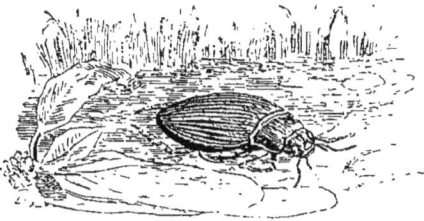

Fig. 349. — Dytique.

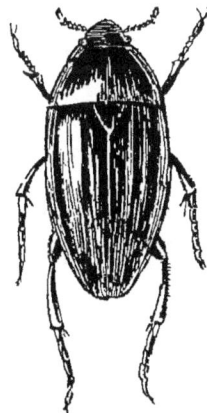

Fig. 350. — Hydrophile brun.

ties et munies de poils raides sont transformées en rames; il est très carnassier et peut détruire le frai des Poissons.

L'*Hydrophile* (*fig.* 351) est un gros Insecte qui vit comme le Dytique dans les mares et les ruisseaux; il est herbivore.

II. — Ordre des Orthoptères.

Caractères. — Les *Orthoptères* ont quatre ailes; les deux antérieures sont des *élytres* moins dures que celles des Coléoptères; les deux postérieures sont pliées en éventail sous les élytres. Ce sont des Insectes *broyeurs*, et leurs métamorphoses sont incomplètes, c'est-à-dire que leur larve se transforme en Insecte parfait sans passer par l'état de nymphe.

Principaux genres. — La *Forficule* ou *Perce-oreilles* (*fig.* 35) porte à l'extrémité de son abdomen une sorte de pince; elle est nuisible aux plantes de nos jardins, mais elle ne pénètre pas dans notre oreille comme on le dit souvent.

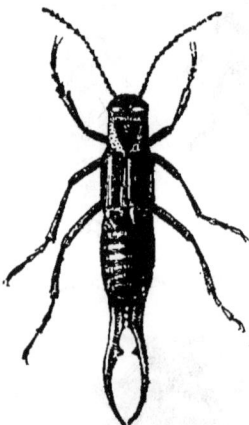

Fig. 351. — Forficule
ou Perce-oreilles.

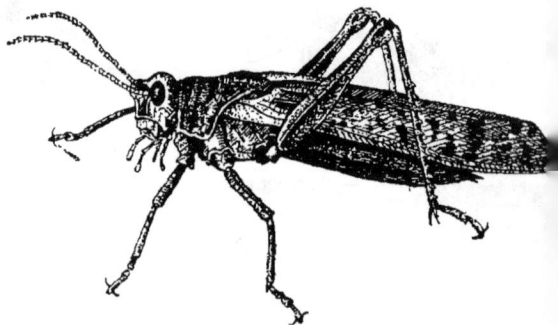

Fig. 352. — Criquet pélerin.

Le *Criquet* (*fig.* 352) a les pattes postérieures très longues et disposées pour le saut. Ces pattes postérieures en frottant contre le bord des élytres produisent un bruit strident bien connu. Le Criquet est très vorace, et certaine espèce, comme le *Criquet pélerin* d'Algérie, voyage en bandes nombreuses dévastant tout sur son passage, ne laissant derrière elle ni un brin d'herbe sur le sol, ni une feuille sur les arbres. Nos colons algériens ont beaucoup de peine à lutter contre ce terrible fléau; c'est du reste à ce Criquet qu'il faut attribuer la huitième plaie d'Égypte. Certaines peuplades d'Afrique utilisent ces Insectes comme aliments.

A côté du Criquet on peut placer le *Grillon* ou *Cri-Cri*, ainsi nommé à cause du bruit que le mâle fait entendre en frottant ses élytres l'une contre l'autre ; il est fréquent dans les vieilles cheminées et les boulangeries ; la *Sauterelle verte*, qui est abondante dans nos pays et qui est peu nuisible.

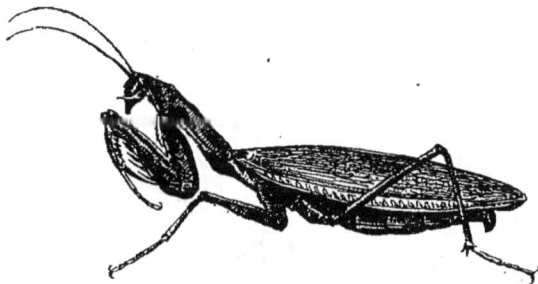

Fig. 353. — Mante religieuse.

La *Mante religieuse* (*fig.* 353), abondante dans le midi, où elle est connue sous le nom de *Prega-Diou* (Prie-Dieu), à cause de ses pattes antérieures qui sont allongées et relevées comme dans l'attitude de la prière. Ces pattes antérieures fonctionnent comme des griffes, ce qui permet à l'Insecte de saisir rapidement au passage la proie qu'il guette.

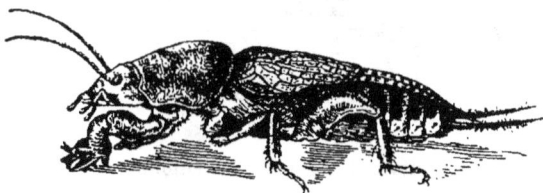

Fig. 354. — Courtilière.

La *Courtilière* (*fig.* 354) a les pattes antérieures élargies en forme de pelles et bien disposées pour creuser des galeries dans le sol ; elle est nuisible, car elle coupe et dévore les racines de nos jardins. Elle est parfois appelée *Écrevisse de terre*, à cause de son aspect qui rappelle vaguement celui de l'Écrevisse.

La *Blatte* a les pattes disposées pour la marche ; elle a une odeur repoussante et s'attaque surtout aux comestibles. Cette espèce comprend la *Blatte des cuisines* ou *Cafard* et le *Cancrelat* des ports de mer et les raffineries de sucre.

C'est parmi les Orthoptères aussi qu'il faut ranger les *Phyllies*, qui ressemblent à des feuilles sèches, et les *Phasmies*, très allongées et ressemblant à des brindilles de bois sec.

III. — Ordre des Névroptères.

Caractères. — Les *Névroptères* sont des Insectes *broyeurs* dont les quatre ailes sont minces, transparentes et parcourues par un grand nombre de fines nervures.

On peut les diviser en deux groupes : 1° ceux qui ont des métamorphoses complètes, comme le Fourmilion, la Phrygane ; 2° ceux qui ont des métamorphoses incomplètes, comme la Libellule, l'Éphémère, le Termite.

Principaux genres. — 1° *Névroptères à métamorphoses complètes.* — Ils comprennent :

Le *Fourmilion* (*fig.* 355), qui a le corps long et mince et dont la larve

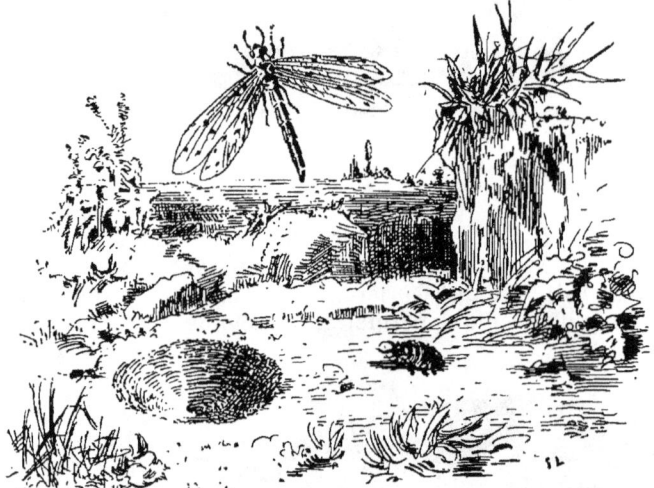

Fig. 355. — Fourmilion, sa larve et son piège en entonnoir.

creuse dans le sable un trou en forme d'entonnoir au fond duquel elle se blottit. Si un Insecte vient à passer sur le bord de l'entonnoir, le sable s'écroule, l'Insecte roule au fond et tombe entre les mandibules du chasseur à l'affût. Souvent la larve accélère cette chute en lançant sur sa victime une pluie de grains de sable.

La *Phrygane*, dont la larve est aquatique et habite dans une sorte d'étui fait de sable et de brins d'herbes ; c'est le *Ver d'eau*, dont la Truite est friande et qui est utilisé comme appât par les pêcheurs.

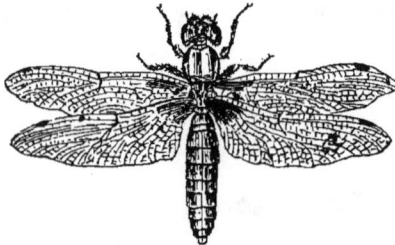

Fig. 356. — Libellule adulte.

2° *Névroptères à métamorphoses incomplètes.* — Ils comprennent :

La *Libellule* ou *Demoiselle* (*fig.* 356), superbe Insecte aux reflets bleuâtres qui voltige au-dessus de nos étangs et de nos cours d'eau ; elle a une grosse tête et des yeux énormes ; elle est très vorace, de même que sa larve qui vit au fond de l'eau, et elle fait une chasse terrible aux Mouches et aux Papillons.

L'*Ephémère* (*fig.* 335), qui porte trois longues soies à l'extrémité du corps et qui ne vit que quelques heures à l'état parfait, tandis que la larve vit trois ans au fond de l'eau ; cette larve respire au moyen de branchies situées sur le côté du corps.

Le *Termite* ou *Fourmi blanche* (*fig.* 357) vit en sociétés fort nombreuses à la façon des Fourmis. Dans une colonie de Termites, il y a quatre sortes d'individus : 1° les *mâles*, qui seuls ont des ailes ; 2° la femelle ou *reine*, qui est unique et dont l'abdomen est énorme ; elle peut pondre jusqu'à 15.000 œufs en 24 heures ; 3° les *soldats*, dont la tête énorme, munie de puissantes mandibules, en fait d'excellents défenseur

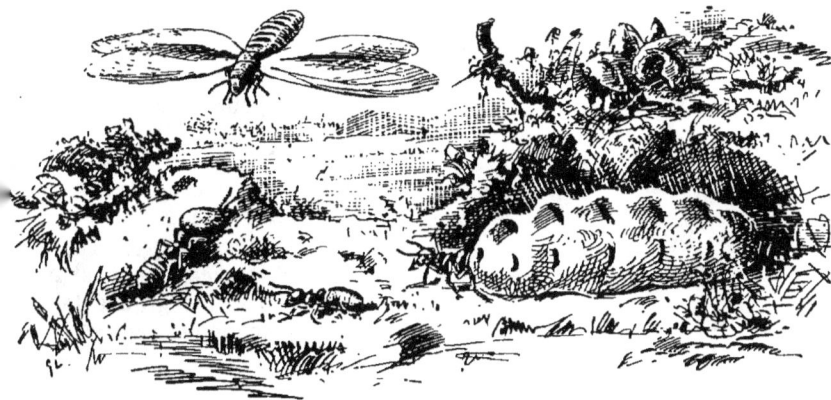

Fig. 357. — Termites : en haut, *mâle* volant ; en bas, à droite, la *reine* ; en bas, à gauche, un *soldat* ; au milieu, un *ouvrier*.

de la colonie ; aussi à la moindre alerte ils se portent sur le point attaqué et luttent avec le plus grand courage ; 4° les *ouvriers*, qui ont la tête petite et qui sont chargés des travaux de la communauté : construction de l'habitation, nourriture et éducation des larves, etc. Les nids de Termites ou *termitières* peuvent atteindre dans l'Afrique du sud jusqu'à cinq mètres de haut. Dans ces régions on utilise le Termite dans l'alimentation après l'avoir fait rôtir à sec comme on fait des grains de café ; ainsi préparé il a un peu la saveur de la Crevette avec un parfum agréable de torréfaction. Les indigènes de ces régions en sont très friands.

Dans le sud-ouest de la France existe le *Termite lucifuge*, qui ronge les bois de charpente et cause des dégâts sérieux dans les maisons de La Rochelle et de Bordeaux.

IV. — Ordre des Hyménoptères.

Caractères. — Les *Hyménoptères* sont des Insectes *lécheurs* pourvus de quatre aiIes membraneuses à nervures grosses mais peu nombreuses. Ils subissent des métamorphoses complètes et vivent en sociétés merveilleusement organisées.

Principaux genres. — L'*Abeille* a la bouche (*fig.* 322) disposée pour lécher le suc ou nectar des fleurs ; son abdomen se termine par une pointe qui sert de fourreau à deux petits stylets dentelés que l'Insecte peut faire sortir lorsqu'il est irrité. Cette sorte de dard ou *aiguillon* introduit dans la plaie qu'il fait un liquide venimeux rendant la blessure douloureuse. L'Abeille laisse souvent son aiguillon dans la plaie; aussi l'Insecte meurtrier ainsi mutilé ne tarde pas à mourir. Une société d'Abeilles comprend trois sortes d'individus : la femelle ou *reine*, les mâles ou *faux-bourdons* et les *ouvrières*.

1° La *Reine* (*fig.* 358, A) a pour unique fonction de pondre les œufs; elle est de la taille des Faux-bourdons, mais ses ailes sont moins longues et l'abdomen est plus allongé, car il est distendu par les œufs; elle peut pondre 3.500 œufs par jour.

2° Les *mâles* ou *Faux-bourdons* (*fig.* 358, B) sont en petit nombre (quelques centaines) et paraissent inactifs; ils sont de plus grande taille que les ouvrières et leur abdomen velu est dépourvu d'aiguillon.

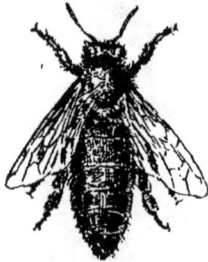

A. Reine.

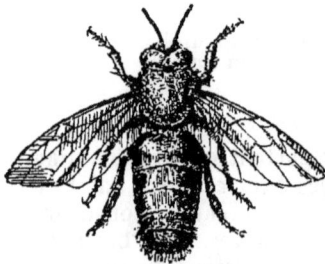

B. Faux-Bourdon.

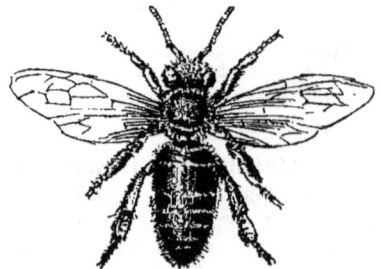

C. Ouvrière.

Fig. 358. — Abeilles.

2° Les *ouvrières* (*fig.* 358, C) sont très nombreuses (30 à 40.000) et plus petites que les autres Abeilles; elles accomplissent tous les travaux de la colonie : elle recueillent le nectar et le pollen des fleurs, produisent la cire et le miel, élèvent les larves, etc. Elles représentent les forces vives de la société : c'est le peuple de ce petit État.

A l'état sauvage, les Abeilles s'installent dans quelque tronc d'arbre creux ; mais celles qui ont été domestiquées par l'Homme profitent des abris ou *ruches* que celui-ci met à leur disposition. A l'intérieur de ces ruches, les ouvrières construisent des *gâteaux* ou *rayons* de cire formés de cellules ou *alvéoles* (*fig.* 359) ayant la forme de prismes à

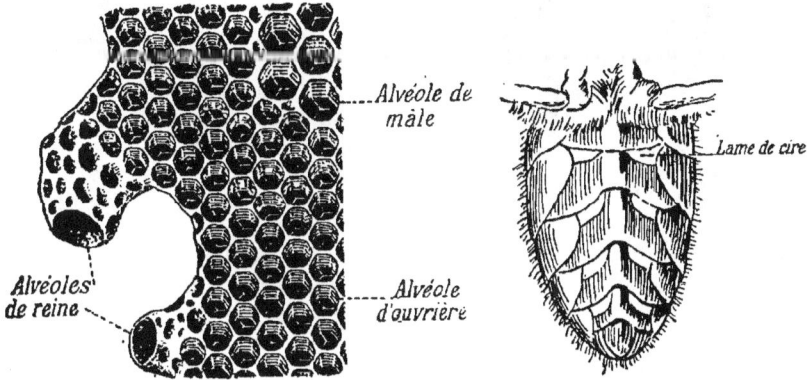

Fig. 359. — Les trois sortes d'alvéoles dans un morceau de rayon.

Fig. 360. — Abdomen d'ouvrière vu par dessous.

six pans parfaitement réguliers. La cire utilisée pour construire ces alvéoles est fabriquée par les glandes de l'abdomen des ouvrières; on peut voir cette substance suinter sous forme de lamelles entre les anneaux de l'abdomen (*fig.* 360).

La reine pond un œuf dans chacune des alvéoles, puis au bout de trois ou quatre jours l'œuf éclot et il en sort une larve que les ouvrières nourrissent avec une pâtée faite de miel et de pollen. Après cinq ou six jours, les ouvrières ferment les alvéoles avec de la cire et les larves se transforment en nymphes qui vont donner les Insectes parfaits, lesquels s'échapperont de leur cellule, aidés par les ouvrières qui perceront le couvercle. La transformation d'un œuf en Insecte parfait dure environ vingt-cinq jours. Mais toutes les alvéoles ne sont pas égales : les plus petites et les plus nombreuses renferment les larves d'ouvrières, d'autres un peu plus grandes sont réservées aux mâles, enfin les plus grandes et les plus irrégulières reçoivent des larves que les ouvrières nourrissent avec une pâtée plus nutritive, la *pâtée royale*, et qui donneront des reines. Une seule de ces reines persistera, et lorsque cette jeune reine aura atteint son complet développement, l'ancienne reine lui cédera la place et s'envolera en emmenant avec elle un certain nombre d'ouvrières pour aller fonder une nouvelle colonie : ce groupe d'Abeilles qui émigre forme ce qu'on appelle un *essaim*. Il ne peut exister qu'une seule reine dans une ruche; aussi lorsque deux reines se trouvent en présence, elles se livrent un combat acharné qui ne se termine que par la mort de l'une d'elles.

Pour fabriquer la nourriture des larves, les ouvrières travaillent de la bouche et des pattes : avec leur bouche elles aspirent le suc des fleurs ou *nectar*, puis ce suc subit dans le jabot un commencement de digestion et il est dégorgé dans les alvéoles sous forme de miel ; avec leurs pattes (*fig.*361) transformées en brosses par des poils très abondants elles rassemblent le pollen des fleurs, et le mettent en une pelote qui reste attachée aux poils de la patte. A son retour à la ruche, chaque ouvrière se brosse soigneusement pour que rien ne soit perdu de sa récolte.

La qualité du miel varie avec le parfum des fleurs qui ont été visitées par les Abeilles ; les fameux miels du mont Ida, en Crète, et de l'Hymette, dans l'Attique, doivent leur goût exquis aux plantes aromatiques (Thym,

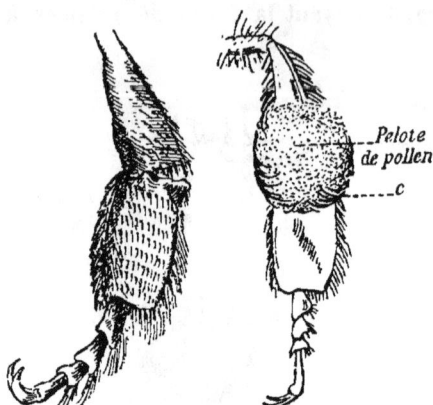

A. Vue en dessous.   B. Avec pelote de pollen.
Fig. 361. — Patte d'ouvrière.

Serpolet, etc.) qui couvrent ces montagnes ; ceux des Corbières (miel de Narbonne) et des Alpes sont aussi d'une grande délicatesse.

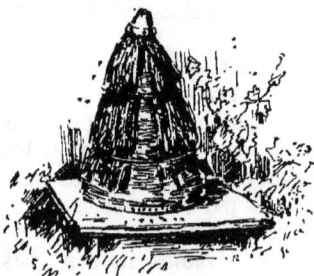

A. Ruche ordinaire.   B. Ruche à cadres mobiles.
Fig. 362. — Ruches.

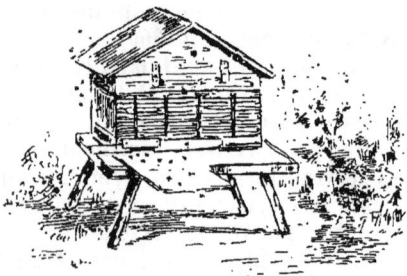

Dans l'élevage des Abeilles (*apiculture*) on a remplacé la *ruche de paille primitive* (*fig.*362, A) par une ruche dite à *cadres mobiles* (*fig.*362, B). Avec l'ancienne ruche on est obligé de briser les gâteaux de cire pour retirer le miel ; avec les ruches à cadres, au contraire, on enlève le miel quand on veut, sans détruire les alvéoles, et de plus il est facile de surveiller ce qui se passe à l'intérieur de la colonie.

Parmi les ennemis des Abeilles signalons l'Ours, qui est très friand de miel et qui, dans les pays de montagnes, renverse les ruches et dévore le miel et la cire ; la Mésange, le Lézard, le Crapaud ; mais ce sont surtout les Papillons qui sont les plus nuisibles et contre lesquels les Abeilles se défendent avec une remarquable intelligence.

Il existe en France environ 1.500.000 ruches, produisant annuellement 7 millions de kilogrammes de miel et 1 million 1/2 de cire, le tout représentant une valeur de 15 millions de francs.

A côté de l'Abeille, on peut placer : le *Bourdon*, qui est plus gros que l'Abeille et qui vit par sociétés de cinquante environ ; la *Guêpe*, qui construit un nid avec des débris de feuilles qu'elle transforme en une sorte de papier gris, et dont la piqûre est parfois dangereuse ; c'est pourquoi il est bon de laver cette piqûre avec de l'eau additionnée d'ammoniaque ; la Guêpe fait son nid tantôt dans la terre (*Guêpe commune*), tantôt sur des branches d'arbres (*Guêpe des bois*), ou bien encore dans des arbres creux (*Guêpe frelon*) ; enfin le *Sphex*, dont nous avons cité les mœurs curieuses, page 242.

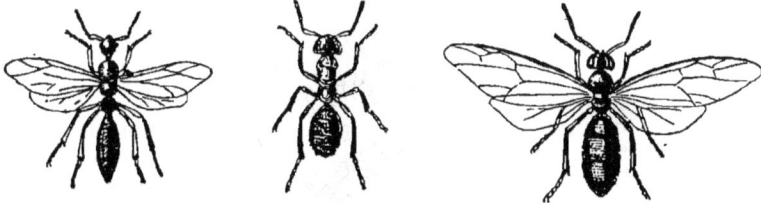

A. Mâle.   B. Ouvrière.   C. Femelle.

Fig. 363. — Fourmis.

La *Fourmi* (*fig*. 363) a la tête triangulaire, les mandibules fortes, et l'abdomen rattaché au thorax par un étroit pédoncule ; elle n'a pas d'aiguillon, mais elle peut mordre avec ses mandibules, puis verser dans la plaie l'acide formique sécrété par son abdomen et produire une certaine irritation. Les Fourmis vivent en nombreuses sociétés dans des habitations ou *fourmilières* qu'elles se construisent à la surface du sol. Ces fourmilières forment des monticules creusés de nombreuses galeries qui font communiquer entre elles des chambres de différentes grandeurs (*fig*. 338) servant de demeure aux Fourmis et d'abri pour les larves.

Dans une fourmilière il y a trois sortes d'individus (*fig*. 363) : 1° les *mâles*, qui ont des ailes ; 2° les *femelles*, dont le rôle est de pondre les œufs ; 3° les *ouvrières*, qui sont dépourvues d'ailes, construisent la fourmilière, vont chercher les provisions et élèvent les larves. Les œufs donnent des larves (*fig*. 364) dont

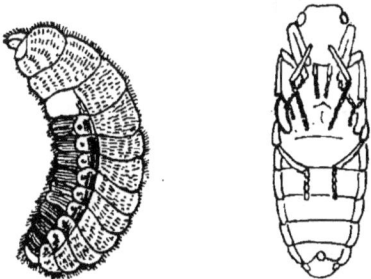

Fig. 364. — Larve de Fourmi.

Fig. 365. — Nymphe de Fourmi.

les ouvrières prennent le plus grand soin en leur donnant la becquée comme les Oiseaux à leurs petits (voir page 244); puis la larve se transforme en nymphe (*fig.* 365) et s'entoure d'une coque soyeuse. Ce sont ces nymphes, de la grosseur d'un grain de blé, qui sont appelées vulgairement *œufs de Fourmis* et qui servent à nourrir les jeunes Faisans.

Les Fourmis se nourrissent de matières sucrées qu'elles vont chercher sur les fleurs et les fruits, parfois même pénétrant dans nos maisons et faisant des visites aux sucriers et aux pots de confiture. Elles vont même jusqu'à sucer le liquide sucré qui coule de l'abdomen de certains Pucerons(*fig.* 366). Souvent pour avoir ces Pucerons à leur portée, elles les amènent dans la fourmilière, leur construisent une sorte d'étable, et les

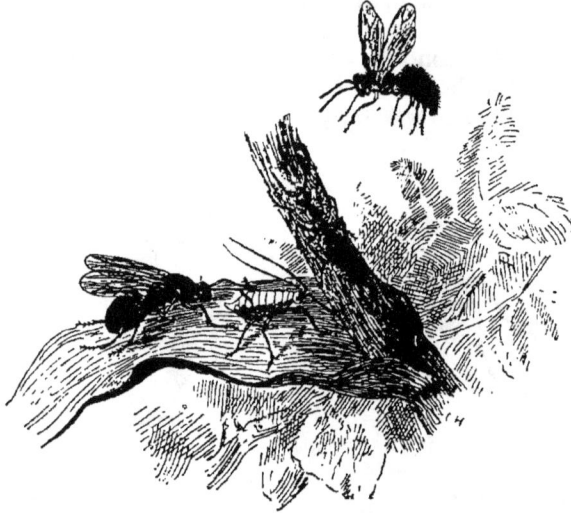

Fig. 366. — Fourmis occupées à traire les Pucerons.

nourrissent comme de véritables vaches laitières qu'elles viennent traire régulièrement.

Certaines espèces de grandes Fourmis, les *Amazones*, livrent des combats acharnés à des Fourmis plus modestes; elles pillent ces fourmilières, enlèvent les larves et les transportent dans leur demeure pour s'en faire des domestiques. Une fois élevées, ces petites Fourmis, réduites à un véritable esclavage, font docilement le service que leur imposent leurs maîtres.

Tous ces faits et bien d'autres qui pourraient être signalés montrent l'intelligence des Fourmis et des Abeilles.

On peut encore citer parmi les Hyménoptères : les *Ichneumons*, qui vont déposer leurs œufs dans le corps d'autres Insectes et de Chenilles qu'ils font ainsi mourir; ils rendent donc des services à l'agriculture; les *Cynips*, dont la piqûre produit les galles du Chêne (*fig.* 337).

V. — Ordre des Lépidoptères.

Caractères. — Les *Lépidoptères* sont des Insectes *suceurs*

dont les quatre ailes sont recouvertes de fines *écailles* richement colorées et formant une poussière qui reste attachée aux
doigts quand on saisit l'Insecte.

On peut obtenir une image colorée de l'aile d'un Papillon, en plaçant
cette aile à plat sur une feuille de papier enduite d'une couche de
gomme ou de cire ; on enlève ensuite l'aile, et toutes les petites écailles
restent accolées sur le papier.

Les métamorphoses sont complètes (voir page 239). La larve
des Lépidoptères est généralement connue sous le nom de
Chenille, la nymphe sous le nom de *Chrysalide* et l'Insecte
parfait est un *Papillon*.

Principaux genres. — Les Papillons, suivant le moment où
ils volent, peuvent être *diurnes, crépusculaires* ou *nocturnes*.

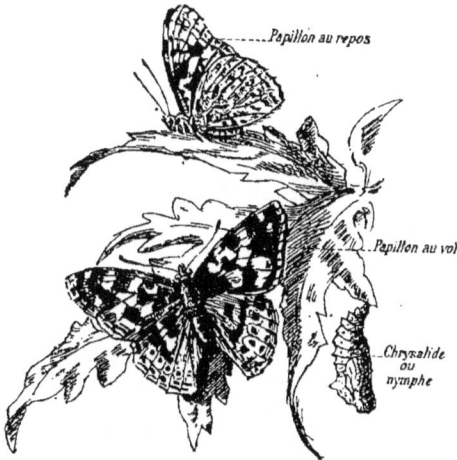

1° *Papillons diurnes*. — Ils volent pendant le jour,
ont les couleurs les plus brillantes, et leurs antennes sont renflées en massue. Au repos leurs ailes sont relevées (*fig*. 367).

Citons seulement : la Va-nesse (*fig*. 367), joli Papillon abondant dans nos champs ;
la *Piéride* du Chou, petit Papillon jaune très commun et
dont la Chenille dévore les choux.

Fig. 367. — Vanesse.

2° *Papillons crépusculaires*. — Ils volent généralement au
crépuscule, sont de couleur sombre. Au repos leurs ailes sont
horizontales.

On peut citer le *Sphinx tête de mort* (*fig*. 334), ainsi appelé parce que
son thorax porte un dessin rappelant vaguement une tête de squelette ;
c'est un ennemi redoutable des Abeilles, et sa Chenille, la plus grande
connue en France, vit sur les touffes de Pommes de terre.

3° *Papillons nocturnes*. — Ils volent le soir ou la nuit ; au
repos leurs ailes sont baissées comme les deux versants d'un
toit.

Parmi les plus connus se trouvent le Bombyx, la Teigne, la Pyrale.

Le *Bombyx* du Mûrier (*fig.* 368), dont la Chenille est connue sous le nom de *Ver à soie*, est un Papillon velu et blanchâtre. Il meurt aussitôt après avoir pondu ses œufs, qui sont de la grosseur d'une tête d'épingle. Ces œufs, appelés dans le commerce *graine de Ver à soie*, sont placés dans une chambre à la température de 25 degrés. Au bout de 12 jours il sort de l'œuf une petite Chenille qui va se nourrir de feuilles de Mûrier. Son développement durera 32 jours, pendant lesquels cette Chenille subira cinq mues. C'est alors que le Ver à soie va commencer à filer son cocon; à cet effet il possède deux petites glandes, qui viennent s'ouvrir au voisinage de la bouche et qui fournissent un liquide durcissant au contact de l'air et constituant la soie. En se contournant sur lui-même le Ver à soie finit par être complètement enveloppé dans ce cocon soyeux. La Chenille se transforme alors en chrysalide, et au bout de 20 jours

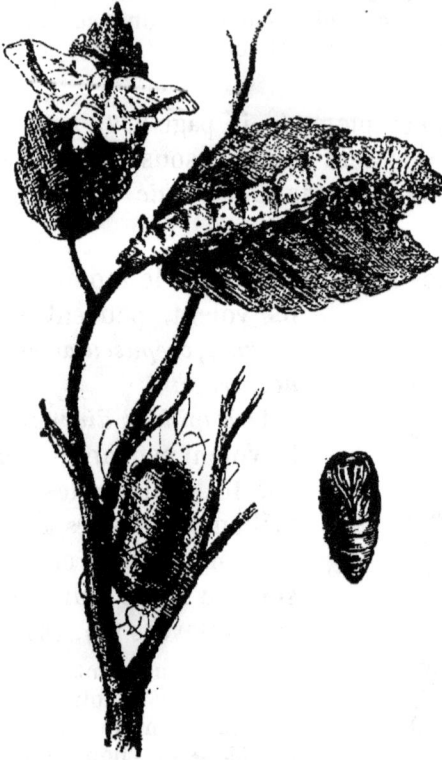

Fig. 368. — Bombyx : Papillon, Ver à soie, Chrysalide et cocon.

le Papillon s'échappe par un trou percé dans le cocon. Dans l'industrie, on étouffe la chrysalide dans une étuve ou dans l'eau bouillante afin que le Papillon ne perce pas le cocon, puis on dévide le fil de soie qui est continu et qui peut avoir plus d'un kilomètre de longueur.

L'élevage du Ver à soie ou *sériciculture* se fait dans le midi de la France dans des établissements appelés *magnaneries*; il fournit la matière première à l'une des branches les plus importantes de notre industrie nationale. Le Ver à soie est originaire de Chine, où il vit en liberté.

Les Vers à soie sont sujets à de nombreuses maladies qui ont été bien étudiées par Pasteur.

Parmi les Lépidoptères on peut encore citer : la *Pyrale* de la Vigne,

qui cause de grands dégâts dans les vignobles; la *Teigne*, petit Papillon blanc, dont la larve ronge les étoffes de laine ; enfin de nombreux
Papillons, comme les *Noctuelles*, les *Phalènes*, dont les Chenilles ravagent les cultures et les arbres fruitiers. Aussi la loi sur l'*échenillage*
prescrit sévèrement la destruction de toutes les Chenilles.

VI. — Ordre des Hémiptères.

Caractères. — Les *Hémiptères* sont des Insectes *suceurs* qui
ont souvent quatre ailes, les deux antérieures étant cornées à
la base ; ils peuvent manquer complètement d'ailes (Pou). Les
métamorphoses sont incomplètes.

Principaux genres. — La *Punaise* répand une odeur désagréable :
une espèce habite les bois, une autre les maisons mal-propres.

La *Cigale* (*fig.* 369) vit dans le midi et le mâle est pourvu d'un appareil mu-sical qui fait en-tendre un chant bruyant et mono-tone; cet appareil est situé de chaque côté de l'abdomen

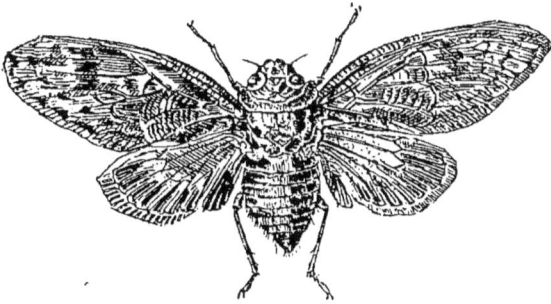

Fig. 369. — Cigale hibou de Madagascar.

et il a la forme d'un tambour de basque ; la femelle est muette et
pond ses œufs dans les troncs d'arbres.

Le *Puceron* est abondant sur certaines plantes, où il cause des dégâts considé-rables en suçant les bour-geons et les jeunes pous-ses. Le Puceron le plus nuisible est le *Phylloxera*, qui est un véritable fléau pour nos vignobles fran-çais, et c'est par milliards qu'il faudrait évaluer les dégâts qu'il a commis en France depuis trente ans.

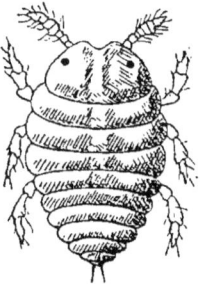

Fig. 370. — Phylloxera
sans ailes qui attaque
les racines.

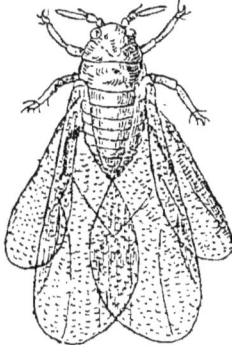

Fig. 371. — Phylloxera ailé.

Si l'on examine un pied de Vigne attaqué, on voit que les racines sont
couvertes d'une multitude d'Insectes dépourvus d'ailes (*fig.* 370) et qui

sucent la sève ; ce sont des Phylloxeras qui vont pondre une quantité considérable d'œufs. Certains de ces œufs pourront se transformer en Insectes ailés (*fig.* 371) qui sortiront de terre et iront porter la maladie sur un autre pied de Vigne. C'est de cette façon que le Phylloxera se propage à de grandes distances. On combat le Phylloxera par le sulfure de carbone ou par l'immersion des Vignes, ou mieux encore en greffant des vignes françaises sur des vignes américaines qui sont très robustes et qui peuvent résister à l'attaque de cet Insecte.

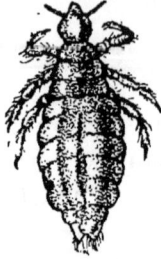

Fig. 372. — Pou de la tête.

La *Cochenille* vit sur les plantes grasses et contient une matière colorante qui fournit le *carmin* ; cette matière a perdu de son importance depuis la découverte des couleurs d'aniline. C'est aussi une Cochenille qui fournit la *laque* employée en teinture et pour la fabrication des vernis.

Le *Pou* (*fig.* 372) est dépourvu d'ailes et ne subit pas de métamorphoses ; il vit en parasite sur l'Homme et les animaux domestiques ; les œufs très nombreux sont désignés sous le nom de *lentes* ; parfois il pullule sur le corps humain avec une rapidité effrayante.

VII. — Ordre des Diptères.

Caractères. — Les *Diptères* sont des Insectes *piqueurs* et n'ayant plus que les deux ailes antérieures, les deux autres étant représentées par deux petites tiges appelées *balanciers*. Les métamorphoses sont complètes.

Principaux genres. — La *Mouche* pourvue d'une longue trompe est très commune ; par sa trompe et par ses pattes elle peut transporter les *microbes* ou *germes* de certaines maladies d'un individu sur un autre. C'est ainsi qu'une Mouche suçant le sang d'un Mouton mort du Charbon peut communiquer cette maladie à d'autres animaux ou à l'Homme qu'elle pique ensuite. Les larves des Mouches ont la forme de petits Vers blancs et sont connues sous le nom d'*Asticots*.

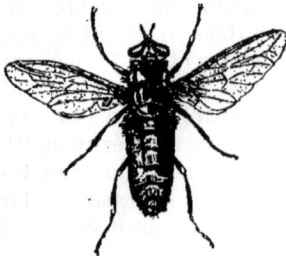

Fig. 373. — Taon.

Le *Taon* (*fig.* 373) pique le Cheval et le Bœuf pour en sucer le sang.

L'Œstre (*fig.* 374), grosse Mouche velue, pond ses œufs sur le poi-

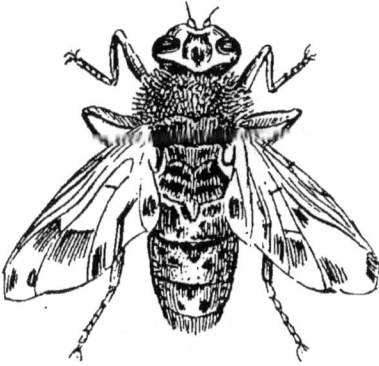

Fig. 374.— Œstre.

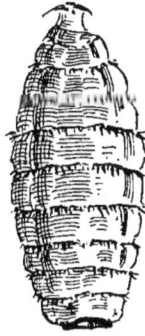

Fig. 375. — Larve de l'Œstre.

trail du Cheval ; celui-ci se léchant avale ces œufs qui éclosent et se déve-loppent dans l'estomac ; les larves sont ensuite rejetées avec les excré-ments.

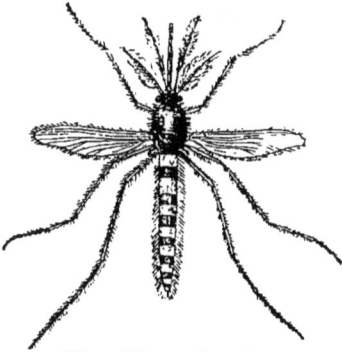

Fig. 376. — Cousin.

Le *Cousin* ou *Moustique* (*fig.* 376) se reconnaît à ses longues antennes; sa larve est aquatique ; il est très abondant au voi-sinage des eaux stagnantes et fait souffrir l'Homme par ses piqûres désagréables; dans les pays chauds où il est très abon-dant, il semble jouer un rôle très impor-tant dans la transmission des maladies.

La *Puce* est dépourvue d'ailes et peut sucer le sang de l'Homme. Il existe en Amérique et en Afrique une petite Puce, la *Puce pénétrante* ou *Chique*, qui s'introduit sous les ongles ou dans la peau et dont l'abdomen atteint le volume d'un pois par suite de l'abondance d'œufs. Ces œufs en se déve-loppant dans la peau peuvent causer des ulcé-rations.

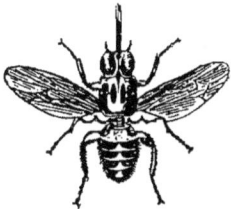

Fig. 377. — Mouche Tsé-Tsé.

La *Tsé-Tsé* (*fig.* 377) a la taille de la Mouche commune de nos pays; elle vit en Afrique, où sa piqûre est mortelle pour la plupart des animaux domestiques, mais elle n'est pas dan-gereuse pour l'Homme.

Tableau résumant les caractères des principaux ordres
d'Insectes.

I. Broyeurs	4 ailes dont 2 résistantes appelées *élytres*	Métamorphoses complètes	COLÉOPTÈRES (Hanneton).
		Métamorphoses incomplètes	ORTHOPTÈRES (Criquet).
	4 ailes membraneuses finement réticulées.		NÉVROPTÈRES (Libellule).
II. Lécheurs	4 ailes membraneuses à peu de nervures	Métamorphoses complètes	HYMÉNOPTÈRES (Abeille).
III. Suceurs	4 ailes couvertes d'*écailles*	Métamorphoses complètes	LÉPIDOPTÈRES (Papillon).
	4 ailes dissemblables	Métamorphoses incomplètes	HÉMIPTÈRES (Punaise).
IV. Piqueurs	2 ailes antérieures seulement. 2 ailes postérieures transformées en *balanciers*	Métamorphoses complètes	DIPTÈRES (Cousin).

CHAPITRE XVIII

CLASSE DES MYRIAPODES

Caractères. — Les *Myriapodes* sont des Articulés vivant dans l'air, et dont le corps, pourvu d'une tête distincte, est formé d'un grand nombre d'anneaux portant chacun une ou deux paires de pattes.

La tête porte deux antennes et une bouche munie de mandibules et de mâchoires comme celle des Insectes.

Mais les anneaux sont nombreux et tous semblables, de sorte qu'il est impossible de distinguer un abdomen. Le nombre des pattes est très grand, d'où leur nom vulgaire de *Mille-pattes ;* sans atteindre ce nombre de mille, il dépasse parfois 150 paires.

Ils vivent généralement sous les pierres humides et dans les vieux troncs d'arbre.

Principaux genres. — On distingue deux genres bien caractérisés : le *Scolopendre* et le *Iule.*

Le *Scolopendre* (*fig.* 378) est un carnassier des pays chauds n'ayant qu'une seule paire de pattes à chaque anneau. Deux de ses mâchoires sont transformées en crochets venimeux qui peuvent laisser écouler un venin assez puissant pour tuer de petits animaux.

Le *Iule* se nourrit de végétaux en décomposition ; il a deux paires de pattes à chaque anneau. Il s'enroule en boule dès qu'on le touche.

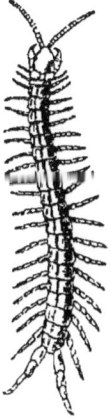

Fig. 378. — Scolopendre.

CLASSE DES ARACHNIDES

Les *Arachnides* sont des Articulés vivant dans l'air, comme les Insectes et les Myriapodes ; mais leur corps est divisé en deux régions : 1° le *céphalothorax,* formé par la réunion de la tête et du thorax ; 2° l'*abdomen.* Le céphalothorax porte *4 paires de pattes* et jamais d'ailes ; de sorte que l'Arachnide a 8 pattes, tandis que l'Insecte n'en avait que 6.

Les Arachnides comprennent de nombreux groupes, dont les plus importants sont : les *Araignées,* les *Scorpions* et les *Acariens.*

Araignées. — Les *Araignées* (*fig.* 379) sont caractérisées par leur abdomen distinct du céphalothorax, mais non divisé en anneaux. Les antennes sont transformées en une paire de pinces appelées *chélicères ;* elles ont la forme de crochets (*fig.* 380) percés d'un orifice et communiquant avec une glande à venin.

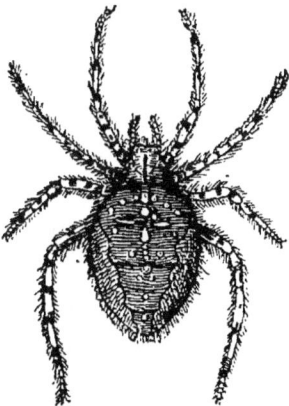

Fig. 379. — Épeïre (femelle).

Lorsque l'Araignée enfoncera ses crochets dans le corps d'un animal, d'une Mouche par exemple, le venin s'écoulera dans la plaie et pourra tuer ce petit animal. Au-dessous des chélicères se trouvent les mâchoires, qui peuvent saisir et broyer les aliments.

A l'extrémité de l'abdomen sont de petites saillies, appelées

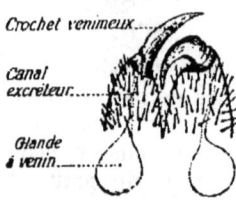

Crochet venimeux

Canal excréteur

Glande à venin

Fig. 380. — Chélicères ou crochets venimeux d'une Araignée.

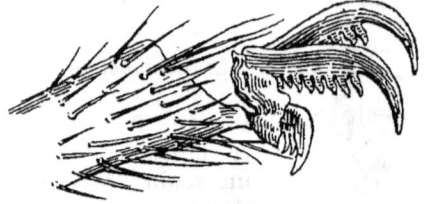

Fig. 381. — Extrémité tres grosse d'une patte d'Araignée.

filières, percées de trous par où s'échappe une matière liquide qui durcit à l'air en fournissant les fils de soie à l'aide desquels l'Araignée construit sa toile. Ces fils une fois sortis des filières sont saisis et tressés par les crochets des pattes qui constituent un outil d'une admirable perfection (*fig.* 381). La toile que l'Araignée se tisse lui sert en général de demeure et de piège pour capturer les Insectes dont elle se nourrit.

On a pu fabriquer des étoffes avec cette soie d'Araignée : c'est ainsi qu'à Madagascar il existe des Araignées qui peuvent fournir chacune 30 à 40 mètres de fil de soie qu'on enlève à l'aide d'un dévidoir. Cette soie, à cause de sa légèreté, sert à fabriquer l'enveloppe extérieure des ballons.

Parmi les principaux genres, citons : l'*Épeire* (*fig.* 379), dont la toile arrondie et formée de fils régulièrement disposés est commune dans nos jardins ; l'*Araignée domestique*, dont la toile est irrégulière ; la *Mygale*, qui habite un trou qu'elle creuse dans la terre et qu'elle ferme avec un couvercle ; le *Faucheur*, qui a de très longues pattes, ce qui lui permet de poursuivre sa proie à la course au lieu de l'attendre à l'affût comme les autres Araignées; aussi il ne tisse pas de toile.

Malgré le préjugé qui les condamne, on doit considérer toutes ces Araignées comme utiles, car elles dévorent un grand nombre d'Insectes.

Scorpions. — Les *Scorpions* (*fig.* 382) ont l'abdomen nettement divisé en 13 anneaux dont les 7 premiers sont larges, tandis que les 6 derniers, plus étroits, forment ce qu'on appelle vulgairement la *queue ;* le dernier anneau est muni d'un aiguillon venimeux.

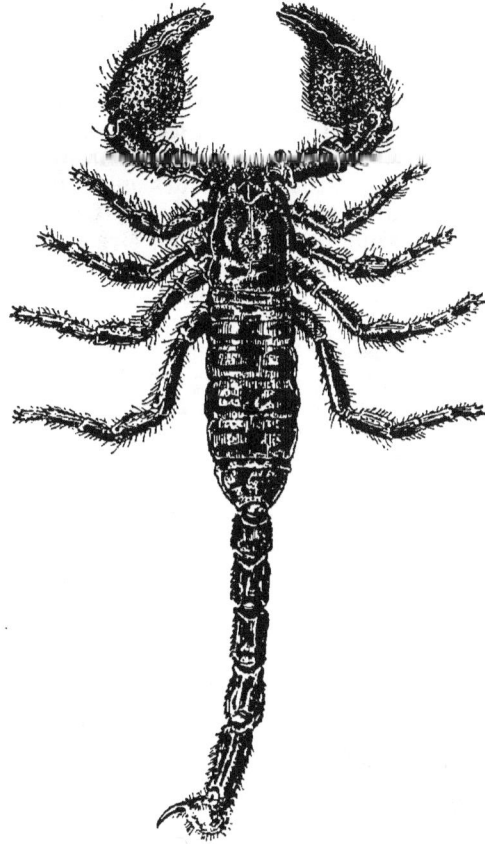

Les *chélicères* se terminent par des pinces ; et les appendices suivants portent de grandes pinces qui servent à prendre les aliments, tandis que par leur base elles fonctionnent comme des mâchoires.

Les Scorpions vivent surtout d'Insectes qu'ils tuent à l'aide de leur crochet venimeux. Pour cela ils retroussent leur abdomen par dessus le dos de façon à diriger le crochet en haut et en avant. La piqûre des Scorpions qui vivent dans le midi de la France et qui sont de petite taille n'est pas mortelle ; mais les grands Scorpions des pays chauds, le Scorpion africain par exemple, dont la taille peut atteindre 20 centimètres, ont une piqûre redoutée et qui peut être mortelle pour l'Homme.

Fig. 382. — Scorpion.

Un trait curieux des mœurs des Scorpions est le suivant : en présence de certains dangers, s'ils sont entourés de feu par exemple, ils relèvent leur abdomen et brusquement ils s'enfoncent leur dard dans le dos ou dans la tête et ne tardent pas à mourir, tués par leur propre poison : c'est un véritable suicide.

Acariens. — Les *Acariens* sont des parasites dont le corps ne présente aucune division en anneaux ; mais leurs appendices sont semblables à ceux des Araignées ; ils ont aussi 8 pattes terminées par des griffes ou des ventouses. Leur organisation, comme celle de tous les parasites, est très dégradée.

Parmi les principaux genres, nous pouvons citer : le *Sarcopte* (*fig.*383),

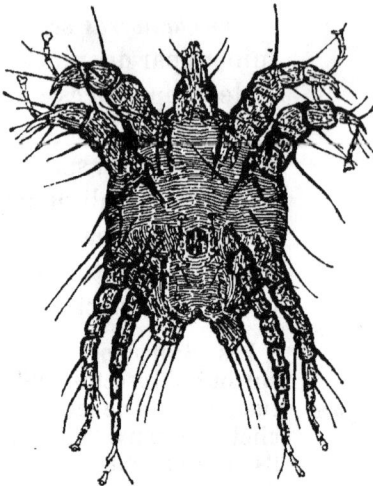

Fig. 383. — Sarcopte de la gale.

dont la femelle creuse des galeries dans la peau pour y déposer ses œufs en causant ainsi des démangeaisons violentes ; cet animal est la cause de cette maladie repoussante et contagieuse, mais heureusement facile à guérir, qu'on appelle la *gale* ; la plupart des animaux domestiques, le Cheval, le Chien, le Mouton, peuvent aussi être envahis par ces parasites ; l'*Acarus* ou *Mite*, qui vit dans la croûte de certains fromages et qui a les pattes terminées par des griffes ; le *Rouget*, qui pénètre sous la peau des jambes quand on s'aventure dans les hautes herbes en automne, et qui cause de vives démangeaisons ; la *Tique* des Chiens, qui a une forme globuleuse et qui s'attache parfois aux jambes des chasseurs.

Enfin on peut placer à côté des Acariens les *Tardigrades*, qui sont des animaux microscopiques, vivant dans la Mousse des toits et célèbres par leur curieuse propriété de ressusciter après avoir été desséchés : lorsqu'ils sont secs ils ressemblent à de petits grains de poussière et semblent morts, mais au bout de plusieurs années ils peuvent reprendre leur activité si on les place dans l'humidité. On dit qu'ils sont *reviviscents*.

CLASSE DES CRUSTACÉS

Les *Crustacés* sont des articulés vivant dans l'eau et respirant à l'aide de *branchies* ; leur corps est ordinairement protégé par une sorte de *carapace* imprégnée de calcaire.

Les Crustacés sont très nombreux et ont des formes très variées ; aussi nous allons étudier l'organisation de l'un des plus connus, de l'Écrevisse, et nous énumèrerons ensuite les plus importants parmi les autres.

Prenons donc une Écrevisse, et examinons-la en détail, d'abord extérieurement, puis intérieurement.

Caractères extérieurs. — L'*Écrevisse* est enveloppée par une carapace calcaire, de couleur brunâtre quand l'animal est vivant, mais qui devient rouge par la cuisson, car l'eau chaude dissout la matière colorante brune et il reste une matière rouge.

Vue de dos ou de profil (*fig.* 384), l'Écrevisse présente deux régions : le *céphalothorax*, protégé par une cuirasse d'une seule pièce, et l'*abdomen*, formé de 7 anneaux bien distincts.

Vue par dessous (*fig.* 385), elle montre que chaque anneau porte une paire d'appendices; il sera même possible, en comptant le nombre d'appendices, de savoir combien d'anneaux se sont soudés pour former le céphalothorax.

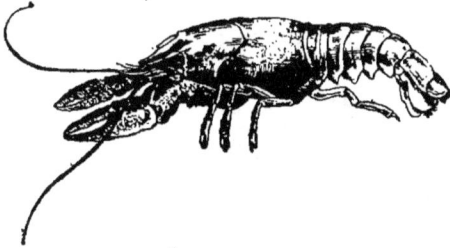

Fig. 384. — Écrevisse vue de profil.

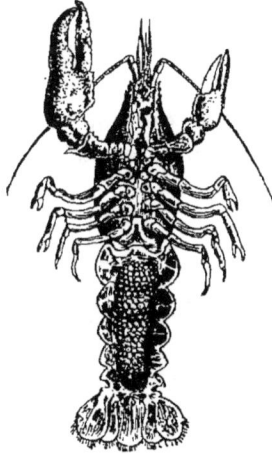

Fig. 385. – Écrevisse vue par la face inférieure; l'abdomen porte des œufs.

On compte 21 paires d'appendices, dont 14 sont portés par le céphalothorax et 7 par l'abdomen. D'avant en arrière, on trouve : 1 paire d'*yeux* portés à l'extrémité de petites tiges mobiles ; 2 paires d'*antennes ;* 6 paires de *pièces buccales* destinées à la mastication des aliments et comprenant 1 paire de *mandibules*, 2 paires de *mâchoires* et 3 paires de *pattes-mâchoires*; 5 paires de *pattes locomotrices* servant à la marche, sauf la première paire transformée en fortes pinces qui constituent des organes d'attaque et de défense; 6 paires de *pattes abdominales* très peu développées, servant à la natation et auxquelles sont accrochés les œufs chez les femelles ; enfin sur le dernier anneau 1 paire d'appendices aplatis et constituant une sorte de nageoire en éventail.

L'Écrevisse ne marche pas « à reculons », comme on le dit souvent ; elle marche en avançant comme les autres animaux, mais elle peut nager en reculant lorsqu'elle replie brusquement son abdomen, produisant ainsi un mouvement de recul.

Organisation. — L'*appareil digestif* s'étend presque en ligne droite de la bouche, située en avant et au-dessous du céphalothorax, à l'anus, situé sur le dernier anneau abdominal ; il présente un renflement, l'*estomac*, à l'intérieur duquel se trouvent des pièces cornées destinées à écraser les aliments ; on y voit aussi des petites pierres blanches en forme de boules appelées vulgairement *yeux d'Ecrevisse*. Ces pierres pourront être digérées par l'Écrevisse et lui serviront à fabriquer sa carapace, qui est calcaire.

L'*appareil circulatoire* (*fig.* 386) comprend un cœur situé sous

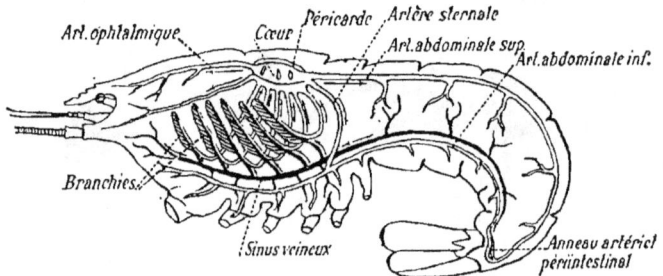

Fig. 386. — Appareil circulatoire d'un Crustacé (Ecrevisse).

le céphalothorax, et des vaisseaux qui conduisent le sang incolore dans les diverses régions du corps. Le sang tombe ensuite dans des lacunes, puis arrive aux branchies où il respire et d'où il revient au cœur. Pour voir battre le cœur il suffit d'enlever délicatement un morceau de la carapace au bout du céphalothorax, en face du cœur.

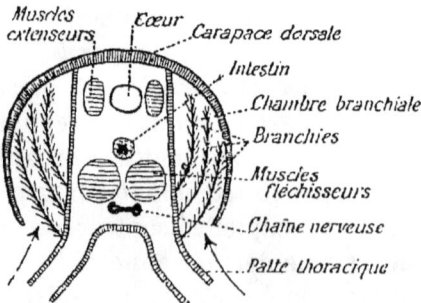

Fig. 387. — Coupe transversale d'une Écrevisse.

L'*appareil respiratoire* est constitué par des *branchies* attachées à la base des pattes locomotrices et protégées par un prolongement de la carapace (*fig.* 387). L'eau qui baigne ces branchies

pénètre par la fente située à la base des pattes et vient sortir
en avant, de chaque côté de la bouche.

Le *système nerveux* (*fig.* 388) comprend des *ganglions cérébroïdes* formant
le cerveau, un *collier œsophagien* et
une *chaîne ganglionnaire ventrale* constituée par 5 ganglions thoraciques et 7
abdominaux. Chez les Crustacés dont le
corps est globuleux et non allongé
comme celui de l'Écrevisse, chez le

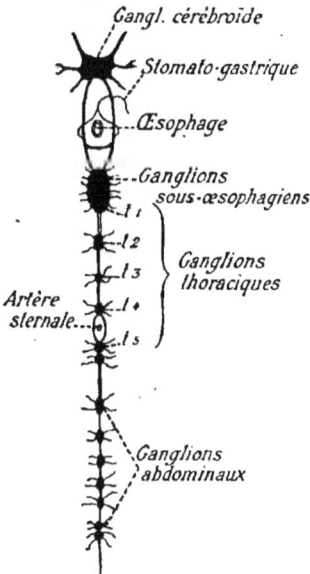

Fig. 388. — Système nerveux
d'une Écrevisse.

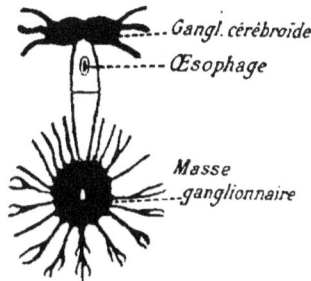

Fig. 389. — Système nerveux
d'un Crabe.

Crabe par exemple, les ganglions se soudent en une seule masse
abdominale (*fig.* 389).

Les *yeux* sont à *facettes* comme ceux des Insectes ; les *oreilles*
sont à la base des premières antennes et les 2 paires d'antennes
servent au toucher.

L'Écrevisse femelle pond des *œufs* qui restent attachés aux pattes
abdominales (*fig.* 385) et y subissent tout leur développement. A sa
naissance la jeune Écrevisse ne diffère de l'adulte que par sa taille,
mais elle subit à l'intérieur de l'œuf une série de changements ou
mues. C'est ainsi qu'au début de sa formation tous les appendices se
ressemblent dans toute la longueur du corps; mais bientôt ils prennent
des formes différentes et s'adaptent à des usages divers : les uns à la
mastication, les autres à la marche, d'autres enfin à la natation, etc.
Lorsque l'Écrevisse grandit, il faut qu'elle change de carapace, car celle-
ci ne peut pas s'accroître ; elle se dégage alors de cette enveloppe trop
étroite qui se déchire aux points de moindre résistance, et sa peau molle
va fabriquer une nouvelle carapace. Pendant la première année la jeune
Écrevisse peut muer trois ou quatre fois; chaque mue est suivie d'un ac-
croissement rapide, bientôt arrêté par la formation de la carapace. Une
Écrevisse plus âgée ne change de peau qu'une fois par an. Au moment

de la mue, l'Écrevisse devenue plus craintive reste cachée dans des trous.

Un grand nombre de Crustacés sortent de l'œuf sous une forme larvaire qui aura à subir des métamorphoses avant d'arriver à l'état adulte. Ces formes transitoires sont assez nombreuses ; parmi elles on peut citer surtout les formes de *Nauplius*, de *Zoé* (*fig.* 397), de *Mysis* (*fig.* 398), de *Mégalope*, etc.

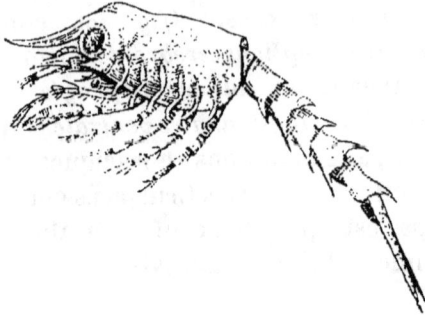

Fig. 390. — Larve de Homard à sa sortie de l'œuf.

Principaux genres. — Nous citerons seulement les Crustacés les plus utiles dans l'alimentation de l'Homme et les plus curieux par leurs mœurs.

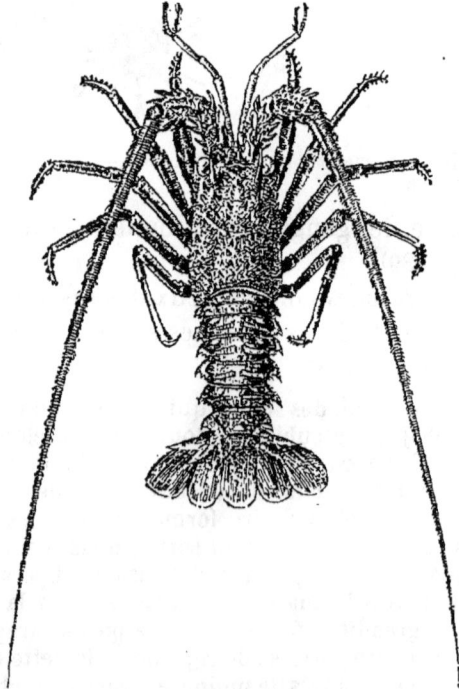

Fig. 391. — Langouste.

L'*Écrevisse* vit de préférence dans les eaux douces, courantes et limpides. Dans les rivières de France il en existe deux variétés : celle qui a les pattes rouges et qui est plus estimée que l'autre dont les pattes sont blanches. L'Écrevisse est presque disparue de nos cours d'eau, soit à cause de l'empoisonnement de nos rivières par les eaux provenant des usines, soit à cause de certaines maladies contagieuses qui ont sévi sur ce Crustacé. Les consommateurs français ont donc été obligés de s'adresser à l'étranger, d'abord à l'Allemagne et à l'Autriche, et actuellement à la Russie. C'est surtout de Finlande que nous arrivent par centaines de mille les Écrevisses que nous mangeons en France. Les Halles de Paris reçoivent annuellement de 4 à 8 millions d'Écrevisses, et la consommation annuelle en France s'élève à 15 millions de francs. Aussi l'on comprend que certains pays, en particulier l'Allemagne, fassent de l'élevage d'Écrevisses. On vient d'essayer avec succès d'acclimater en France une Écrevisse américaine, le *Cambarus*, qui résiste aux maladies des Écrevisses européennes. Peut-être alors sera-t-il possible de tenter le repeuplement de nos rivières, à l'aide de ce Cambarus dont

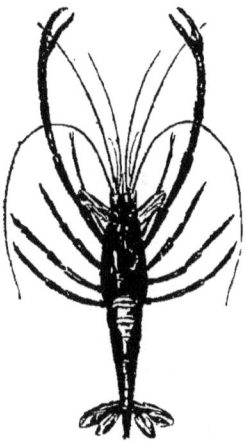

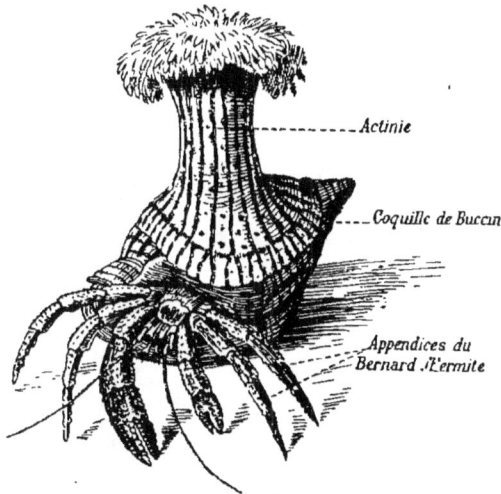

Fig. 392. — Palœmon.   Fig. 393. — Pagure ou Bernard l'Ermite.

la chair est aussi délicate et aussi exquise que celle de notre Écrevisse.

Le *Homard* ou *Écrevisse de mer* a de puissantes pinces et vit sur les côtes de l'Océan et de la Méditerranée. Une femelle de Homard de 40 centimètres de long peut pondre 80.000 œufs; de chaque œuf sort une petite larve (*fig.* 390) ayant 8 millimètres de longueur et qui va subir de nombreuses mues avant d'atteindre l'état adulte. Les pêcheries de Terre-Neuve ont capturé, en 1895, 8 millions de Homards. La pêche du Homard et de la Langouste est très développée sur nos côtes bretonnes; ces Crustacés sont livrés vivants par les pêcheurs à des *mareyeurs* qui en conservent une partie dans de grands bassins ou *viviers*, afin de les diriger, suivant les besoins, sur les marchés. En 1895, ces viviers français ont produit 1 million de kilogrammes de ces Crustacés, représentant une valeur d'environ 2 millions de francs.

La *Langouste* (*fig*. 391) diffère du Homard par sa carapace épineuse et ses longues antennes, sa chair est encore plus estimée que celle du Homard. Elle habite de préférence les côtes rocailleuses.

La *Crevette* est de petite taille; sa carapace presque transparente se prolonge en avant par une sorte d'arête. Il en existe deux espèces sur les côtes de France : le *Palœmon* ou *Crevette rose* ou *Bouquet* (*fig*. 392), plus grand et plus délicat que le *Crangon* ou *Crevette grise*.

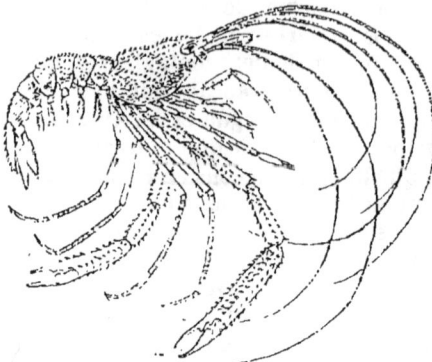

Fig. 394. — Pénée.

Le *Pagure* ou *Bernard l'Ermite* (*fig*. 393) a l'abdomen mou, et pour le protéger il se loge dans une coquille de Mollusque ; quand cette habitation est devenue trop étroite, il déménage pour en choisir une autre plus confortable. Au moindre danger il se retire dans sa coquille et il en défend l'entrée en la fermant avec ses pinces. On trouve souvent sur la coquille abritant ce Crustacé une *Actinie* ou *Anémone de mer*. Ces deux êtres se rendent de mutuels services aussi bien dans leur défense contre les autres animaux que dans la recherche de leur nourriture.

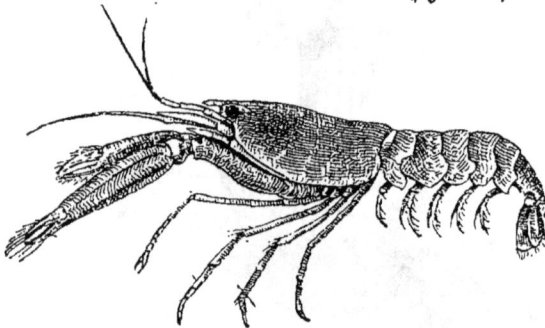

Fig. 395. — Alphée rouge.

Enfin citons le *Pénée* (*fig*. 394), qui subit de nombreuses métamorphoses, et l'*Alphée* (*fig*. 395), dont les yeux sont recouverts par la carapace.

Le *Crabe* (*fig*. 396) diffère des Crustacés précédents par son céphalothorax très large et son abdomen très petit et complètement replié en dessous. Cependant le Crabe en naissant, à sa sortie de l'œuf, a un

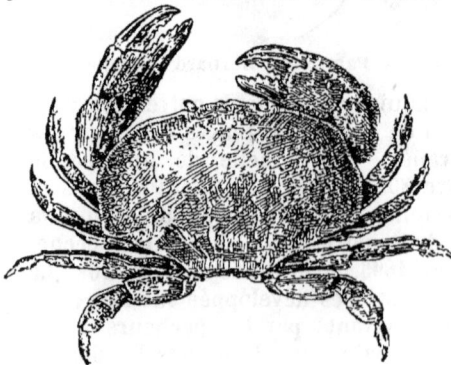

Fig. 396. — Crabe.

abdomen bien développé (*fig.* 397), en même temps le céphalothorax est prolongé en avant et en arrière par une longue pointe : c'est à cette larve qu'on a donné le nom de *Zoé*. Le Crabe est commun sur nos côtes, où il se loge dans les anfractuosités des rochers ; et. lorsqu'on veut le saisir par une patte, il arrive souvent que cette patte se casse et que l'animal s'échappe privé de son membre. Ce membre du reste peut se reproduire assez rapidement. Le même fait a été

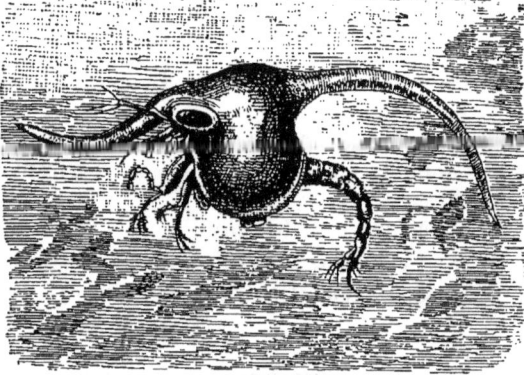

Fig. 397. — Zoé.

observé avec des Sauterelles et des Araignées. Une espèce de Crabe, le *Tourteau*, est recherchée comme comestible. Certains Crabes, comme le *Tourlourou* des Antilles, peuvent s'adapter à la vie terrestre.

Tous les Crustacés que nous avons cités jusqu'ici ont 10 pattes locomotrices ; aussi on les appelle encore *Décapodes* : ce sont les mieux organisés. Mais il en existe d'autres commé la **Mysis** (*fig.* 398) dont les pattes-mâchoires servent à la locomotion, de sorte qu'il y a 16 pattes lo-

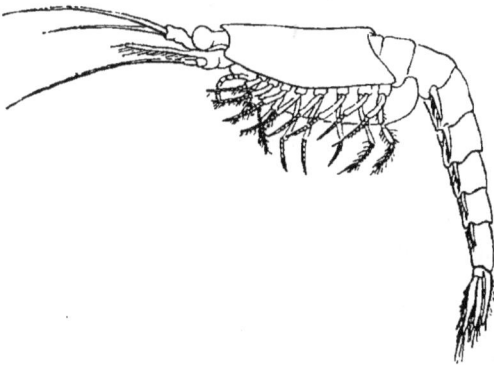

Fig. 398. — Mysis.

comotrices au lieu de 10 ; d'autres enfin qui ont plus de 21 anneaux et par suite plus de 21 appendices.

On peut encore citer parmi les autres Crustacés dont l'organisation est moins compliquée : le *Gammarus* ou *Chevrette*, abondante dans nos ruisseaux et qui nage couchée sur le côté ; le *Talitre* ou *Puce de mer*, qui s'enfonce dans le sable fin des plages et saute avec agilité ; le *Cloporte*, qui vit dans les endroits humides et peut se mettre en boule ; l'*Anatife*, qui vit dans la mer fixé par un long pédoncule aux morceaux de bois qui flottent ; la *Balane*, dont la coquille calcaire est formée de plusieurs pièces et qu'on trouve fixée sur les rochers ou les coquilles en quantité considérable ; la *Daphnie* ou *Puce d'eau* et le *Cypris*, dont les jeunes Poissons sont très friands.

RÉSUMÉ

Myriapodes. — Les *Myriapodes* sont des Articulés qui ont un très grand nombre de pattes et dont la tête est distincte ; ils respirent dans l'air.

On peut citer parmi eux : le *Scolopendre*, le *Iule*.

Arachnides. — Les *Arachnides* sont des Articulés qui ont 8 *pattes* et le corps partagé en deux régions (*céphalothorax* et *abdomen*) ; ils respirent dans l'air.

On peut les ranger en 3 ordres :

1. Abdomen non divisé en anneaux ; *Chélicères* . . . Araignées.
2. Abdomen divisé en anneaux, prolongé par une sorte de queue, terminé par un crochet venimeux . . . . Scorpions.
3. Abdomen non distinct du céphalothorax ; parasites. Acariens.

Crustacés. — Les *Crustacés* sont des Articulés qui respirent dans l'eau avec des *branchies* ; leur peau incrustée de calcaire forme une carapace.

L'*Écrevisse* peut être prise comme type des Crustacés.

1. *Caractères extérieurs.* — Le corps est divisé en 2 régions (*céphalothorax* et *abdomen*).

Le *céphalothorax*, qui semble être d'une seule pièce, porte 14 paires d'appendices.

L'*abdomen*, formé de 7 anneaux, porte 7 paires d'appendices.

2° *Organisation.* — L'*appareil digestif* est droit ; il présente un estomac contenant des pièces cornées et des boules calcaires (yeux d'Écrevisse).

L'*appareil circulatoire* comprend un cœur d'où partent les vaisseaux conduisant le sang aux organes, d'où il revient aux branchies pour retourner ensuite au cœur.

L'*appareil respiratoire* est formé par des branchies attachées à la base des pattes.

Les Crustacés pondent de nombreux œufs, et les jeunes, soit à l'intérieur de l'œuf, soit lorsqu'ils sont éclos, subissent de nombreuses *mues*.

Principaux genres. — Écrevisse, Homard, Langouste, Crevette, Pagure, Pénée, Alphée, Crabe, Mysis, Chevrette, Talitre, Cloporte, Anatife, Balane, Daphnie et Cypris.

CHAPITRE XIX

LES RAYONNÉS OU ZOOPHYTES

Tous les animaux étudiés jusqu'ici ont une *symétrie bilatérale* c'est-à-dire que leur corps présente deux moitiés semblables et qu'on y peut distinguer une droite et une gauche.

Les animaux qui nous restent à étudier ont une *symétrie rayonnée*, c'est-à-dire que les diverses parties de leur corps sont disposées comme des rayons autour d'un centre : d'où leur nom de *Rayonnés*.

D'autre part la grande ressemblance de ces animaux avec les plantes leur a valu le nom de *Zoophytes*, ce qui signifie *animaux-plantes*.

Les Rayonnés comprennent deux embranchements :

1° Les *Échinodermes*, dont le tube digestif est distinct de la paroi du corps ;

2° Les *Cœlentérés* ou *Polypes*, dont la cavité digestive se confond avec les parois du corps.

EMBRANCHEMENT DES ÉCHINODERMES

Caractères généraux. — Les *Échinodermes* sont des *Rayonnés* dont le corps est protégé par une enveloppe calcaire hérissée de *piquants ;* leur appareil digestif est bien distinct de la paroi du corps.

Ils peuvent être rangés en cinq groupes : les *Oursins*, les *Étoiles de mer*, les *Ophiures*, les *Holothuries* et les *Crinoïdes*.

1° **Les Oursins.** — Les Oursins ou *Châtaignes de mer* (fig. 399) ont le corps à peu près sphérique et recouvert de nombreux piquants. Si l'on enlève ces piquants on aperçoit la carapace ou *test* formée d'un grand nombre de pièces calcaires, soudées et régulièrement disposées suivant 5 régions semblables qui rayonnent à partir du sommet. Dans le milieu de chacune de ces

5 régions se trouvent des trous laissant passer des prolongements de la peau, de petits tubes
mous rappelant les cornes de
l'Escargot ; ce sont les *ambulacres*, qui servent à la locomotion.

En effet, lorsque l'animal veut
se déplacer dans une certaine
direction, il allonge les ambulacres dans cette direction, les
fixe au sol ou sur le rocher et
les contracte, ce qui le fait glisser sur le sol.

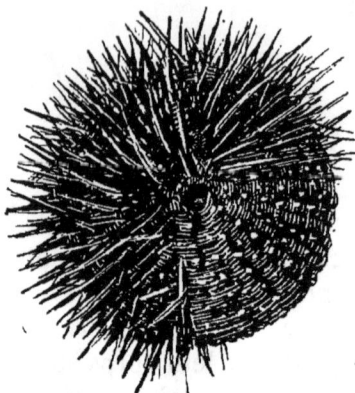

Fig. 399. — Oursin commun.

En certains points, en particulier autour de la bouche, se
trouvent des pinces à deux ou trois branches, les *pédicellaires*,
(*fig.* 400), qui sont de véritables organes de préhension.

La *bouche* occupe le centre de la face inférieure de l'Oursin

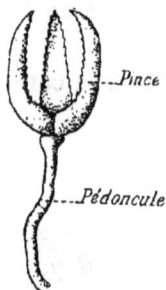

Fig. 400. — Pédi-
cellaire très grossi.

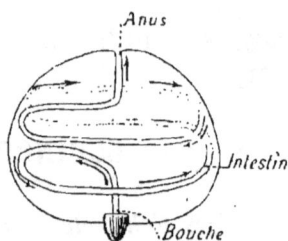

Fig. 401. — Tube digestif
de l'Oursin.

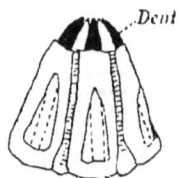

Fig. 402. — La lan-
terne d'Aristote.

(*fig.* 401) ; elle est pourvue de 5 dents portées par 5 pyramides
osseuses dont l'ensemble est appelé *lanterne d'Aristote* (*fig.* 402).
Le tube digestif se contourne et vient se terminer par l'anus,
placé sur la face dorsale.

L'*appareil circulatoire* est composé de vaisseaux qui viennent
aboutir à la *plaque madréporique*, pièce calcaire située près de
l'anus et percée d'orifices par où l'eau de mer peut pénétrer
dans le sang.

Le *système nerveux* (*fig.* 403) a bien une structure rayonnée : il comprend un anneau autour de l'œsophage et 5 bandelettes nerveuses allant aux ambulacres.

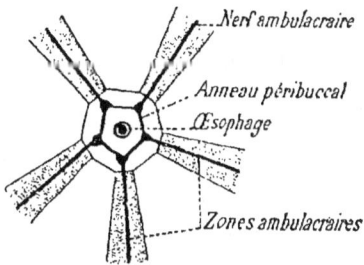

Fig. 403. — Système nerveux d'un Oursin.

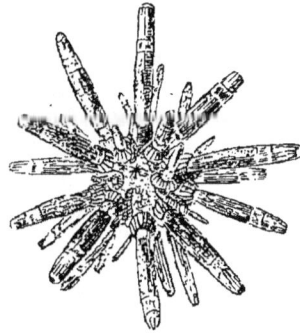

Fig. 404. — Cidaris.

La plupart des Oursins sont comestibles, et dans les villes du littoral on les vend sur les marchés.

Certains Oursins, comme le *Cidaris* (*fig.* 404), ont de gros piquants en forme de massue ; d'autres, comme le *Spatangue,* ont une forme irrégulière.

2° Les Étoiles de mer. — Les *Étoiles de mer* (*fig.* 405) sont formées d'une partie centrale d'où partent des prolongements ou *bras* disposés comme les rayons d'une étoile. Le nombre des bras est généralement de 5, mais on en trouve jusqu'à 40 chez certaines espèces. La bouche, située au centre de la face ventrale tournée vers le sol, donne accès

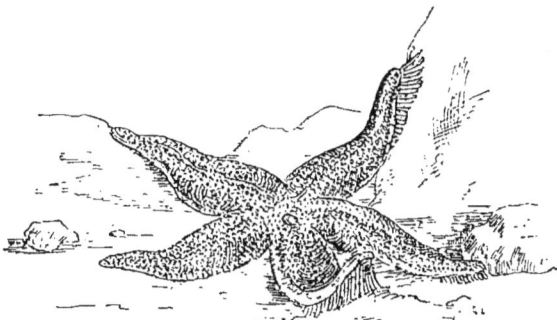

Fig. 405. — Étoile de mer.

dans une poche digestive qui envoie des prolongements dans chacun des bras. La face inférieure de ces bras est creusée d'une gouttière dans laquelle se trouvent des *ambulacres* semblables à ceux des Oursins. Si l'un des bras se brise, il peut se reproduire par une sorte de bourgeonnement.

Les Étoiles de mer sont communes sur nos côtes où on les découvre facilement à marée basse ; mais on en trouve jusqu'à 5.000 mètres de profondeur.

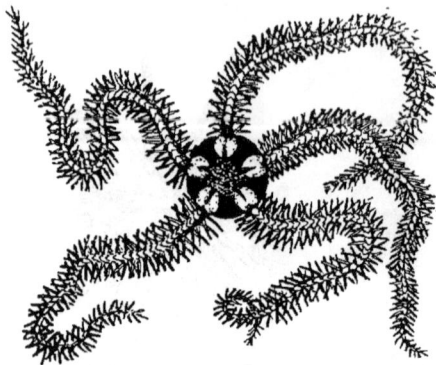

Fig. 406. — Ophiure cassante.

3° Les Ophiures. — Les *Ophiures* (*fig.* 406) ont des bras longs et flexibles rattachés à un disque central nettement distinct. Ces bras ne contiennent aucun organe et peuvent parfois se ramifier comme chez l'*Euryale* ; ils se cassent avec une grande facilité.

Les Ophiures se meuvent en faisant onduler leurs bras comme des Serpents.

4° Les Holothuries. — Les *Holothuries* (*fig.* 407) ont le corps allongé et cylindrique ; leur peau n'est plus recouverte d'un

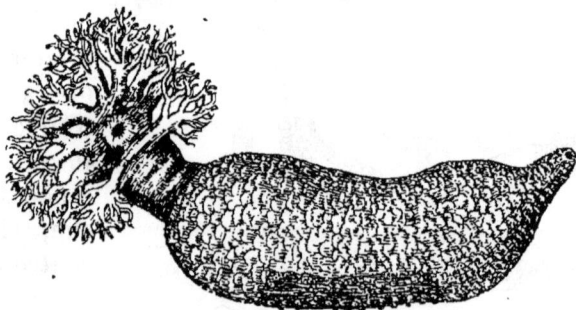

Fig. 407. — Holothurie.

test calcaire, mais elle est incrustée de corpuscules calcaires. La bouche, située à l'une des extrémités du corps, est entourée d'une couronne de tentacules rétractiles ; l'anus est à l'autre extrémité.

Ces animaux sont peu abondants sur nos côtes ; cependant on en trouve aux îles Glenans, près de Concarneau, et sur les côtes de la Méditerranée. Les Chinois sont très friands d'une Holothurie appelée *Trépang*.

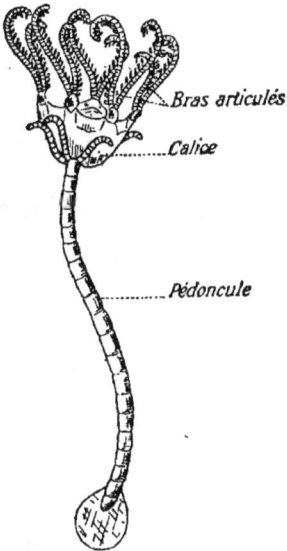

Fig. 408. — Jeune Comatule.

5° **Les Crinoïdes.** — Les *Crinoïdes* ont le corps globuleux ou en forme de calice ; ils ont les bras articulés et leur bouche est tournée vers le haut. Ils sont fixés au sol par un pédoncule.

Certains, comme la *Comatule*, qui vit sur nos côtes, sont fixés seulement pendant leur jeune âge. Ainsi la jeune Comatule (*fig.* 408) se balance comme une fleur au sommet d'un long pédoncule articulé ; puis bientôt le pédoncule se brise et la Comatule (*fig.* 409) nage à l'aide de ses bras longs et flexibles.

D'autres, comme la *Pentacrine* (*fig.* 410), restent fixés pendant toute leur vie et leur pédoncule grandit toujours.

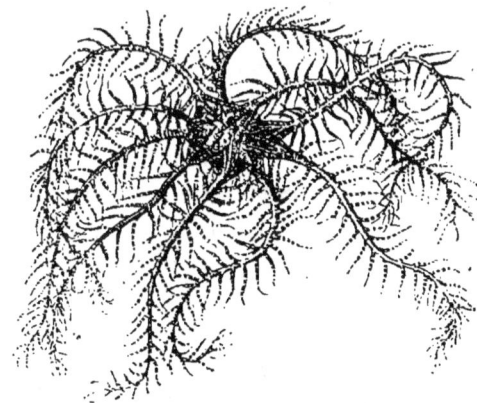

Fig. 409. — Comatule adulte.

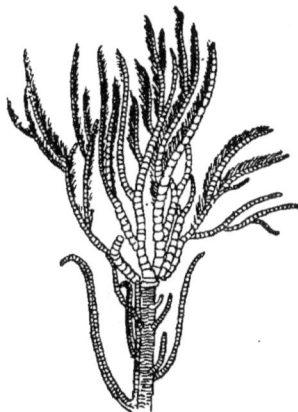

Fig. 410. — Pentacrine.

Les Crinoïdes des premières époques géologiques étaient dans ce cas.

EMBRANCHEMENT DES CŒLENTÉRÉS OU POLYPES

Caractères généraux. — Les *Cœlentérés* ou *Polypes* ont une cavité digestive (*fig.* 411) qui se confond avec la cavité générale ; ils sont généralement fixés. Leur corps a la forme d'un sac

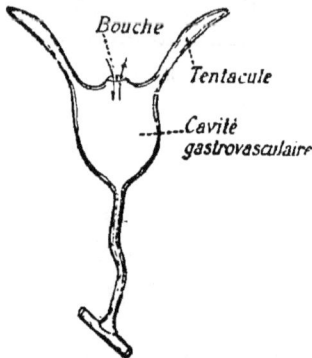

Fig. 411. —Un Cœlentéré (Hydre).

dont l'unique ouverture sert à la fois de bouche et d'anus ; cette poche sert à la digestion des aliments aussi bien qu'à la circulation des liquides nourriciers ; d'où son nom de *cavité gastro-vasculaire*.

Ces animaux ont dans l'épaisseur de leur peau des vesicules microscopiques contenant un fil enroulé en spirale et qui peut se dérouler au dehors au moindre choc. Aussi lorsqu'on touche un Cœlentéré, le filament pénètre dans la peau comme une flèche et produit une piqûre brûlante analogue à celle que fait une Ortie : c'est pourquoi ces petits corps sont appelés *organes urticants* ou *nématocystes*.

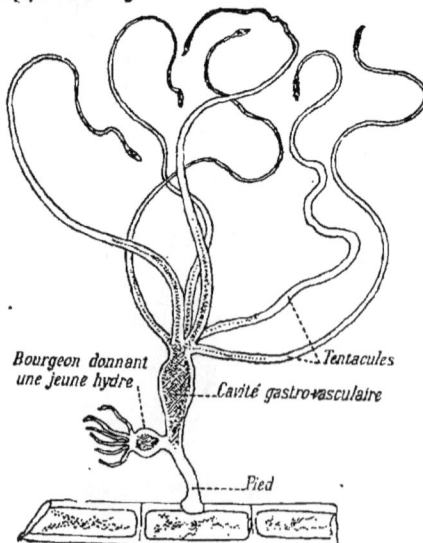

Fig. 412 — Hydre verte.

On peut diviser cet embranchement en quatre classes : les *Hydroméduses*, les *Siphonophores*, les *Acalèphes* et les *Coralliaires*.

1° Les Hydroméduses. — Prenons comme exemple de ce groupe l'*Hydre d'eau douce* (*fig.* 412), dont l'histoire est des plus curieuses. C'est un petit animal qui a la forme d'un simple sac et qui vit fixé aux feuilles nageant à la surface de l'eau. Autour de la bouche se trouve une couronne de *bras* ou *tenta-cules* armés de nématocystes et servant à l'animal pour pêcher sa nourriture. Ces tentacules sont de véritables lignes vivantes qui lancent elles-mêmes leurs hameçons venimeux sur l'animal qui vient à les frôler et le tuent. C'est ensuite que l'Hydre enroule son bras autour de la victime et la porte à sa bouche.

L'Hydre a une vitalité étonnante : on peut la retourner comme un doigt de gant sans la tuer; elle continue alors à digérer avec la peau renversée qui est devenue l'estomac.

On peut même la couper en plusieurs morceaux, et chaque morceau deviendra vite une Hydre nouvelle.

Si l'Hydre est bien nourrie, il se produit des *bourgeons* qui vont grossir et donner de nouvelles Hydres. Ces Hydres poussent sur l'Hydre mère comme des rameaux sur une tige ; et leur estomac restant en communication avec celui de la mère, elles profiteront par suite de la nourriture commune. La mère et les filles forment alors une petite *colonie* ; mais bientôt les filles vont se détacher de la mère pour aller se fixer ailleurs et produire elles-mêmes des Hydres nouvelles.

L'Hydre se reproduit aussi par ses *œufs*, qui passent l'hiver et éclosent au printemps.

Certains animaux marins voisins de l'Hydre, au lieu de bourgeonner de nouveau polypes, produisent des organismes nouveaux, rayonnés et semblables à des fleurs, qui se détachent quand ils sont développés et s'en vont nager librement dans la mer : ce sont les *Méduses*.

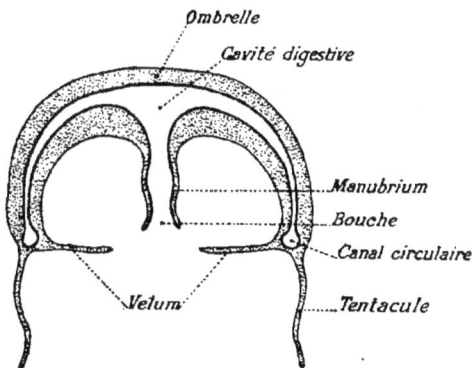

Fig. 413. — Coupe d'une Méduse.

Une Méduse (*fig.* 413) a la forme d'une cloche transparente, appelée *ombrelle*, garnie de tentacules sur ses bords, et présentant à son sommet un battant ou *manubrium* qui porte la bouche et vient s'ouvrir dans la cavité digestive. Celle-ci communique par quatre canaux radiaires avec un *canal circulaire* situé sur le bord de l'ombrelle. Enfin sur ce bord se trouve un repli ou *velum* qui ferme en partie l'ouverture de la cloche.

Les Méduses nagent à l'aide des contractions de leur ombrelle : quand l'ombrelle se dilate, elle se remplit d'eau ; puis elle se contracte brusquement, comprime cette eau qui s'échappe en partie en réagissant sur le fond de l'ombrelle, ce qui projette l'animal en arrière. Les Méduses avancent ainsi par soubresauts.

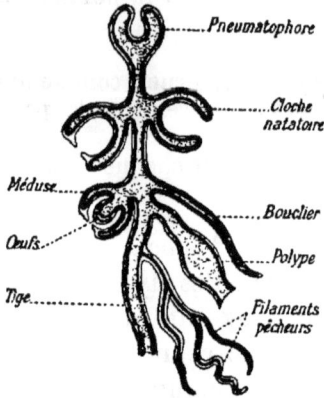

Pneumatophore

Cloche natatoire

Méduse

Œufs

Tige

Bouclier

Polype

Filaments pêcheurs

Fig. 414. — Siphonophore.

2° **Les Siphonophores.** — Les *Siphonophores* (*fig.* 414) sont des colonies flottantes d'Hydres et de Méduses réunies sur une tige creuse. Leurs ondulations gracieuses et leurs teintes merveilleuses les ont fait justement comparer à des guirlandes de pierres précieuses. Par un temps calme ils viennent s'étaler à la surface de la mer en y décrivant de gracieuses spirales, et c'est alors qu'on peut contempler ces fleurs animées dans toute leur beauté ; par les tempêtes ils se laissent aller au gré des vagues.

Les différents individus qui composent cette colonie n'accomplissent pas la même besogne ; il existe une division du travail qui produit les différentes formes des individus : les uns (*fig.* 414) sont réduits à de simples poches gonflées d'air et jouent le rôle de *flotteurs* ; les autres digèrent, ce sont les *nourriciers* de la colonie ; d'autres chargés de nématocystes pêchent les proies, ce sont les

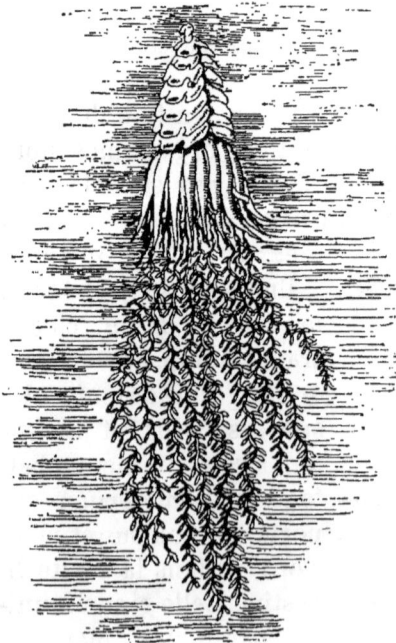

Fig. 415. — Physophore.

pêcheurs et les défenseurs de la société ; d'autres enfin produisent les *œufs* destinés à reproduire la colonie. En somme le Siphonophore est une véritable société coopérative, où chaque individu profite du travail de tous les membres de la colonie.

La *Physophore* (*fig.* 415) par exemple est constituée par plusieurs rangées de Méduses et de longs filaments pêcheurs.

3° Les Acalèphes. — Les *Acalèphes* ou *Orties de mer* (*fig.* 416) sont des Méduses de grande taille qui n'ont pas de velum, qui se reproduisent par des œufs, et qui ne proviennent pas d'une colonie de Polypes. L'œuf donne une larve qui se fixe sur le sol, s'allonge puis se divise en un certain

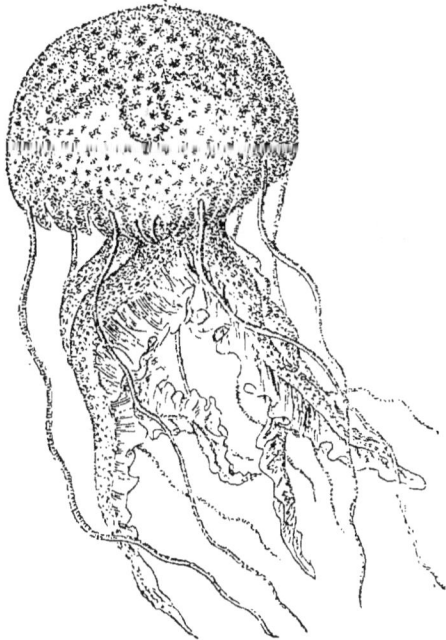

Fig. 416. — Méduse (Pélagie).

nombre de disques dont chacun devient une Méduse.

Ces Méduses nagent souvent en bandes nombreuses et tracent, pendant la nuit, un sillon phosphorescent à la surface de la mer.

4° Les Coralliaires. — Les *Coralliaires* ont leur cavité gastro-vasculaire divisée en chambres par des cloisons ; ces chambres communiquent avec les tentacules qui sont creux.

On peut les diviser en deux groupes :

1° Les *Actiniaires*, dont le nombre des tentacules est un multiple de six ;

2° Les *Alcyonnaires*, dont le nombre des tentacules est de huit.

1° *Actiniaires*. — Nous pouvons prendre comme exemple l'*Actinie* ou *Anémone de mer*, qui est fréquente sur nos côtes. Elle a la forme d'un cylindre (*fig.* 417) dont la base s'attache au rocher ou s'enfonce dans le sable. A la partie supérieure se trouve la bouche entourée de plusieurs cercles de tentacules

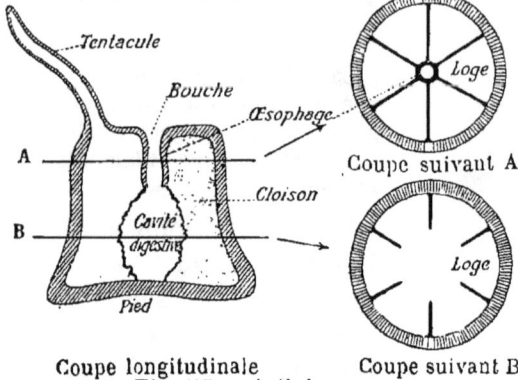

Coupe longitudinale
Fig. 417. — Actinie.

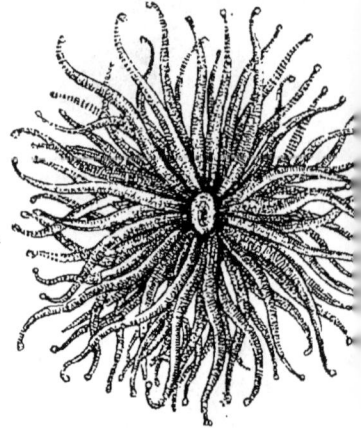

Coupe suivant B

Fig. 418. — Actinie verte
vue par la face supérieure.

contractiles (*fig.* 418). Lorsque ces animaux sont bien étalés, ils ressemblent à des fleurs épanouies, d'autant mieux qu'ils sont brillamment colorés en vert, en rouge ou jaune. Ces Ané-

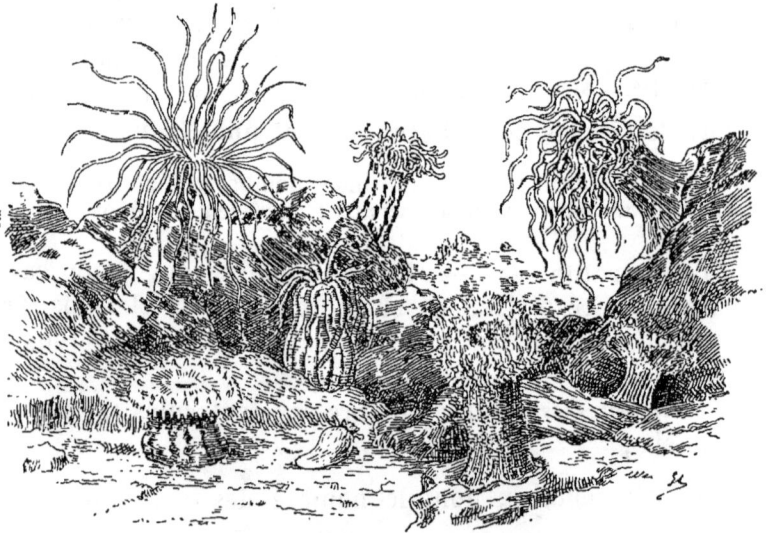

Fig. 419. — Diverses formes d'Actinies.

mones de mer forment de véritables jardins dans les anfrac- tuosités des rochers (*fig.* 419). Ces fleurs chassent et mangent, elles sont même très voraces et engloutissent facilement dans eur cavité digestive des Crabes et des Mollusques dont elles rejettent ensuite la coquille vide.

Le *Cérianthe* (*fig. 420*) est une Actinie habitant un tube qu'il a formé autour de lui ; il se loge dans les fissures des rochers d'où il émerge le soir seulement. Ses tentacules sont annelés de pourpre, de vert et de jaune d'un éclat incomparable. Aussi est-ce un spectacle merveilleux que de voir, au coucher du soleil, ces animaux sortir des fissures des rochers et s'épanouir comme des fleurs ; et en certains points des côtes de la Méditerranée il n'est pas exagéré de dire que les rochers fleurissent et ressemblent à des corbeilles de fleurs aux nuances riches et variées.

Les Actinies peuvent bourgeonner, comme les Hydres, et rester accolées pour former une colonie : tels sont les *Madrépores* (*fig.* 421), les *Astrées*, les *Fungies*, les *éandrines* (*fig.* 422). Ces Actiniaires ont un squelette calaire appelé *Polypier* qui présente à sa surface une foule de cavités étoilées dont chacune correspond à un individu. A l'intérieur de chaque loge le Polypier envoie des cloisons verticales qui alternent avec les cloisons molles. Les Madrépores vivent en grande abondance dans les mers chaudes et en particulier dans le Pacifique (*fig.* 422) où ils constituent des îles connues des navigateurs sous le nom de *récifs*. Ces récifs et l'histoire de leur formation seront étudiés dans le cours de géologie.

2° *Alcyonnaires*. — Leurs tentacules sont au nombre de huit et sont barbelés sur les bords.

Prenons comme exemple le *Corail*, qui e trouve dans le commerce sous forme de branches ramifiées

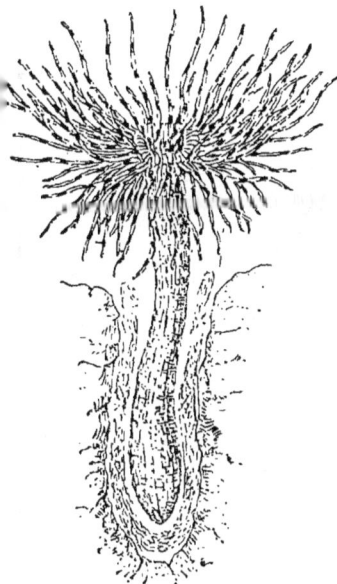
Fig. 240. — Cérianthe.

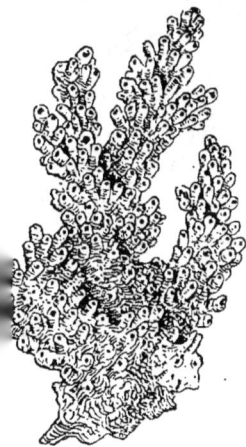
Fig. 421. — Madrépore.

(fig. 423). Pendant longtemps il fut considéré comme une plante portant de magnifiques fleurs blanches à huit pétales. En réalité

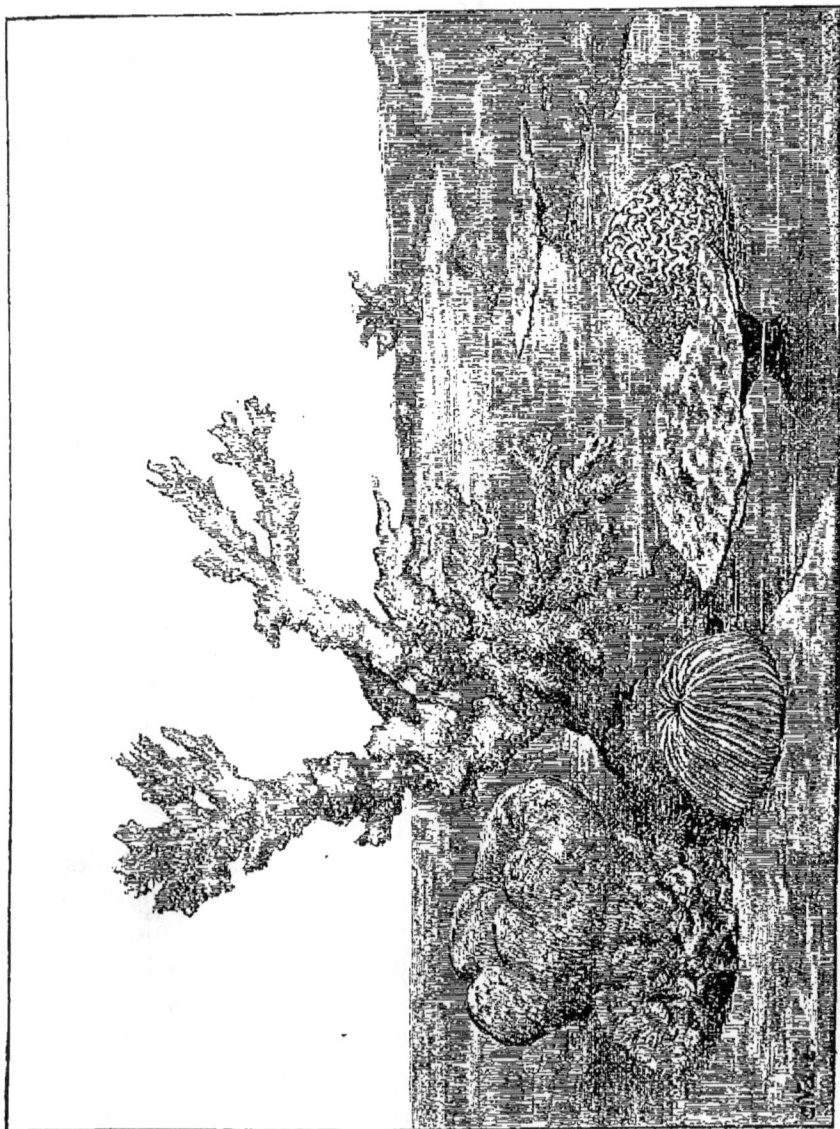

ces fleurs sont des Polypes, et les huit pétales sont les huit tentacules de ces animaux *(fig.* 424). Ces Polypes sont réunis les uns aux autres par un tissu commun de couleur rouge et par de nombreux canaux. Le Corail est donc bien une colonie de Polypes, et cette colonie est soutenue par un polypier calcaire de couleur rouge et qui n'est autre chose que la matière employée en bijouterie.

Le Corail vit surtout dans la Méditerranée sur les côtes de l'Algérie

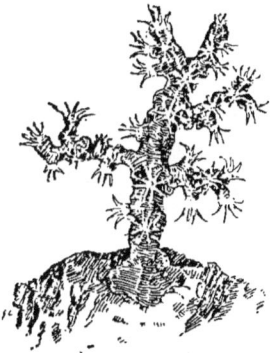

Fig. 423.— Une branche de Corail.

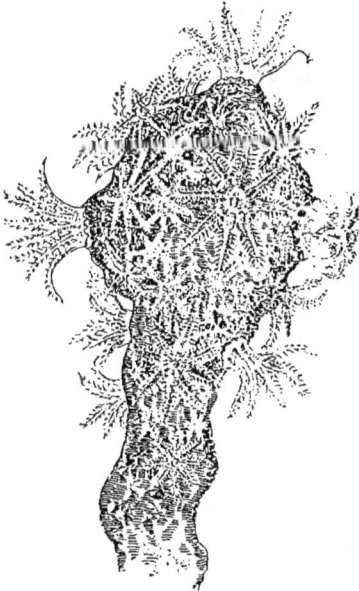

Fig. 424. — Corail épanoui.

et de la Tunisie, où il est l'objet d'une pêche active dont le produit annuel est d'environ 35.000 kilogrammes, représentant une valeur, une fois mise en œuvre, de 15 millions de francs. Le Corail se fixe à la face inférieure des rochers, d'où il est difficile à détacher, ce qui rend sa pêche pénible, si pénible qu'un proverbe local dit qu'il faut « avoir tué ou volé pour être corailleur ».

Il existe plusieurs variétés de Corail : le *Corail rose* ou *Peau d'ange*, qui est le plus estimé ; le *Corail rouge* ; le *Corail noir*, dont la coloration est due à la décomposition de la matière organique qui a séjourné longtemps dans la vase ; le *Corail blanc*.

Enfin parmi les Alcyonnaires on peut citer les *Pennatules* et les *Vérétiles*, qui vivent en colonies libres et s'enfoncent dans la vase ; les *Alcyons* ou *Mains de mer*, dont la masse est ramifiée comme une main. La plupart de ces animaux sont phosphorescents.

EMBRANCHEMENT DES ÉPONGES

Caractères généraux. — Les *Éponges*, qui vivent dans la mer et dans les eaux douces, ont une organisation très simple ; leur

corps èst comparable à une urne dont les parois seraient percées de trous (*fig.* 425) ; parmi ces orifices, les uns sont petits,
ce sont les *pores* par où l'eau pénètre,
les autres, en moins grand nombre
mais plus larges, servent à la sortie
de l'eau, ce sont les *oscules*. L'Éponge
est donc traversée par un courant d'eau
continu qui lui amène la nourriture.

Les pores présentent souvent des
renflements tapissés de petits poils ou
cils qui battent l'eau et activent son
mouvement ; ce sont les *corbeilles
vibratiles*.

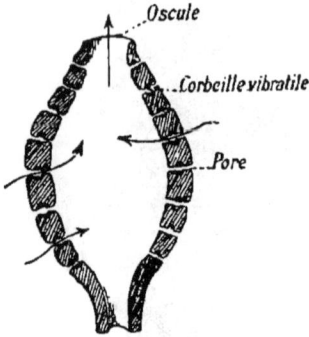

Fig. 425. — Coupe d'une
Éponge.

Le tissu de l'Éponge qui est mou est
soutenu par un squelette formé d'aiguilles ou *spicules* cornées,
calcaires ou siliceuses ; d'où trois catégories d'Éponges.

Les diverses Éponges. — D'après la nature de leur squelette
les Éponges sont divisées en *Eponges cornées, calcaires* et *siliceuses*.

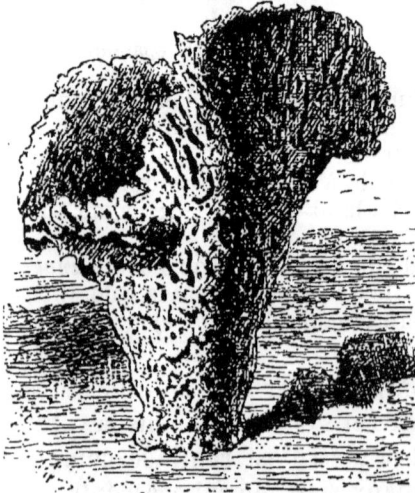

Les *Éponges cornées* (*fig.* 426) ont
pour type l'*Éponge de toilette*, dont
le squelette corné est élastique et
soyeux. Ce que nous appelons vulgairement une *Éponge* n'est donc
que le squelette qui soutient le corps
de l'animal.

La pêche de ces Éponges se fait
en Syrie et en Tunisie et produit
annuellement 8 millions de francs ;
sur les côtes américaines, à Cuba et
en Floride, les Éponges donnent un
produit de 4 millions par an. La
France seule importe pour 7 millions d'Éponges. Les Éponges les
plus recherchées viennent de l'Archipel grec.

Les *Éponges siliceuses* ont leur
squelette formé par un réseau délicat de spicules siliceux. Elles vivent

Fig. 426. — Eponge.

dans les grandes profondeurs jusqu'à 2.000 mètres et sont recherchées
pour l'élégance de leurs formes. Citons seulement l'*Euplectelle* ou
Corbeille de Vénus des îles Philippines et du Japon.

Les *Éponges calcaires* ont une structure ordinairement simple.

EMBRANCHEMENT DES PROTOZOAIRES

Caractères. — Les *Protozoaires* sont les plus simples de tous les animaux ; ils sont aussi les plus petits, et la plupart d'entre eux ne peuvent être vus qu'au microscope.

Pour observer ces animaux il suffit de prendre une goutte d'eau dans laquelle on a laissé tremper pendant quelques jours des plantes vertes ou du foin ; puis on place cette goutte d'eau sur une lame de verre et on la recouvre avec une lamelle de verre mince ; on met ensuite le tout sous le microscope (*fig.* 427) et l'on découvre dans cette gouttelette fortement grossie une foule de petits animaux dont on peut suivre facilement les évolutions.

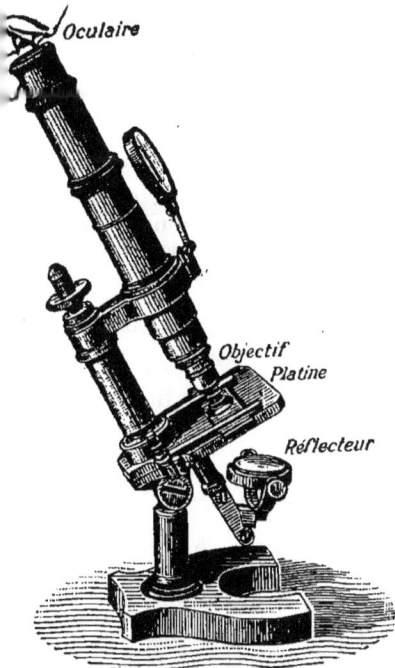

Fig. 427. — Microscope.

On peut diviser les Protozoaires en deux groupes :

1° les *Infusoires*, qui sont pourvus d'une membrane et qui ne changent pas de forme ;

2° les *Rhizopodes*, qui sont dépourvus de membrane et qui par suite peuvent se déformer.

1° Infusoires. — Les *Infusoires* doivent leur nom à ce qu'on les trouve en abondance dans les *infusions* de plantes. Ils sont formés d'une petite masse de matière vivante appelée *protoplasma* enveloppée par une *membrane* qui porte de nombreux prolongements ou *cils vibratiles*. Ces cils battent constamment l'eau et servent à l'animal pour nager aussi bien que pour faire tourbillonner l'eau et attirer à lui les matières alimentaires (*fig.* 428). Souvent à la surface du protosplama existe une sorte de bouche par où les aliments pénètrent pour s'incorporer à la matière vivante.

Les Infusoires peuvent se multiplier par une simple division transversale (*fig.* 429) et donner ainsi en quelques heures un

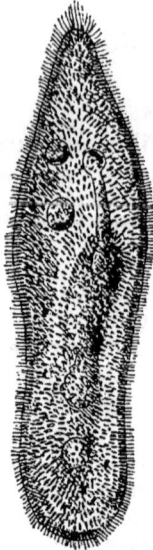
Fig. 428. — Paramécie.

nombre considérable d'individus : cette rapidité dans la reproduction explique pourquoi l'eau dans laquelle ces animaux vivent devient vite infecte.

Certains Infusoires, comme la *Paramécie* (*fig.* 428), vivent libres ; d'autres, comme la *Vorticelle* (*fig.* 430), sont fixés par un pied sur un débris de végétal.

Parmi les Infusoires on peut encore placer les *Noctiluques*, qui produisent la phosphorescence de a mer ; ils sont tellement nombreux qu'ils peuvent, sur de grandes étendues, rendre la mer laiteuse pendant le jour, et lumineuse pendant la nuit.

2° **Rhizopodes.** — Les *Rhizopodes* n'ont pas de membrane, de sorte que le protoplasma peut changer sans cesse de forme. Ils peuvent être rangés en trois groupes : les *Radiolaires*, les *Foraminifères* et les *Amibes*.

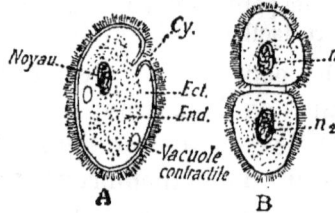
A   B
Fig. 429. — Infusoire se partageant en deux.

Les *Radiolaires* sont marins et ont un squelette siliceux souvent d'une grande élégance.

Les *Foraminifères* ont une carapace calcaire souvent percée de trous pour laisser passer des prolongements du protoplasma ; ces carapaces en s'accumulant constituent la boue du fond des mers ; elles ont contribué à la formation de la craie.

Les *Amibes* (*fig.* 431) sont les Protozoaires les plus simples puisqu'ils sont réduits à une masse de protoplasma qui change de forme à chaque instant ; ils renferment cependant un petit corps arrondi, le *noyau*, et une cavité ou *vacuole*. Enfin chez les *Monères* le noyau disparaît et il ne

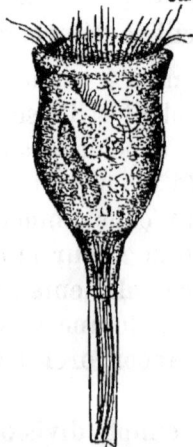
Fig. 430. — Vorticelle.

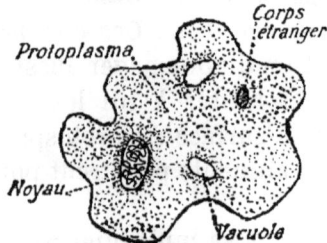
Fig. 431. — Amibes.

este plus qu'une petite masse de protoplasma, une sorte de goutte de
lanc d'œuf qui peut se mouvoir, se nourrir et respirer comme les
utres êtres vivants. Nous touchons donc ici à la forme vivante la plus
imple puisque dans ce grumeau de protoplasma nous trouvons toutes
es manifestations de cette merveilleuse puissance qu'on appelle la *vie*.

En somme le *Protozoaire* accomplit toutes les fonctions de
animal supérieur, mais il les accomplit d'une façon un peu
rossière, car le simple élément qui le forme est chargé de
utes ces fonctions, tandis que l'animal supérieur, qu'on peut
onsidérer comme une association de Protozoaires, a certaines
égions du corps employées à une seule fonction, à un seul
ravail : en un mot il a des organes qui se spécialisent et se
erfectionnent. De sorte qu'on pourrait comparer le Protozoaire
 un modeste ouvrier de campagne faisant à lui seul un ouvrage
omplet ; tandis qu'un animal supérieur serait plutôt compa-
able à une usine où le travail est divisé et où chaque ouvrier
aisant une partie de la besogne, toujours la même, acquiert
orcément plus d'habileté dans l'exécution de ce travail.

L'étude du monde animal nous montre donc un progrès
ontinu dans les organismes, un enchaînement admirable entre
outes les formes qui vont depuis l'Amibe, aux fonctions gros-
ères, jusqu'au corps humain, aux puissantes et admirables
acultés. Ce merveilleux enchaînement nous le retrouverons
ncore plus net lorsque nous étudierons, dans le Cours de
éologie, le monde des animaux disparus des continents et des
ers dans le lointain des âges géologiques.

RÉSUMÉ

Échinodermes. — Les *Échinodermes* sont des animaux *rayonnés*
ont le corps est protégé par une enveloppe calcaire hérissée de *pi-
uants*, et dont le tube digestif est distinct de la paroi du corps.

Tableau des classes des **Échinodermes**.

orps globuleux . . . . 1° OURSINS.

Corps étoilé — *libres.* — Bras et corps non distincts . . . 2° ÉTOILES DE MER.
Bras distincts soudés à un disque central . 3° OPHIURES.
fixés, au moins pendant le jeune âge. . . . . 4° CRINOÏDES.

orps cylindrique . . . . 5° HOLOTHURIES.

Cœlentérés ou Polypes. — Les *Cœlentérés* sont des animaux *rayonnés* dont la cavité digestive est confondue avec la cavité générale. Leur peau contient des *nématocystes*, petits corps contenant un fil qui peut se dérouler et produire une piqûre.

Tableau des classes des **Cœlentérés.**

Cavité gastro-vasculaire simple.	Polypes fixés vivant isolés ou en colonies, pouvant produire par bourgeonnement des Méduses	1° HYDROMÉDUSES.
	Colonies flottantes de Méduses et de Polypes. .	2° SIPHONOPHORES.
	Méduses de grande taille sans voile	3° ACALÈPHES.
Cavité gastro-vasculaire divisée par des cloisons		4° CORALLIAIRES.

Nombre de tentacules est un multiple de 6 : *Actiniaires*. 8 tentacules : *Alcyonnaires*.

Éponges. — Les *Éponges* sont des animaux marins ou d'eau douce; leur corps formé d'une matière ayant l'aspect gélatineux est soutenu par un squelette qui peut être *corné, calcaire* ou *siliceux*.

Protozoaires. — Les *Protozoaires* sont les animaux les plus simples; ils sont généralement très petits et ne peuvent être vus qu'au microscope.

On les divise en deux groupes :

1° les *Infusoires*, pourvus d'une membrane et dont le corps ne change pas de forme;

2° les *Rhizopodes*, dépourvus de membranes et pouvant se déformer sans cesse; ils comprennent les Radiolaires, les Foraminifères et les Amibes.

DISTRIBUTION DES ANIMAUX

A LA SURFACE DU GLOBE

Faunes. — Les animaux ne sont pas répartis uniformément à la surface du globe. Le climat et la nature du sol ont en effet une influence considérable sur cette distribution des animaux. Aussi chaque région de la terre a son paysage particulier caractérisé par l'ensemble des animaux ou *faune*, et par l'ensemble des végétaux ou *flore*. De même, chaque région marine, suivant qu'elle est chaude ou froide, superficielle ou profonde, rapprochée ou éloignée des rivages, a des animaux et des végétaux, une *faune* et une *flore* qui lui sont propres.

Nous avons remarqué en étudiant les différents groupes zoologiques que les animaux qui vivent dans l'eau trouvent plus facilement leur nourriture que ceux qui vivent dans l'air, que d'autre part les organes de la circulation et de la respiration sont plus simples chez les êtres aquatiques que chez les êtres aériens ; en un mot nous avons vu que pour vivre dans l'air les animaux ont besoin d'organes plus perfectionnés, aussi est-ce dans l'eau qu'on trouve les animaux les plus inférieurs.

D'autre part, la Géologie nous apprend que c'est dans l'eau que les premiers êtres vivants sont apparus, ce qui est du reste en accord avec les récits de l'Écriture. Puis peu à peu les habitants des *premières mers* se sont risqués timidement vers les *eaux douces* et enfin quelques-uns sont devenus *terrestres*. Actuellement ces trois sortes de faunes, quoique bien distinctes, présentent cependant des types intermédiaires qui permettent de suivre graduellement le passage d'une faune à l'autre.

Nous allons donc examiner rapidement les faunes des diverses régions en les groupant en trois catégories : 1° *faunes marines* ; 2° *faunes des eaux douces*; 3° *faunes terrestres*.

1° Faunes marines. — Les faunes marines varient : 1° suivant les diverses régions ; 2° suivant la profondeur de la mer.

Les *faunes littorales*, c'est-à-dire celles qui existent sur les rivages, présentent une grande variété de formes, mais elles ne sont pas réparties sur de vastes surfaces : c'est ainsi par exemple que les faunes marines des deux côtés de l'isthme de Panama sont absolument distinctes. Quelques espèces seulement sont communes aux deux côtes.

Les *faunes pélagiques*, c'est-à-dire celles qui existent à la surface de la mer et loin des côtes, occupent au contraire de vastes étendues, car les animaux de haute mer sont transportés à de grandes distances par les courants superficiels. C'est ainsi que les mêmes espèces d'animaux peuvent se trouver à la fois dans la mer Rouge, la mer des Indes et le Pacifique.

L'exploration de la région de l'Atlantique faite par des savants français sur le bateau le *Talisman*, a montré que la faune littorale s'étend jusqu'à environ 400 mètres de profondeur ; puis de 400 à 1.500 mètres on trouve une faune différente, riche surtout en Éponges siliceuses, en Oursins mous et en grands Crustacés ; vers 2.000 mètres cette faune s'accentue, mais tandis que les Éponges siliceuses diminuent, les Crinoïdes fixés (Pentacrines) apparaissent, donnant à la faune une physionomie plus ancienne, car ces animaux sont caractéristiques de certaines époques géologiques. Enfin au-delà de 2.000 mètres, se trouvent des formes spéciales où abondent les Holothuries, les Crustacés aveugles, les Poissons aux aspects étranges dont nous avons parlé page 205 : c'est cet ensemble qu'on appelle la *faune abyssale*. Les animaux que la drague a ramenés de ces abîmes ont en général une grande ressemblance avec les espèces animales des mers froides des régions polaires ; cette ressemblance s'explique par le fait de la basse température qui existe dans les grands fonds de l'Océan aussi bien que dans les régions arctiques. C'est ainsi qu'on trouve des Échinodermes, des Vers, des Crustacés, des Mollusques, communs au nord de l'Atlantique et à la pointe sud de l'Amérique.

2° **Faunes des eaux douces.** — C'est surtout dans les lacs qui se sont séparés de la mer qu'il est possible de trouver des intermédiaires entre les animaux marins et ceux d'eau douce ; ces animaux se sont accommodés successivement de l'eau salée, puis de l'eau saumâtre et enfin de l'eau douce. On trouve ainsi dans certains lacs italiens et les marais Pontins des Crustacés (Palœmon) et des Poissons (Blennius) dont les ressemblances avec ceux de la Méditerranée sont évidentes ; de même dans le lac Tanganyika il existe des Mollusques Gastéropodes dont les caractères marins sont des plus remarquables.

Certains Mollusques, voisins des Moules, les *Dreissensia*, originaires de la région de la mer Caspienne, ne se trouvent dans les eaux douces de l'Europe occidentale que depuis le commencement du siècle, et depuis lors ils ont envahi la Tamise, la Seine et la Loire. Certains Poissons, comme les Plies, remontent la Loire jusque près d'Orléans ; d'autres, comme l'Esturgeon, le Saumon, la Lamproie, partagent leur existence entre la mer et les eaux douces.

3° **Faunes terrestres.** — En examinant successivement les différentes régions du globe, on constate que certains animaux sont cantonnés dans une petite étendue de terre, tandis que d'autres se répandent sur presque toute la surface du globe. C'est ainsi que l'Orang-Outang n'existe que dans l'île de Bornéo, tandis que le Canard sauvage se rencontre depuis la Laponie jusqu'au cap de Bonne-Espérance, et depuis les États-Unis jusqu'en Chine.

Il est évident que les animaux qui peuvent se mouvoir rapidement, comme les Oiseaux et les Insectes, sont aussi ceux qui se répandent le plus ; alors que d'autres, moins mobiles, comme les Mollusques et les Reptiles, restent cantonnés dans des limites étroites.

Les rivières sont parfois des barrières suffisantes pour séparer deux faunes ; c'est ainsi que la Meuse et la Loire ont des faunes différentes sur leur rive gauche et leur rive droite.

L'Homme a aussi une influence sur la distribution des animaux. En voici un exemple : le Cheval, originaire des steppes de l'Asie centrale, n'existait pas en Amérique à l'époque de la découverte de ce nouveau monde ; mais les Espagnols l'y transportèrent il y a environ trois siècles ; de sorte qu'aujourd'hui non seulement l'Amérique possède des Chevaux en abondance, mais ces animaux y ont repris la vie sauvage et s'y rencontrent par troupes innombrables.

Pour nous faire une idée au moins approximative des différentes faunes terrestres, suivons un voyageur qui ferait le tour du monde et notons ce qui le frapperait le plus dans l'aspect de la faune de chaque grande région, comme l'Europe, l'Asie, l'Afrique , l'Amérique , l'Australie et diverses grandes îles comme Madagascar et l'Archipel de la Sonde.

Europe. — C'est en Europe qu'on trouve le moins d'animaux sauvages, car l'Homme en défrichant les forêts, en assainissant les marais, a dispersé les bêtes dont il n'avait pas besoin.

Le climat d'Europe est froid ou tempéré ; aussi on y trouve parmi les Herbivores : les Rennes, qui habitent les contrées les plus froides, les Chamois des montagnes, les Cerfs et les Chevreuils des forêts du Centre ; parmi les Carnivores : les Renards, les Loups, les Ours bruns des hautes montagnes, les Ours blancs des régions polaires ; enfin de nombreux Oiseaux, surtout des Passereaux.

Parmi les animaux en voie de disparition, citons : les Bisons ou Aurochs, qui n'existent plus que dans quelques forêts de la Russie ; les Bouquetins, qui disparaissent de nos montagnes de l'Europe centrale ; les Ours bruns, qui sont de moins en moins nombreux ; enfin les Castors, presque disparus aujourd'hui des rives de nos fleuves européens.

Asie. — La faune y est plus riche et plus variée, car elle comprend non seulement les animaux des pays froids et tempérés, mais encore ceux des pays chauds.

Le sud de l'Asie comprend les plus grands Herbivores connus : l'Éléphant indien, le Rhinocéros et le Chameau, qui n'existe plus qu'à l'état domestique ; sur les hauts plateaux de l'Asie centrale nous trouvons les Chèvres, des troupeaux de Yacks, les Chevrotins porte-musc ; enfin citons aussi les grands

Carnivores, tels que le Tigre et la Panthère. Le Lion existe encore en Perse.

Les Oiseaux au plumage brillant y sont abondants, et dans le sud de l'Asie les Serpents venimeux ou non y sont fort nombreux.

Afrique. La faune de l'Afrique tropicale et australe a de grandes ressemblances avec celle du sud de l'Asie, mais elle diffère beaucoup de celle du nord de l'Afrique, dont elle est séparée par l'immense désert de Sahara, barrière difficile à franchir.

La faune du nord africain rappelle celle du sud de l'Europe avec ses Caméléons, ses Geckos, ses Porcs-Épics, etc.

Quant à la faune du centre et du sud, elle est encore plus riche en grands Mammifères que celle de l'Asie. Outre les Éléphants et les Rhinocéros, on y trouve l'Hippopotame et la Girafe, les Dromadaires, des troupeaux d'Antilopes, les Zèbres, parmi les Herbivores ; parmi les Carnivores, le Lion, la Panthère, l'Hyène, le Chacal ; enfin les plus grands Singes, le Gorille et le Chimpanzé.

Les grands Oiseaux y sont aussi fort nombreux : des bandes d'Autruches habitent le Centre et le Sud ; les Grues, les Aigrettes et les Marabouts y sont très communs.

Enfin les Reptiles y sont abondants, en particulier les Serpents et les Crocodiles.

Amérique. — La faune américaine, surtout celle de l'Amérique du Sud, est très différente de celle de l'Ancien monde. Les animaux y sont généralement de plus petite taille et d'organisation inférieure.

1° Dans l'*Amérique du Nord*, on rencontre : parmi les Herbivores, le Bison, le Cerf de Virginie ; parmi les Carnivores, le Puma ou Couguar, le Chat-Tigre, les Ours ; de nombreuses sociétés de Castors sur le bord des lacs du Canada. On y trouve aussi des Serpents venimeux et des Caïmans.

2° Dans l'*Amérique du Sud* il existe : de nombreux Singes à queue prenante, des Édentés, comme le Tatou et le Fourmilier, et des Marsupiaux, comme la Sarigue ; les Lamas dans les montagnes du Chili et du Pérou ; les Jaguars, semblables aux Panthères.

Dans l'Amérique tropicale et en particulier au Brésil existent en abondance les Oiseaux-Mouches, les Colibris, les Perroquets, et dans les plaines, les Nandous, qui sont voisins des Autruches.

Australie. — La faune australienne a un caractère tout particulier. Tous les Marsupiaux connus, sauf la Sarigue qui habite l'Amérique, sont rassemblés en Australie ; les Monotrèmes (Ornithorhynque et Échidné) habitent également cette région.

Les Oiseaux coureurs y sont représentés par le Casoar et l'Aptéryx.

Les Européens y ont introduit les Chiens, abondants aujourd'hui à l'état sauvage, et les Lapins, devenus si nombreux qu'ils sont un véritable fléau pour l'Agriculture. On y élève d'immenses troupeaux de Moutons et de Bœufs.

Madagascar. — La faune de cette grande île, comme la flore, ressemble beaucoup plus à celle de l'Inde et de l'Australie qu'à celle de l'Afrique. Les animaux y ont un cachet particulier.

Les Singes y sont remplacés par les Lémuriens (Makis); il n'y a pas de bêtes fauves, ni d'Éléphants comme en Afrique ; les Caméléons y sont d'une abondance extraordinaire. Enfin les restes d'un Oiseau, l'*Æpyornis*, qui y ont été trouvés, rappellent le Casoar et l'Aptéryx de la Nouvelle-Zélande et de l'Australie.

Archipel de la Sonde. — Les îles de la Sonde peuvent être partagées en deux groupes :

1º *Java, Sumatra, Bornéo,* îles reliées à l'Indo-Chine par un plateau sous-marin recouvert de 50 mètres d'eau ; leur faune est *asiatique* et comprend des Singes, des Éléphants, des Rhinocéros et des Tigres ;

2º Les *Célèbes*, les *Moluques* et la *Nouvelle-Guinée,* qui se rattachent plutôt à l'Australie, dont elles ont du reste la faune et la flore ; on y trouve en effet, comme dans la faune *australienne,* des Kangourous, des Casoars et de nombreux Oiseaux de Paradis.

En somme, le peuplement des îles se fait de deux façons, suivant que ces îles se sont détachées de continents plus vastes, ou

suivant qu'elles sont de formation nouvelle, d'origine volca-
nique ou madréporique (récifs).

Les îles de la Sonde que nous venons de citer constituent un
bon exemple du premier cas, aussi leur faune provient de celle
du continent d'où ces îles se sont détachées : ce qui explique la
formation de deux faunes bien distinctes dans cet archipel de
la Sonde, *asiatique* à l'ouest, *australienne* à l'est.

Dans le second cas, toute la faune est constituée par des animaux apportés des continents voisins, soit par les courants
aériens, soit par les courants marins : de sorte que cette faune
est toute d'importation. Les îles Canaries et les îles Açores ont
été peuplées de cette façon. C'est ainsi qu'aux Açores les Insectes
et les Oiseaux, qui semblent d'origine européenne, ont dû être
apportés par les vents venant d'Europe, et l'on comprend alors
pourquoi des groupes entiers d'animaux y font défaut : les
Serpents manquent, et les Grenouilles n'y ont été introduites
que récemment.

Les renseignements que nous venons de donner sur la distribution géographique des animaux actuels nous permettront de
mieux comprendre la répartition des fossiles, c'est-à-dire des
animaux disparus au cours des âges géologiques. L'étude du
présent nous aidera ainsi à déchiffrer les mystères du passé.

TABLEAU DES NOMS

donnés au mâle, à la femelle et aux jeunes de quelques animaux.

MALE	FEMELLE	JEUNE
Aigle	Aigle	Aiglon (*m.*). — Aiglonne (*f.*)
Ane . . . . . Baudet	Anesse	Anon.
Chameau . . .	Chamelle . . .	Chamélon.
Bœuf. . . . . Taureau . . .	Vache	Veau (*m.*). — Génisse (*f.*)
Bouc	Chèvre	Chevreau, Cabri, Biquet (*m.*) Chevrette, Cabre, Bique (*f.*)
Chat . . . . . Matou	Chatte	»
Cheval . . .	Jument. . . .	Poulain (*m.*). — Pouliche (*f.*)
Cerf	Biche.	Faon. — Daguet.
Chevreuil. . .	Chevrette. . .	Broquart (1 an).
Canard	Cane	Halbran. — Caneton (6 mois).
Coq . . . . . Chapon. . . .	Poule. . . . . Poularde . . .	Poussin. — Poulet.
Coq Faisan . .	Poule Faisanc.	Faisandeau.
Dindon	Dinde.	Dindonneau.
Jars	Oie.	Oison.
Lapin.	Hase	Lapereau.
Lièvre . . . . Bouquin . . .	Hase	Levreau. — Trois quarts.
Lion	Lionne. . . .	Lionceau.
Loup.	Louve . . .	Louveteau.
Mouton. . . . Bélier	Brebis	Agneau (1 an). — Antenois (2 ans).
Mulet.	Mule	»
Paon.	Paonne. . . .	Paonneau.
Pigeon	. . . .	Pigeonneau.
Perdrix.	. . . .	Perdreau. — Pouillard.
Porc . . . . . Vérat.	Truie.	Cochon de lait. — Goret. — Porcelet.
Ours	Ourse	Ourson.
Sanglier . . . Solitaire . . .	Laie	Marcassin.
Tigre.	Tigresse . . .	»

CRIS ET BRUITS DES ANIMAUX

LES PLUS COMMUNS

Mammifères.

L'Ane	brait.	L'Éléphant	barit.
Le Bœuf	mugit.	Le Lion	rugit.
La Vache	beugle.	Le Loup	hurle.
Le Chat	miaule.	Le Mouton	bêle.
Le Chien	aboie.	La Chèvre	bêle.
Le petit Chien	jappe.	L'Ours	grogne.
Le Cheval	hennit.	Le Renard	glapit.
Le Cerf	brâme.	Le Zébu	grogne.
Le Cochon	grogne.		

Oiseaux.

La Chouette	ulule.	La Perdrix	rappelle.
Le Hibou	ulule.	Le Pigeon	roucoule.
Le Coq	chante.	La Pie	jase.
Le Corbeau	croasse.	La Pie	jacasse.
La Cigogne	claquette.	La Poule	caquette.
Le Dindon	glousse.	Le Poussin	piaule.
Le Moineau	pépie.	Le Rossignol	chante.
Le Merle	siffle.	La Tourterelle	gémit.

Reptiles : Le Serpent . . . . . siffle.
Batraciens : La Grenouille . . . coasse.
Insectes : L'Insecte . . . . . . bourdonne.

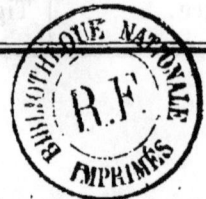

INDEX ALPHABÉTIQUE

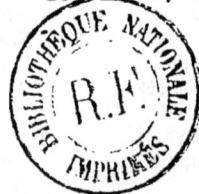

TABLE DES MATIÈRES

———

PREMIÈRE PARTIE

L'HOMME

DEUXIÈME PARTIE

LES ANIMAUX

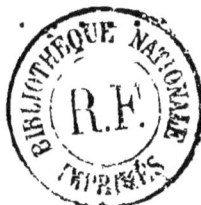

Bar-le-Duc. — Imp. Comte-Jacquet, Facdouel, dir.

www.ingramcontent.com/pod-product-compliance
Lightning Source LLC
Chambersburg PA
CBHW060406200326

41518CB00009B/1264